P. 40   -- Maladie ; en faire son deuil   41 gourou

42 - perception du corps — annonce de la maladie
        Maladie : inertie de structure

70 - Présent - futur - 71 + 72 paradoxe : le but n'est pas la guérison

86 - Qu'est-ce que guérir

87 - 88 Réappropriation de son corps

97 - autoguérison : déf. — 101 : guéri, plus victime   ne me sent

132 - Psychanalyse vs bioénergie

157 - Fatalité ≠ destinée

191 - responsable de sa maladie ? ? non

220 - être centré (voir Chopra : "Quantum healing" p. 207 et 213

232 - problème central ; j'essaie de le régler, de le comprendre
                                                    et pulser

La guérison
EN ECHO

Jean-Charles Crombez

La guérison
EN ECHO

MNH

Données de catalogage avant publication (Canada)

Crombez, Jean-Charles

La guérison en écho

Comprend des réf. bibliogr. et un index

ISBN 2-9803475-2-3 (br.) - ISBN 2-9803475-4-X (rel.)

1. Guérison.　　2. Médecine psychosomatique.　　3. Esprit et corps.
4. Psychothérapie.　5. Guérison par l'esprit.　　I. Titre.

RC49,C76 1994　　　　616'001"9　　　C94-940625-2

Dessin de la couverture :　　Conception graphique de Jean-Charles Crombez
　　　　　　　　　　　　　Réalisation sur ordinateur (logiciel Illustrator)
　　　　　　　　　　　　　par Pierre Vaillancourt

Pour tout renseignement concernant spécifiquement la méthode Echo, communiquez avec :
Secrétariat, Service de consultation-liaison, Hôpital Notre-Dame, Montréal (Québec)
Téléphone : 514 876 5665

© Publications MNH — 1994

Dépôt légal 1994　Bibliothèque nationale du Québec.
　　　　　　　　　Bibliothèque nationale du Canada

Imprimé au Canada

Aux cellules
qui nous composent et nous entourent.
Aux musiques et aux paroles
qu'elles nous inspirent.

Préface

Théâtraliser la clinique

« Auparavant le théâtre de la psyché n'était envisageable
que sur les scènes de spectacles et sur les pages des livres,
par procuration »[1].

Dans *Le Théâtre et son double*[2], Antonin Artaud laisse
entendre que si les forces (l'énergie) qui se déploient dans le
théâtre sont noires et mortelles, c'est la faute de la vie et non du
théâtre qui « est fait pour vider collectivement les abcès ». C'est
précisément sur l'horizon d'une telle analogie théâtrale que
Crombez pense le travail de la guérison : le théâtre serait une
méta-thérapie et la clinique qui sert aussi à vider les abcès serait
un infra-théâtre, l'un et l'autre se reflétant en miroir, se dédou-
blant, dans les techniques d'expressivité et de jeu qu'ils utilisent,
dans leurs scénarios et leurs intrigues qui cachent les secrets
comme pour mieux les dévoiler ou tout simplement pour nourrir
des fantasmes, dans l'organisation aussi des scènes et des
espaces qui sont mis en place pour libérer la parole et amplifier
les gestes du corps. Avec Artaud encore qui écrivait avec un
grand à-propos thérapeutique, sans doute hérité de sa propre histoire de maladie, qu'il faut « briser le langage pour toucher la
vie », Crombez rappelle tout au long de son ouvrage que la guérison « consiste à réintroduire du subjectif dans le corporel et du
corps dans la pensée » (p. 89), en un parcours qui va « d'un
corps en morceaux à un morceau de vie, d'un corps découpé à un
corps élaboré » (p. 136) et qui s'écrit dans une syntaxe existen-
tielle qui combine de l'événementiel, du corporel et de l'imaginaire.

1. Jean-Charles Crombez, p. 92
2. ARTAUD, Antonin, *Le Théâtre et son double*, Paris, Gallimard, 1966.

La pratique clinique et thérapeutique, le travail de guérison préfère dire Crombez, se donne chez lui comme un art proche du théâtre, profondément nourri d'humanisme, grand ouvert sur le champ intérieur et intrapsychique de l'affectif et de l'émotionnel, en attente face à la fluidité et à l'indétermination des associations entre événements, perceptions, sensations, images et traces corporelles, et, pour ces raisons, farouche adversaire de toutes les rigidités et de tous les dogmes, fussent-ils proposés par la psychanalyse, la bioénergie ou toute autre école de psychothérapie. La rencontre clinique met toujours en face d'histoires de violence, d'impuissance, de trahison, de peur, de désir, de silence et de révolte qui se disent à travers le drame d'une vie déformée, fragmentée, intérieurement désagrégée, à travers le silence des corps, la carence du langage et la pauvreté des structures imaginaires et symboliques, à travers aussi la désorganisation psychocorporelle. Dans la rencontre thérapeutique, les malades s'avancent, au départ masqués comme dans le vieux théâtre. Les masques collés au visage contribuent à cacher pour un temps la personne et à occulter ce qui ne peut pas encore être dit ou entendu. Puis, lorsque le temps est venu et que l'espace de protection s'y prête, les bribes d'un secret ou d'un drame (que le malade ne découvre lui-même souvent que petit à petit) sont murmurés ou criés à tue-tête et enfin, lorsqu'on ne craint plus ou que l'on craint moins, souvent à cause de la chaleur de l'accompagnement, certaines personnes en arrivent à même réactiver des blessures profondes encore mal cicatrisées.

Le processus de guérison consiste, selon le docteur Crombez, à amener la personne souffrante à sortir progressivement de la submersion, de l'enfermement et du sentiment de désagrégation en stabilisant autour d'un point de référence le tourbillon cahotique des événements et des sensations qui l'enveloppent. En lui permettant d'identifier et de consolider une assise intérieure, une réorganisation psychocorporelle au moins partielle et une certaine maîtrise de la réalité extérieure sont rendues possibles. Malades et thérapeutes sont ici des acteurs engagés ensemble, à la manière peut-être de ces « Six personnages en quête d'auteur » mis en scène par Pirandello, dans une quête commune de potentialités latentes au creux de leur fragilité, dans la recherche d'une sortie face à l'emprisonnement ou au surplace, dans la construction enfin d'un point d'ancrage, d'une butée, qui puisse permettre à la personne malade de s'orienter lorsqu'elle se sent débordée par un surplus d'images, de sensations et d'événements. Cette approche cherche à ouvrir dans la personne souffrante un champ intérieur de liberté et de sérénité et à introduire du jeu dans les rigidités, au-delà de l'abréaction psychanalytique et dans le refus absolu de toutes les techniques de manipulation de la psyché et du corps.

Mais comment opérer les déblocages et comment susciter des déplacements susceptibles d'ouvrir une brèche hors du labyrinthe ? Comment réactiver un imaginaire paralysé et rigide, comment faire parler un corps meurtri et silencieux, comment apprivoiser un potentiel fragile de guérison lorsque la personne est prisonnière de son chaos intérieur et du désordre qu'elle projette elle-même sur les événements et objets extérieurs ? Fort d'une longue expérience clinique et d'une familiarisation avec les thérapies psychanalytique et corporelle (une combinaison assez rare dans le milieu des psychiatres), Jean-Charles Crombez démontre que le déverrouillage de structures psychiques et corporelles bloquées ne peut se faire que si l'on travaille sur la bordure des phénomènes, à leur lisière ou à leur interface, de manière à se situer constamment et à la fois totalement en dedans tout en demeurant à l'extérieur, à leur limite ou dans leurs marges. Il s'agit donc de se maintenir paradoxalement dans cet espace liminaire entre les mots et les images, entre les objets-représentations et le langage du corps, entre les traumatismes du passé et les traces que le psychisme et le corps portent encore en eux, entre le symptôme et le terrain qui le nourrit... En se plaçant sur cette bordure, dans cet entre-deux, les auteurs du projet de guérison (la personne malade et le thérapeute) sont mis en position de jouer sur les différences, de susciter des écarts et des rapprochements, d'établir des liaisons entre différents moments de l'existence, entre divers états du corps et entre des perceptions et des représentations variées des événements passés et présents. Le processus de guérison ne s'enclenche en effet, selon l'auteur, qu'à partir de cette limite qui se définit à la fois par une histoire (l'histoire personnelle et familiale qui a modelé la personne malade) et par une structure (la cristallisation du mal dans une pathologie, un malaise ou un mal-être), au sein desquelles on ne peut entrer qu'en se situant de plain-pied dans la configuration pathologique et dans le même temps hors de celle-ci, au-delà d'elle, à son début ou à sa possible fin.

Le processus de guérison se présente comme un passage, un devenir qui s'accompagne de montées et de chutes, de croissance et de décroissance, d'avancées et de reculs, tout au long d'un parcours qui peut se lire (se mesurer peut-être) à partir des différences de potentiel, des tensions, des transformations entre ce qui advient dans la succession des moments : ainsi, par exemple, la chaleur du soleil qui remplit aujourd'hui mon corps de plaisir n'était hier qu'une brûlure qui me faisait mal. « Ce qui importe, précise l'auteur, c'est le processus entre les objets, les liens, et celui d'un objet à l'autre, les effets. On s'intéresse à la relation du sujet avec les objets tels qu'ils sont ; on ne cherche pas leur sens » (p. 326). Dans la mesure où la guérison – qui est par nature toujours inachevée – vise à réintroduire le corps perdu dans un circuit de liaisons et d'associations entre des sensations (couleur, chaleur), des perceptions (forme, distance, vide, trop-plein), des objets et des représentations qui bougent, le travail clinique ne peut qu'être attentif à suivre à la trace, pourrait-on dire, les passages d'un état à un autre, les échos d'une sensation dans le corps comme lorsque le corps se sent par exemple brûlé par le soleil ou submergé par la tempête. L'organisation séquentielle de ces états, leurs liaisons et leurs déliaisons, les distances qui les séparent, se distribuent dans des configurations de croissance-décroissance sur lesquelles vient précisément s'appuyer tout le travail thérapeutique.

L'univers de la guérison tel qu'expérimenté, décrit et conceptualisé dans cet ouvrage nous entraîne au cœur d'une sémiologie qui s'applique à lire dans une grille unique les interactions complémentaires entre trois registres de signes : 1. les indices sensoriels, perceptuels qui répercutent les blessures du passé à travers un réseau de traces, de vibrations et d'échos atteignant la personne dans sa vie d'aujourd'hui ; 2. les signes corporels qui servent en quelque sorte à cartographier à travers les gestes, les fixations sur des organes et dans le mal logé en tel point du corps, le territoire caché d'une histoire personnelle, d'un héritage familial comme si le corps portait à la fois le sous-texte et le récit de l'histoire qu'il raconte ; 3. les images, les icônes enfouies dans un imaginaire où elles sont mises en réserve comme pour durer et où elles sont transformées en des espèces d'êtres supra-sensibles qui sont d'autant plus puissants sur le plan psychique et émotionnel qu'ils sont dématérialisés. Les indices sensoriels renvoient aux signes corporels qui renvoient eux-mêmes à des configurations imaginaires au sein d'un système sémiologique tripartite où les signes ont pour référents non les traumatismes eux-mêmes ou les représentations qu'on s'en fait, mais plutôt des mélanges confus, des ombres de traumatisme, des morceaux de corps et des bribes d'imaginaire. Dans les creux obscurs et dans les ombres de ce système sémiologique, les signes se transforment en effets de lumière. Ils permettent de déclencher le processus de guérison à la condition que l'on agisse sur l'un ou sur l'autre de ces trois registres de signes qui sont en dérivation les uns par rapport aux autres. Or, c'est précisément en s'appuyant sur cette structure étagée de résonance que le travail de la guérison peut être entamé et poursuivi.

Jean-Charles Crombez emploie la très belle analogie du tissage pour faire comprendre le rôle paradoxal de consolidation et de blocage que jouent les nœuds : dans le tissu comme dans l'existence humaine, les nœuds permettent à la chaîne de fils de s'attacher à la trame, de consolider l'agencement des motifs, des formes et des couleurs, et de former à partir de la différence une pièce unique. « La trame, écrit-t-il, évoque l'essence de l'existence dans ce qu'elle a de plus fondamental, et la chaîne l'exprime dans ce qu'elle a de plus mouvant ; deux énergies en polarité qui ne peuvent exister l'une sans l'autre. Le cheminement d'une personne ressemble au parcours de la chaîne, il est processuel ; il est la représentation du personnel, de l'unique, mais ne peut cependant se réaliser qu'à travers une trame. Celle-ci correspond au réseau social, structurel ; elle est la représentation de l'interpersonnel, du collectif. L'arrêt du parcours personnel d'une part, ou la disparition de ce réseau collectif d'autre part, forme des nœuds, c'est-à-dire, entre autres, des symptômes et des maux » (p. 76).

Selon Jean-Charles Crombez les maladies et le mal-être surgissent là où des nœuds bloquent la chaîne ou entravent la trame, provoquant une fragilité du tissu avec des possibilités de déchirures et de torsion, de ruptures aussi dans la série récurrente des motifs. Au-delà du nouage du symptôme, c'est au signe sous-jacent que le travail de guérison doit s'appliquer ; par-delà la maladie, c'est le terrain et l'histoire que la guérison cherche à rejoindre, et dans le langage mal articulé des organes, c'est tout le corps qu'elle écoute parler. On ne trouve ici nulle place pour une herméneutique du sens, nulle entreprise d'interprétation de discours que le clinicien aurait fait émerger à partir de la souffrance de blessures anciennes mal cicatrisées ou de la douleur de la vie présente. Crombez prend le risque de jouer la sémiologie contre l'herméneutique, en désarticulant le système de signes de la logique du sens : le sens est bel et bien toujours là et il affleure même un peu partout de manière insistante, mais ce n'est pas à partir de la recherche du sens (comme le ferait le psychanalyste) que s'effectue le travail de guérison dans le modèle thérapeutique qu'il propose. En agissant d'abord et avant tout sur le sensoriel et le corporel, le clinicien cherche à produire des déplacements dans l'imaginaire et parallèlement, ou complémentairement, au niveau du pathologique.

Le processus de guérison s'organise chez Crombez autour de deux instances porteuses de signes, le corps et l'imaginaire, qui sont l'une et l'autre sous-tendues par une conception énergétique du psychisme, de la personne et de tout l'univers. Guérir, c'est se réapproprier son propre corps, c'est savoir y lire les signes qu'il cache, c'est reprendre contact avec un corps oublié, avec un corps qui a mémorisé tous les vécus antérieurs de douleur et de jouissance ; enfin, c'est mettre en scène publiquement et réactiver une psyché souffrante qui n'était plus, ou qui n'a jamais été, au rendez-vous du corps. Plus que les mots et les concepts, les images permettent à la personne malade de se représenter des objets intérieurs qui flottent à la surface de « son » monde, d'être présent à l'air léger et tiède, au vent puissant de la tourmente, au froid glacial qui désespère, à la pluie qui attriste et, éventuellement même, de se réimmerger, à travers la médiation de copies dédramatisantes de la réalité, jusque dans les sources originelles de l'insupportable douleur que certaines personnes portent en elles. Le corps et l'imaginaire parlent l'un et l'autre, l'un dans l'autre, une langue propre qui semble s'organiser à partir d'une grammaire élémentaire dont les règles nous sont encore peu connues, mais il existe néanmoins, postule Crombez, une syntaxe du langage corporel et imaginaire qui apparaît suffisamment structurée au niveau de son vocabulaire de base pour que les cliniciens et les cliniciennes entreprennent avec profit leur travail de guérison à partir du corps et de l'imaginaire. C'est par l'articulation du corporel et de l'imaginaire que Crombez entend remplacer le symbolique, lequel lui apparaît instaurer une rupture trop radicale face à la réalité, une coupure trop vive par rapport à l'histoire et une distanciation trop grande des sensations et des perceptions, ce qui, selon lui, vide grandement l'ordre symbolique de son pouvoir de mobilisation des affects et de pénétration dans les fondements des configurations pathologiques. Le symbolique est donc remplacé par un imaginaire enraciné dans le corps (accorporé, lit-on dans le présent ouvrage) et historiquement construit, sur l'horizon duquel Crombez propose de comprendre tout le travail de la guérison. Ce déplacement du symbolique à l'imaginaire incarné prolonge et consolide l'accentuation mise sur le sémiologique aux dépens de l'herméneutique.

Le travail de guérison se situe donc à la jonction du corps et de la parole, des images et des idées, des sensations et des représentations, combinant une double approche qui cherche à agir sur le réseau énergétique qui parcourt l'univers de la vie et de la pathologie et à provoquer éventuellement des modifications dans les configurations énergétiques particulières que sont les maladies (ce peut être un psoriasis, un cancer, une maladie infectieuse ou une dépression). En tant qu'acteur de sa propre guérison (la personne peut se sentir guérie même si les symptômes du mal sont toujours là), la personne malade est entraînée dans un champ énergétique, dans un univers fluide qui la confronte à la circulation de nombreux objets intérieurs, captivants ou effrayants, qui se repoussent et s'attirent ; elle peut aussi basculer dans les failles qui interrompent parfois les liaisons entre les sensations et les représentations, entre le corps et les pensées, entre des événements traumatiques et le réseau de vibrations qu'ils ont provoquées. Dans la position de témoin de sa propre histoire, à la fois en elle et hors d'elle, la personne en quête de guérison apprend à maîtriser à travers différentes techniques (méditation, visualisation) les flux souvent violents d'images et de sensations qui l'assaillent, les expurgeant de leur pouvoir destructeur et construisant progressivement à partir du chaos une harmonie qui permet de reprendre contact avec les représentations de souffrance et les traumatismes sans pour autant perdre pied. Dans cette œuvre de création de sa propre vie, au-delà et malgré la maladie, la fin n'est jamais donnée à l'avance mais est plutôt construite au fur et à mesure comme dans les bons scénarios : « l'intrigue, loin de se concentrer vers une résolution unique et répétée, écrit Crombez, se disperse dans des solutions multiples et jamais semblables » (p. 283).

La méthode « Guérison en Echo » ouvre certes de nouvelles voies au travail clinique mais elle le fait en nous forçant à repenser radicalement un certain nombre de notions théoriques qui sont au cœur même de toute entreprise thérapeutique. On trouve chez Crombez l'amorce d'une nouvelle théorisation relativement aux rapports entre, d'une part, l'imaginaire et le symbolique et, d'autre part, entre l'espace et le temps, les premiers termes (imaginaire et espace) des deux polarités devenant chez lui le centre de gravité d'une nouvelle théorisation de la maladie et de la guérison.

Mais de quel imaginaire s'agit-il au juste ? Comment fonctionne-t-il ? Et comment s'amarre-t-il au symbolique ? La personne malade est entraînée, ai-je rappelé, dans un univers fluide, dans un espace d'images, de reflets, de simulacres et de miroirs, où les choses (les objets, les sensations et les représentations) se renvoient les unes aux autres, sans doute déformées, agrandies ou rapetissées, à travers un jeu de copies, de copies de copies, de reproductions d'originaux absents et d'images d'événements mal mémorisés. Dans cet espace primordial de l'imaginaire, les chaînes signifiantes apparaissent encore lâches, la grammaire commence à peine à se mettre en place et les règles d'associations qui gouvernent cet univers flou semblent dominées par le jeu des échos, des vibrations, des résonances, des analogies (des mirages aussi peut-être), comme si l'on était constamment dans le redoublement, la substitution et la combinaison. L'imaginaire semble d'abord apparaître, dans la pensée de Crombez, sous la figure de l'originaire : la personne souffrante est en effet invitée à rejouer pour elle-même le drame de l'existence humaine, dépassant le tohu-bohu d'images, apaisant ses peurs à travers la découverte progressive de son enracinement dans une origine (une lignée, une histoire) et s'amarrant finalement (dans le meilleur des cas) à un socle dur, ferme, qui lui permet de prendre appui. Par la médiation de l'originaire, l'imaginaire inscrit donc la personne dans cette dramaturgie fondamentale où s'affrontent la vie et la mort, la jouissance et la souffrance, la fidélité et la trahison, la faute et le pardon. La plongée dans cet espace primordial, dans ce sous-sol primitif, met la personne en contact avec les fondements mêmes de toute l'expérience humaine auxquels elle se doit de se confronter si elle veut pouvoir (re) trouver ses racines propres en tant qu'être humain, avant même, pourrions-nous dire, que n'ait lieu sa propre histoire.

Mais l'imaginaire de Crombez se présente aussi comme un imaginaire corporéisé, historicisé. Le recours constant qu'il fait aux notions de traces, de mémoire, de cicatrices indique bien que les imaginaires individuels sont toujours construits tout au long de trajectoires singulières, chaque personne rejouant à sa façon et dans un contexte unique le drame des origines, de la croissance et de la mort. Du cœur de cet imaginaire historicisé peut enfin surgir le symbolique qui fonctionne, lui, en référence à une grammaire généralement mieux articulée au sein de laquelle la métaphore et la métonymie semblent dominer. On peut penser que l'auteur se situe de nouveau ici sur une bordure, sur cette subtile ligne de partage entre l'ordre imaginaire et l'ordre symbolique, entre le questionnement – indépassable et toujours contemporain – sur l'origine et l'histoire, entre une syntaxe élémentaire des images, des sensations et des émotions et une grammaire sémiologique et symbolique riche et ouverte. C'est la jonction, le point d'attache de ces deux univers qui est au cœur même du projet thérapeutique proposé par Crombez.

Mais se pose aussi, dans cette nouvelle théorisation, la difficile question du rapport au temps et à l'espace dans la (dé)structuration psychique et affective des vies individuelles. Là-dessus aussi les positions du docteur Crombez éclairent d'une lumière neuve toute la réflexion autour des « topiques ». Les « topoi », rappelons-le, étaient considérés dans la Rhétorique d'Aristote comme « les pôles organisateurs d'un argument » et se distribuaient en « ethos » (le moral), en « pathos » (l'émotionnel) et en « logos » (le rationnel, le logique) ; les connotations temporelles et spatiales du terme ne se sont développées que lentement à partir de l'art de la littérature. De même qu'on a besoin de repères pour se retrouver dans un discours, surtout s'il est poétique, mythologique ou théologique, personne ne peut prétendre pouvoir parcourir l'espace primordial – bien des héros s'y sont perdus ou en sont revenus fous – dans lequel s'actualise le drame des liens entre vie et mort sans disposer d'une carte ou au moins de quelques points fixes à partir desquels tout l'espace peut s'organiser. Parce qu'il n'y a pas de lieu humanisé qui puisse exister sans topique, qu'il s'agisse de l'espace fondateur originel ou du chemin parcouru au cours d'une vie, Crombez pose les « pôles organisateurs de la démarche thérapeutique » dans l'espace plutôt que dans le temps, ce qui lui permet de les jouer sur une scène, de leur faire occuper un lieu plutôt que de les projeter dans une histoire traumatique passée ou dans les seules séquelles temporelles que le psychisme ou le corps ont inscrits en eux et qu'ils se limiteraient à restituer dans le seul langage. C'est bien évidemment dans le temps que le marquage du corps et du psychique s'est fait mais c'est dans le rapport à l'espace, dans un certain usage de son corps propre, dans une certaine modalité de relation aux autres, dans une certaine manière d'être-au-monde que l'auteur reconnaît les traces laissées par les itinéraires individuels. Le sol, la terre et l'espace enregistrent les pas des passants et en gardent la mémoire : le travail de guérison s'inscrit donc d'emblée dans la dimension spatiale lorsqu'il se met à la recherche du temps (perdu).

Au terme de cette brève introduction à l'approche « en écho » proposée par le docteur Jean-Charles Crombez, il me semble approprié de me tourner vers les thérapeutes guides et médiums qui accompagnent, suivent et précèdent à la fois le malade dans son voyage au bout de sa douleur et parfois jusqu'à la lumière. Personne sans doute n'a mieux parlé du thérapeute que ne l'a fait récemment Gilles Deleuze dans *Critique et clinique*[3] : « il jouit, écrit-il, d'une irrésistible petite santé qui vient de ce qu'il a vu et entendu des choses trop grandes pour lui, trop

---

3. DELEUZE, Gilles, *Critique et clinique*, Paris, Minuit, 1993.

fortes pour lui, irrespirables, dont le passage l'épuise » et dont il est revenu « les yeux rouges et les tympans percés » (1993 : 14). En réalité Deleuze ne parle pas ici des thérapeutes mais plutôt des écrivains, de ces écrivains surtout qui ont vaincu leur mal-être en le disant, de la littérature comme entreprise de santé et de la santé comme littérature. Et il ajoute : « Quelle santé suffirait à libérer la vie partout où elle est emprisonnée par et dans l'homme, par et dans les organismes et les genres ? C'est la petite santé de Spinoza, pour autant qu'elle dure, témoignant jusqu'au bout d'une nouvelle vision à laquelle elle s'ouvre au passage ». Spinoza est précisément celui-là même qui se profile dans l'ombre de Crombez.

Gilles Bibeau[4]

4. Gilles Bibeau est professeur au Département d'anthropologie de l'Université de Montréal et directeur du GIRAME (Groupe interuniversitaire de recherche en anthropologie médicale et en ethnopsychiatrie).

Remerciements

Cet ouvrage est la condensation d'une partie importante de ma vie professionnelle et de ma recherche épistémologique. Il se veut le témoignage d'un parcours, la présentation de quelques découvertes et la diffusion d'un outil de travail. Si mon nom est écrit sur la couverture, c'est parce que d'autres noms, d'autres personnes, ont rendu possible cette inscription, certaines en permettant l'élaboration de son contenu, d'autres en soutenant sa publication. C'est à tous ceux-là que je veux exprimer mes remerciements, à la fin de cette écriture qui sera le début de votre lecture.

La création de toute pensée est chose délicate ; elle nécessite une liberté, un appui, un élan.

Mes parents, Antoinette et Jean-Marie, ont fait naître en moi cette indépendance d'esprit. Mes maîtres et protecteurs l'ont nourri : Albert Lespagnol, mon parrain, par l'exemple de sa vie vouée à la recherche et à l'enseignement, Michel Fontan lors de mes premiers pas en psychiatrie, Lucien Bonnafé par un questionnement incessant des soins, Gilles Lange pour cette discussion d'un matin qui détermina ma venue au Canada, Camille Laurin qui m'y accueillit dès le début, James Naiman qui m'introduisit dans ma psychanalyse, Paul Lefebvre qui rendit concrètes mes inspirations.

Les milieux qui m'ont reçu, milieux d'enseignement et milieux de travail, ont certainement dû exercer une bienveillance soutenue à mon égard, vu mes gaucheries et mes insouciances : la Société Psychanalytique de Montréal, mes confrères psychanalystes et Julien Bigras qui m'ouvrit la porte de son séminaire ; le Département de Psychiatrie de l'Université de Montréal et son directeur Yvon Gauthier, attentif à ma carrière professorale ; l'Hôpital Notre-Dame à Montréal, mes collègues psychiatres et mon chef de département, Jean-Marie Albert, pour la tolérance de leurs esprits et la variété de leurs modèles ; le Service de Consultation-Liaison, mes partenaires de travail au quotidien et Yves Quenneville pour nos convictions communes et nos barouds endiablés ; ma Corporation Professionnelle et son président, Augustin Roy, pour sa passion et son opiniâtreté employées à parfaire notre pratique médicale.

Au cours de mes différentes formations, de mes diverses explorations, j'ai eu la chance de faire route avec des gens passionnés, curieux, inventifs. Nous échangions espoirs et doutes, trouvailles et questions, lors de soirées immenses et de nuits lumineuses. Ce furent des compagnons de recherche et de découvertes : Bernard Sigg, Elizabeth Bigras, Anne Brazeau et Luc Morissette, Aimé Hamann, Denis Laurendeau, Edouard Finn, Colette et Albert Destombes, Carlo Sterlin, Maurice Clermont, Guy Corneau.

Des personnes partagèrent mon enthousiasme, écoutèrent mes élucubrations, me renvoyèrent leur assentiment, leur étonnement ou leur perplexité ; elles participèrent de leur intelligence à la lente élaboration d'un corps d'idées et à l'édification graduelle d'un style de pratique en Echo. Il y a les premières, de l'époque des balbutiements : Sara Liebman, Danièle Massé, Philippe Lévesque, le groupe du camp de base. Il y a celles qui se sont jointes à nous pour former une équipe et continuer l'escalade : Marie Normandin, Lise Ouellet, Lucie Desjardins, Jean-Luc Dubreucq, Claire Paquette, Geneviève Beaudet, Johanne Gendron, Fernande Larochelle, Francine Séguin. Il y a celles qui sont passées, nous apportant leurs connaissances et leur expérience, des nourritures essentielles pour pouvoir poursuivre : Louise Gaston et ses recherches objectives dans l'humain subjectif, toutes les personnes qui ont suivi nos groupes et d'autres que j'ai accompagnées dans leur démarche, les ont enrichis de leur présence et de leurs commentaires.

Quant au livre, de la conception à la parution, il fut comme un bébé : exubérant, fragile, intense, naïf et un peu fou, vivant somme toute. Mon épouse, Diane, et mes fils, Alexandre et Emmanuel, ont néanmoins réussi à me supporter, dans les deux sens du terme, au travers des hauts et des bas de cet enfantement. Josette Ghedin-Stanké a fait germer en moi l'idée qu'un livre était possible. Jean-Luc Dubreucq m'a suivi pas à pas, mot à mot, pensée à pensée dans ma tenace intention de donner jour à cet ouvrage. Nago Humbert fut cet ange venu de Suisse qui m'a couvé de son aile, me protégeant de toute critique prématurée, et particulièrement des miennes. Marie Normandin, experte de notre langue, a vu à ce que je ne m'en écarte pas trop. Gilles Bibeau, Michel Taleghani et Pierre Verrier, à partir de leur culture panoramique, ont repris patiemment le texte pour le questionner, le commenter, le relancer. Danielle Ros m'a conseillé et guidé pour que mes pages écrites aient la chance d'être un jour imprimées. Jeannine Mc Carthy et Michaël Thompson m'ont aidé, souvent au pied levé, pour le produire. André Martin enfin, mon éditeur dirais-je avec familiarité, l'a accepté avec conviction, l'a produit avec célérité et a permis qu'il me ressemble.

Merci à tous !

Jean-Charles Crombez

Introduction

Dans le contexte actuel de la société occidentale et dans cette ère de la post-modernité[1], il semble bien que les pratiques médicales en sont venues à se diviser en deux groupes : d'un côté les médecines officielles et de l'autre des méthodes alternatives. Les unes et les autres se réclament d'un même projet, celui de soulager, et parfois même de guérir. Alors, et de plus en plus, on a recours à des procédés alternatifs pour compléter ou remplacer des approches conventionnelles. On le fait parfois « avec évidence », mais le plus souvent avec discrétion. Cette réserve plus ou moins grande dépend de la manière dont les institutions considèrent les approches non orthodoxes, ainsi que du statut que celles-ci revendiquent : sont-elles des médecines différentes et illégales ou des pratiques complémentaires orientées vers la santé ?

Dans une ambiance néo-archaïque plus récente, caractérisée par des intentions de retour à des sources et à des matières naturelles, on ne peut s'empêcher de noter l'importance que les gens donnent de plus en plus à ces approches multiples et le nombre sans cesse croissant de toutes les nouvelles méthodes.

Peut-être est-ce une conséquence de l'intérêt excessif accordé à la vie matérielle ou du climat social qui se désagrège ? Est-ce la désillusion vis-à-vis des médecines conventionnelles ou la déshumanisation des soins technologiques qui expliquent ce recours à d'autres médecines et à d'autres soins ? Quelle que soit la réponse, il n'en demeure pas moins que les gens, dans ces pratiques, cherchent assidûment un soulagement à leurs maux. Reprenons l'un après l'autre chacun de ces points.

Par vie matérielle, on entend des habitudes de consommation que les gens veulent parfois appliquer à des domaines de

---

1. FREITAG, Michel, *Dialectique et Société, tome 2 : culture, pouvoir, contrôle; les modes formels de reproduction de la société*, Montréal, Édition Saint-Martin, 1986, 443 p.

« l'être » (sentiments, souffrance) après les avoir utilisés avec un certain bonheur dans les domaines de « l'avoir » (possessions, pouvoirs). La maladie devient ainsi un produit avarié dont il faut se débarrasser, et la santé un achat indispensable et possible.

Le climat social joue un rôle prépondérant dans la détermination de la maladie. Il s'agit moins de la façon dont les cultures nomment leurs maladies, que de la manière dont la déstructuration d'un tissu social, familial, communautaire accentue la morbidité et la perception de la douleur[2].

Les médecines « communes » se sont souvent posées comme suffisantes et parfois comme exclusives quant aux soins auxquels les clients peuvent avoir recours. Pourtant, même quand elles ne se targuent pas d'une obligation de réussite dans leurs entreprises, elles restent la cible d'attentes de résultats tangibles auxquels elles ne peuvent pas toujours répondre.

Quant aux soins technologiques, ils ont été autant décriés qu'acclamés ; à la puissance morale des médecines, ils ont ajouté une puissance technique, et l'on sait l'arme à double tranchant que constitue tout pouvoir en développement.

La recherche de guérison provient du contexte actuel mais elle ne représente peut-être que la version contemporaine d'une quête de tous les temps qui, aujourd'hui, s'oriente différemment. Elle résulte de problèmes universels ; et elle s'est intensifiée à la mesure où ces problèmes sont aussi devenus plus criants et mieux médiatisés. Il y a belle lurette que la maladie n'est plus uniquement considérée comme faisant partie du destin de l'homme, comme une loi divine[3], une règle sociale ou une fatalité acceptable. Les connaissances accumulées, les découvertes récentes, les nouveaux outils soutiennent et vulgarisent la capacité à éradiquer les maux. Au moins en est-il ainsi à première vue, car il n'est pas toujours évident que ces aspirations soient réalisées et réalisables : la lutte contre les maladies n'apparaît pas

---

2. SZASZ, T.S., *Douleur et plaisir*, Paris, Payot, 1986.

3 Livre de Job, 6 et 7, *La Bible de Jérusalem*, Ste Foy (Québec), Éd. Anne Sigier, 1984, pp. 853-856.

aussi totale qu'on pourrait le désirer, ni à la portée de tous comme on aimerait le croire.

Dès lors, diverses méthodes de guérison surgissent ou refont surface publiquement, certaines plus mystiques, d'autres plus techniques, d'autres enfin plus psilogiques[4]. Les méthodes mystiques reprennent les canons connus de la religion sous des dieux et avec des prêtres qui ont changé de noms. Quant aux techniques, elles sont plus concrètes ; elles utilisent, entre autres, un mélange de concepts orientaux d'énergie et de méditation pour soutenir certains exercices pratiques. Enfin, les méthodes psilogiques ou parapsychologiques, selon le vocabulaire, retrouvent sous une forme moderne les accès anciens ou exotiques aux pouvoirs occultes.

Entre les techniques médicales qui, en deçà de leurs bienfaits, ont tendance à morceler les individus et les approches alternatives qui, au-delà de leurs promesses, risquent de mystifier les gens, il importe d'offrir des outils personnels. On entend par outils personnels des procédés humanistes, orientés vers des « personnes », procédés qui, tout en minimisant les souffrances, n'entravent pas la croissance.

Ce livre vise à offrir une réflexion et une méthode dans ce sens. Il ne s'agit pas d'une solution de remplacement, mais d'un complément. Ce n'est même pas, d'une certaine manière, une nouvelle technique, mais un nouveau regard sur des approches connues. Un nouveau regard pour une nouvelle manière de prendre ce qui se trouve déjà là, de la médecine et de la guérison.

---

4. C'est un autre nom pour désigner la para-psychologie. Il a été formulé la première fois par Robert H. Thouless en 1942 : THOULESS R.H., *From Anecdote to Experiment in Psychical Research*, Londres, Routledge and Kegan Paul, 1972. Ce terme a été reformulé par Louis Bélanger qui l'a d'ailleurs utilisé dans son titre de professeur de psilogie à la faculté de théologie de l'Université de Montréal.

***

L'ouvrage se divise en quatre parties.

La première précise d'abord notre conception de la santé en tant qu'équilibre dynamique, puis situe le domaine de la guérison sur l'horizon d'une autre logique, d'un autre paradigme. Dans ce cadre, nous présentons les caractéristiques de notre méthode, comme en écho aux processus naturels.

La seconde racontera les différentes étapes qui ont amené la naissance d'Echo : la traversée d'une expérience artistique, un parcours dans l'étude des phénomènes psychosomatiques, la démarche au sujet d'expériences de greffes corporelles et la formation de notre groupe de recherche.

La troisième partie expose successivement les quatre dimensions de l'approche : la position « personnelle », l'état de flexibilité, la faculté de communication et la capacité de création.

Enfin, la dernière partie se fait l'écho de diverses expériences et difficultés rencontrées par les gens tout au long du processus. Elle ouvre aussi une réflexion sur les façons d'aborder et de sortir de cette aventure.

Les processus de guérison sont innés, complexes et limités. L'Echo tente de replacer la personne au centre de ses processus de guérison par une méthode qui tient compte du paradoxe de la situation : être en maîtrise d'un monde qui surpasse, ne pas être dépassé par une réalité qui dépasse.

L'ÉCHO
DE LA GUÉRISON

*« Les sciences ne dévoilent pas des vérités universelles.
Elles sont des aventures[1]. »*

---

1. STENGERS, Isabelle, *D'une science à l'autre*, 1987.

L'ÉCHO
DE LA GUÉRISON

On vient d'annoncer à Marie que les signes de maladie qu'elle ressent depuis un certain temps sont considérés comme des symptômes de sclérose en plaques. Paul sort de son rendez-vous avec le médecin, obnubilé par la forme qu'il a aperçue, au centre de lui-même, sur les clichés radiologiques : un cancer, lui a-t-on déclaré. Jacques a vu peu à peu apparaître sur sa peau de curieuses croûtes disgracieuses qui s'étendent par vagues et au gré des saisons ; on a parlé de psoriasis. Michèle ne compte plus ses malaises, fluctuants et persistants à la fois ; personne ne trouve de nom particulier à son mal et elle traîne sans fin à la recherche d'un soulagement.

Il est question, dans ce livre, de ces quatre personnes et de bien d'autres. Leur point commun ? Elles sont en proie à une maladie dont elles se perçoivent plus ou moins les victimes. Nous aborderons le drame de cette rencontre soudaine avec la maladie et nous approcherons des gens qui la vivent. Ce monde, ces gens... il n'y a là qu'un jeu de langage, car c'est bien de nous dont il s'agit et de cette éventualité toujours présente qu'est la maladie.

Lorsqu'on est assailli par un mal, on risque d'en être complètement submergé. Son annonce, la signification épouvantable de certains diagnostics, le pronostic défavorable ou fatal annoncé par les soignants sont des chocs. Cet état peut être désespérant ou pas et, qu'il le soit ou non, c'est un des points majeurs de notre réflexion.

On traitera donc d'une certaine guérison, d'une certaine conception de la guérison, différente de ses acceptions communes. Car ce mot évoque la plupart du temps des pensées nostalgiques ou idéalisatrices. Il n'est pas étonnant d'aspirer à un passé merveilleux ou à un avenir parfait lorsqu'on se retrouve dans l'état d'abattement auquel nous réduit la maladie annoncée.

Notre intention, sous notre étude du domaine des maladies, est de déployer un champ qui n'est ni celui de la médecine ni celui de la psychothérapie. En effet, nous comprendrons la médecine comme un art qui s'adresse directement à la maladie en tant que chose objective et qui s'y focalise[2]. La psychothérapie, au contraire, ne s'adresse pas directement à la maladie. La psychothérapie concerne le psychisme et ne considère pas la maladie comme la cible directe de son action. Elle ne l'aborde pas en tant que maladie, mais plutôt en rapport avec la signification qu'elle peut avoir ou ne pas avoir. Elle tente ainsi de la comprendre, de la transformer en pensées et de la réinsérer comme partie intégrante du mental, en la poussant vers la découverte d'un sens[3].

Notre objectif, en ouvrant un champ particulier, non médical et non thérapeutique, est d'offrir à ces gens malades quelque chose de différent et de complémentaire à la médecine et à la psychothérapie. Ces personnes avaient l'impression d'un manque, de quelque chose qui n'était pas touché par ces autres approches, par ailleurs tout à fait importantes et valables[4].

---

2. En ce sens, il n'y a pas lieu de différencier absolument les maladies physiques des maladies mentales. La psychiatrie est considérée le plus souvent en Amérique du Nord comme une branche de la médecine, même si son champ peut être envisagé comme bio-psycho-social. Elle traite en effet des maladies mentales comme d'entités catégorisables dans des diagnostics, y recherche avec beaucoup d'efforts des explications neurobiologiques et, pour en faire disparaître les symptômes, utilise des médicaments avec autant de précision que possible.

3. Les psychothérapies psychodynamiques considèrent en effet les maladies comme la conséquence de ce qui n'a pu être élaboré psychiquement. Elles les décrivent tantôt comme des échappées du psychisme, selon un mécanisme psychosomatique (voir « La coupure » p. 143), tantôt comme leur remplacement par traduction ou déplacement, selon un mécanisme hystérique.

4. « L'homme ne sera libre dans son corps que s'il en apprécie la bonne santé ; alors sa liberté sera le fruit d'une conscience et d'une conquête permanente ». SOURIA, J.-Charles, *Ces maladies qu'on fabrique, La médecine gaspillée*, Paris, Le Seuil, 1977.

La santé

Pour situer notre propos, il nous faut partir d'ailleurs et proposer un point de vue général de la morbidité, en ce qui concerne une certaine conception de la santé. Nous ne prétendons pas exposer ici une vérité absolue, mais beaucoup plus une conception qui nous a aidé à élaborer la méthode présentée dans ce livre. À l'instar de toute théorie, même scientifique, une méthode offre l'intérêt de servir de point de repère et de rassembler différents faits observables sous un certain éclairage, faute de pouvoir toujours les expliquer.

LA STRUCTURE OBJECTIVE DE LA SANTÉ

La santé est un équilibre

Il sera question « d'équilibre de santé », la santé n'étant pas ici conçue comme un fait acquis ou établi dans la vie, mais plutôt comme un travail constant :

$$\text{SANTÉ} = \textit{ÉQUILIBRE}$$

Cet équilibre procède de la présence de plusieurs forces.

Les forces

D'une part, il se produit constamment dans la vie des événements qui nous affectent. Ils sont soit relationnels, soit transformationnels. Alors que les premiers sont extérieurs à l'individu, comme ses rapports avec l'environnement, les autres sont intérieurs : ce sont toutes les modifications qui se produisent en chacun de nous.

Les relations peuvent impliquer des choses (comme l'écoute d'un son ou le toucher d'un arbre) ou d'autres personnes (comme notre rapport avec un voisin ou un employeur). Quant aux transformations, elles concernent notre corps et nos besoins ; il s'agit des différents changements biologiques qui surviennent au cours de l'existence : l'adolescence, le vieillissement, etc. Les relations sont sources de vie, comme celles du nouveau-né avec ses parents, alors que les transformations sont signes de vie[5].

Tous ces « événements » peuvent aussi devenir pathogènes. Qu'on pense aux microbes, aux toxiques ou aux traumatismes comme événements pathogènes externes : une infection entraînant une pneumonie, une intoxication interrompant l'oxygénation, un accident provoquant des fractures. *Il y a un échange, une relation, mais cette fois, ce n'est pas assimilable*[6]. On observe aussi des événements pathogènes internes : crises de croissance ou crises de passages que l'on peut interpréter comme des transformations délicates entre un stade d'organisation et un autre. *Il y a donc un mouvement, mais celui-ci n'est pas métabolisable.*

Ainsi on peut concevoir un tableau des pathogénicités en distinguant le domaine des relations pour ce qui est de la vie col-

---

5. VAILLANT, G.E., « Theoretical hierarchy of adaptaive ego mechanisms », *Archives of General Psychiatry*, 24 : 107-118, 1971.

6. Dans l'histoire médicale, la compréhension de la pathogénécité extérieure a pu se concentrer autour des notions de contagion et d'infection : voir CAPRARA, Andrea. « Les interprétations de la contagion : représentations et pratiques chez les Alladian de la Côte d'Ivoire », in « L'univers du Sida », *Anthropologie et Sociétés*, Volume 15, Numéros 2-3, 1991.

La contagion, de *tangere* = toucher, à partir des conceptions d'Hippocrate, de Celse et de Galien incluant maladie et diffusion de celle-ci, puis après l'observation au XVIe et au XVIIe siècles des maladies à transmission sexuelle, est définie par Nacquart, en 1813 dans le *Dictionnaire des Sciences Médicales*, « comme la transmission de la maladie à travers le contact direct ou indirect avec la personne malade, et ce par un agent causal : les virus ».

L'infection, de *inficere*, est textuellement ce qui sent mauvais, ce qui est infect ; elle « produit des maladies par les miasmes, les effluves et les émanations putrides ». Ainsi « Au mot infection s'attachait généralement l'idée de la transmission de la maladie par une exhalaison toxique ou miasmatique, tandis que par contagion on entendait la transmission d'une *materia morbi* qui, selon les uns était un agent vivant, ce que d'autres contestaient » (O.M.S. 1958 : 10).

Il serait important que la biologie moderne ne favorise pas surtout la réalité de la contagion aux dépens de celle de l'infection.

lective ou commune, et le domaine de la croissance, en ce qui concerne la vie individuelle :

VIE COMMUNE	← RELATION	→	PATHOGÉNICITÉ EXTERNE
VIE INDIVIDUELLE	← CROISSANCE	→	PATHOGÉNICITÉ INTERNE

D'autre part, en contiguïté avec ces événements pathogènes, il existe chez chacun des processus de lutte, de reconstruction et d'adaptation que nous grouperons sous le nom générique de processus de guérison. Ce sont les processus de guérison qui permettent à une brûlure de se cicatriser, à un corps étranger d'être évincé. Observons par exemple ce qui se produit à la suite d'une coupure. Une lame vient de cisailler légèrement la peau, du sang se met à couler. Et aussitôt, des mécanismes spécifiques se mettent en branle : le sang fige peu à peu, une petite masse rouge sombre occupe le lieu de la blessure, une excroissance solide se forme, une cicatrice se constitue et le tissu se reconstruit. L'épiderme est guéri[7].

Ces phénomènes (coagulation et cicatrisation) sont le résultat d'intelligences très complexes, et néanmoins très efficaces, mais que l'on ne connaît encore que partiellement tout en cherchant à les expliquer. Heureusement, ce n'est pas notre seule compréhension qui les fait opérer ! Notons également qu'il ne s'agit pas d'un phénomène miraculeux (« les » guérisons), mais d'un processus naturel (« la » guérison), un processus qui permet d'ailleurs à l'individu d'acquérir de nouvelles capacités qui lui serviront ultérieurement. En effet, certaines caractéristiques de ces mécanismes sont mémorisées et deviennent partie de la mémoire historique et génétique[8].

L'équilibre

Si les conditions sont optimales, il y a équilibre entre les événements et les processus. Un équilibre statique de forces

---

7. Pour une description simple et imagée : SABBAGH, Karl, *Le corps vivant*, Carrère, 1985, et NILLSON, Lennart, *Le corps victorieux*, Chêne, 1986, pp. 53-63.

8. Ainsi certaines cellules du sang comme les lymphocytes T, éléments participants à l'immunité, mémorisent les caractéristiques des intrus pour une utilisation dans leurs luttes futures vis-à-vis de corps étrangers similaires.

concomitantes et contemporaines, présentes à tout moment de la vie, mais aussi un équilibre dynamique, c'est-à-dire constamment remis en question tout au long de la vie[9].

D'abord parce que les humains ne naissent pas blancs comme neige mais qu'ils sont caractérisés d'emblée par des capacités et des failles. Forces potentielles ou faiblesses éventuelles, celles-ci modèlent non seulement nos outils de transaction avec l'environnement, de façon horizontale ou synchronique, mais aussi les formes de notre croissance ultérieure, de nos constructions intérieures, selon une direction verticale ou diachronique. Par exemple, les capacités intellectuelles, comme la faculté de langage, et les vulnérabilités hématologiques, comme l'hémophilie, influenceront les rapports aux autres et le développement de chacun.

Ensuite, avec leurs accélérations et leurs freinages, toutes ces particularités forgent un équilibre dynamique caractérisé par différents niveaux de complexité, ce qui pose certains problèmes lors des passages d'un niveau à un autre ; par exemple, comment changer de travail quand les capacités d'adaptation ont diminué en raison de l'âge. Ces divers équilibres, jamais définitivement acquis, exigent de constants réajustements[10].

Le tableau suivant évoque l'équilibre entre des événements pathogènes internes et/ou externes et des processus de guérison :

EXTERNES	ÉVÉNEMENTS		PROCESSUS DE
INTERNES }	PATHOGÈNES	◄ – – – – – ►	GUÉRISON
		▲	
		ÉQUILIBRE	

---

9. Cette notion d'équilibre est d'ailleurs présente dans toute la tradition occidentale de la médecine, en contradiction à d'autres conceptions plus unicistes. Ainsi la « vix medicatrix naturae » de Galien, reprise de la pensée d'Aristote, en opposition avec les idées de Cos et d'Hippocrate.

Ainsi la notion de « retour au milieu naturel » ou l'homéostasie de Claude Bernard, pourtant connu comme un des fondateurs de la biologie scientifique, qui rappelle le pouvoir de la nature. Et celle de la « sagesse du corps » de Cannon, pourtant connu lui aussi pour ses recherches biologiques très strictes. CANNON, W.B., *The wisdom of the body*, New York, W.W. Simon, 1939.

10. Différents auteurs ont réfléchi sur la perte de ces notions d'équilibre et de retour à l'équilibre dans notre civilisation technique. BAUDRILLARD, Jean, *L'échange*

La santé est donc un équilibre entre des événements morbides externes ou internes qui menacent l'organisme et sa structure, et des mécanismes de guérison qui tendent à corriger ces événements et leurs effets.

Dans un organisme en relation et en changement perpétuels, on observe donc une oscillation continuelle entre les événements morbides (traumatiques ou anarchiques) et les processus de réparation. Selon cette conception, on pourrait dire qu'on attrape sans arrêt toutes les maladies dont on guérit sans cesse[11]. D'après la théorie systémique, le corps et la vie sont des structures en perpétuelle transformation[12], en rapport permanent avec des changements environnementaux constants.

Du reste, la majeure partie de l'existence se déroule généralement sans incident fâcheux. Néanmoins, les maladies existent bel et bien ; alors ? C'est que les pouvoirs de réparation peuvent se trouver dépassés par le processus morbide : ils deviennent ainsi inopérants et c'est à ce moment que surgit la maladie.

La maladie est la conséquence d'un déséquilibre

Il arrive donc que l'équilibre se rompe, et ceci pour deux raisons essentielles si l'on se reporte au schéma ci-dessus. Premièrement, il se peut que les événements morbides prennent trop d'importance par rapport aux capacités des mécanismes de guérison ; deuxièmement, les processus de guérison peuvent parfois s'affaiblir, ce qui permet à un agent pathogène de devenir puissamment destructif. Nous en reverrons les causes plus loin. Dans l'un ou l'autre cas, un déséquilibre s'installe. Cet état de déséquilibre, nous le nommerons affection, nous dirons que *l'individu est affecté.*

symbolique et la mort, Paris, NRF, Gallimard, 1976. HABERMAS, Jürgen, *Theorie des kommunicativen Handelns*, vol. I, chap. 4, Frankfurt, Suhrkamp, 1981.

11. CAPRA, Fritjof, *The Turning Point : Science, Politics and the Rising Culture*, Toronto, Bantam Books, 1983.

12. « Un nouveau squelette se forme tous les trois mois... la peau se renouvelle tous les mois. La paroi de l'estomac change tous les quatre jours et les cellules superficielles qui sont en contact avec les aliments sont renouvelées toutes les cinq minutes... C'est comme si on vivait dans un immeuble dont les briques seraient sytématiquement remplacées chaque année ». CHOPRA, Deepak, *La guérison ou « Quantum Healing »*, Montréal, Stanké, coll. Parcours, 1990.

À bien des égards, on constate que le déséquilibre représente une zone et un moment charnières, un espace et un temps particuliers. Il est comme un lieu intermédiaire où rien n'est encore organisé, un lieu de souffrance où rien n'est encore oublié. Il est aussi un moment fugace et subtil qui peut facilement échapper à l'attention ou à l'intérêt. Ce moment, cet espace, constituera un des niveaux essentiels de notre approche. Ainsi :

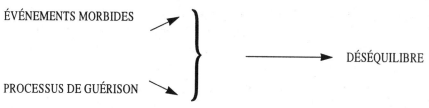

ÉVÉNEMENTS MORBIDES

PROCESSUS DE GUÉRISON

DÉSÉQUILIBRE

Le déséquilibre, c'est aussi le terrain de formation d'une maladie. Le mécanisme en jeu relève à la fois de l'invasion et de l'exclusion. L'invasion serait représentée par la pullulation des microbes ou des cellules – par exemple, des cellules cancéreuses qui auraient tendance à occuper de plus en plus de place. L'exclusion pourrait correspondre, entre autres, à l'inflammation – un mécanisme qui rejette les microbes ou produit des anticorps pour expulser les particules étrangères. L'important pour nous est que ce qui est exclu n'est pas seulement l'agent pathogène mais aussi le « morceau » de corps « affecté », et ce qui est envahi n'est plus l'ensemble du corps mais un territoire délimité, laissé pour compte.

La maladie devient un nouvel existant, un objet en soi, avec ses propres caractéristiques, ses propres règles de fonctionnement. Cet objet-maladie sera aussi un lieu de luttes, de réparations et d'adaptations[13] ; il pourra même devenir une occasion d'apprentissages biologiques, corporels et personnels... mais nous y reviendrons.

L'apparition d'une maladie confirme que les pouvoirs de l'individu ont été outrepassés.

13. LIPOWSKI, Z. J., « Physical Illness, the Individual and the Coping Process » *Psychiatry in Medicine*, Vol. 1, No 2, 1970, pp. 91-102.

À partir de cette affirmation nous distinguerons donc deux états : d'une part, le déséquilibre entre les actions pathogènes et les forces de guérison, d'autre part, la maladie qui en est le produit :

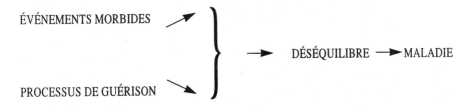

ÉVÉNEMENTS MORBIDES

PROCESSUS DE GUÉRISON

DÉSÉQUILIBRE → MALADIE

Les processus de guérison sont naturels

Les processus de guérison désignent l'ensemble des mécanismes engendrés par l'organisme pour se protéger et se défendre contre ce qui pourrait menacer son existence. Selon cette conception, il s'agit donc de processus tout à fait naturels, contrairement à d'autres visions où ils sont considérés comme des phénomènes spectaculaires, grandioses ou miraculeux.

La simplicité naturelle

Voici quelques-unes de leurs caractéristiques :

– Ils sont constants. D'une part, leur effet sur les différents éléments pathogènes est continue. D'autre part, leur action se prolonge parallèlement aux maladies qui ont pu survenir.

– Ils sont globaux, puisqu'ils mettent en cause l'ensemble de l'organisme, d'où l'évidence d'y inclure le psychisme.

– Ils sont spécifiques, c'est-à-dire qu'ils sont dirigés vers la résolution de troubles particuliers. Les résultats spécifiques produits par ce processus général en démontrent bien l'intelligence complexe [14].

– Ils sont dynamiques. Grâce à des mécanismes extrêmement ingénieux et efficaces, ils possèdent même des facultés d'adaptation à moyen et à long terme [15].

---

14. MOERMAN, Daniel, « Anthropology of Symbolic Healing », *Current Anthropology*, 20, 1, 1979, pp. 59-80.

15. Par exemple un conditionnement des réponses immunologiques est possible : ADER, R., COHEN, N., « CNS-Immune system interactions : Conditioning phenomena », *The Behavioral and Brain Sciences*, 8, pp. 379-394.

– Ils sont limités. L'humilité exigée devant cette réalité est à la fois source de désillusion et facteur d'attention : désillusion de ne plus croire à un pouvoir absolu du vivant, attention indispensable envers ce vivant fragile sinon éphémère.

– Ils sont le plus souvent et le plus généralement imperceptibles : invisibles, inaudibles, impalpables. Leur complexité, leur subtilité et leur discrétion font qu'ils échappent à la preuve immédiate.

Toutes ces particularités des processus naturels, constants, globaux, spécifiques, limités et impalpables procurent bien sûr moins de réconfort immédiat que ne le feraient des déclarations grandiloquentes sur des pouvoirs infinis de l'humain sur la nature.

La grandiloquence miraculeuse

La désespérance qui surgit avec l'évocation d'une possibilité de maladie et de mort favorise l'adhésion à des recettes ou à des remèdes miracles.

« *J'attends la magie* » annonçait un client qui avait recherché différentes techniques de visualisation et d'affirmation pour soulager sa souffrance. Les succès obtenus l'incitaient chaque fois à de nouveaux espoirs fiévreux, puis les échecs subséquents le replongeaient toujours dans de nouvelles attentes fébriles. Cette fugacité des résultats lui faisait abandonner des techniques relativement utiles, jusqu'au jour où il décida, non pas d'abandonner les techniques passées et celle présente, mais de les employer pour ce qu'elles étaient :

> P[16] :– *Il faut que j'apprenne à les utiliser pour m'aider ; il me faut faire le deuil d'une vie sans maladie ; il faut que j'apprenne à travailler sur moi sans attendre de miracle des autres.*

Pris au piège, certains cherchent appui dans l'illusion pour se forger une certitude artificielle. Mal en point dans le maintenant, on se rétablit dans l'au-delà d'un *nirvāna* : tête-bêche, les pieds dans l'azur et la tête enterrée. Le réflexe est bien connu et il n'est pas question de le juger, mais plutôt de le comprendre.

---

16. « P » désignera indistinctement au long de ce livre les individus qui poursuivront une démarche personnelle. Il indique qu'une *Personne* y est impliquée à part entière dans une recherche intérieure.

Il ne s'agit pas de nier la profondeur de la dimension spirituelle, mais plutôt de mettre en question sa fonction bouche-trou éventuelle : celle qui consiste à combler les vides, les déficiences, les carences, les limites et le doute de soi. Il est important de repérer et de reconnaître qu'il y a là une échappatoire devant des situations insupportables. Elle ouvre ainsi la voie à nombre de pratiques de guérison alléchantes par leurs réclames mais souvent suspectes par leurs promesses. Vies antérieures et postérieures, esprits de l'en-deçà et de l'au-delà deviennent objets de marchandage où ce qui restait de l'individu se perd définitivement.

> P :– *Sous l'influence d'un gourou, j'ai brûlé toutes mes pilules. Je me suis demandé alors ce que j'allais faire demain sans cette aide ! Ma décision n'était certainement pas issue de mes tripes, mais plutôt exigée par un autre.*

On peut, bien sûr, citer des exemples de modifications spectaculaires parfois appelées miracles, mais cela demeure exceptionnel ; paradoxalement, ce sont ces exemples qui voileront une perception plus réaliste de la dynamique de la guérison : l'arbre cache la forêt. Ces modifications dramatiques – les miracles – se produisent le plus souvent dans des situations elles-mêmes dramatiques, là où il n'y a pas d'autre issue que la mort physique ou psychique.

Mais en général, les événements de la vie appellent moins d'urgence, attirent moins l'attention. La soumission à certaines croyances ou à la parole d'un autre, considéré comme puissant, crée l'illusion d'un pouvoir personnel. L'influence est cependant de courte durée, en tout cas de la durée de l'aliénation à cet autre, ou à cette croyance.

> **Il est selon nous préférable de maîtriser davantage ces mécanismes de guérison pour ne pas être obligés d'attendre des circonstances exceptionnelles ou de s'attendre à des paroles stupéfiantes.**

LA DYNAMIQUE SUBJECTIVE DE LA SANTÉ

Malaises, mal-être et maladies

Le malaise

Dans les pages précédentes, il a été question du déséquilibre que nous avons présenté comme une affection, autant dans sa signification physique et commune – « il souffre d'une affection » – que dans son utilisation morale et poétique – « il est affecté par son absence ». Pour employer un autre langage, nous pourrions parler d'une sensation intérieure de *mal-aise*. « Quelque chose » ne fonctionne pas, dont on ne peut déterminer exactement l'emplacement, la forme ou les caractères. Le *malaise* est le signal d'alarme du déséquilibre, mais il n'est pas toujours entendu.

Certaines personnes n'ont aucune perception de leur corps ; elles fonctionnent comme si elles ne l'habitaient pas. Leur point de référence peut être un extérieur « réglant » – par exemple le rythme effréné d'un travail – ou un intérieur exigeant – il peut s'agir de l'avidité de l'ambition, de l'intransigeance du devoir, de la quête d'amour. Ces personnes sont insensibles aux messages de protection et de réparation dont elles auraient besoin ; elles laissent se déclarer une maladie. On ne peut pourtant dire qu'elles veulent cette maladie, mais plutôt qu'*elles ne veulent rien savoir de ce qui l'annonce*.

La maladie

À l'autre pôle du malaise, on voit apparaître la *maladie* qui représente une dernière extrémité, une solution d'échec. Ici le déséquilibre s'est focalisé en une atteinte. Et dès qu'une maladie est trouvée, nommée, délimitée, elle constitue un nouvel objet en soi. Il s'agit selon nos termes d'un objet « solide ». Cet objet va devenir le lieu de nouveaux investissements, de nouveaux conditionnements et d'un nouvel équilibre systémique – incluant l'environnement.

Ceci permet d'ailleurs d'envisager sous un autre angle l'inertie de l'état de maladie : plutôt que de considérer la lenteur de la guérison comme une « absence de volonté » du patient – « ça fait son affaire » –, on peut la comprendre comme une inertie de structure. On obtient ainsi cette nouvelle séquence avec les différentes dénominations utilisées :

Déséquilibre mouvant   - - - - - - - - - - - - - - - - - ➤   Objet solide

MAL-AISE   MALADIE

Affection   Atteinte

Le mal-être

En observant l'évolution du déséquilibre jusqu'à la maladie, on a omis jusqu'ici une étape intermédiaire parfois brève et vague mais pourtant essentielle. Il s'agit de la désorganisation[17], une généralisation du déséquilibre qui emporte toute la personne sur son passage. C'est un moment de submergement, un raz de marée, une sorte de mort psychique. La personne est désarçonnée, *elle est un être en désarroi.*

Cette phase de submergement a été décrite par plusieurs auteurs sous différentes dénominations : la détresse[18], l'inhibition de l'action[19], le syndrome de délaissement-désespoir[20], la dépression essentielle[21]. À ce stade, l'individu est totalement envahi, malade. C'est cet *état de malade*, que nous nommerons le *mal-être*. Celui-ci peut prendre la forme d'un éclatement anxieux ou d'un aplatissement dépressif : le sujet disparaît, pauvre être devenu chose-à-la-dérive.

Le moment de mal-être signe le point de non-retour de l'affection et l'apparition de l'atteinte. C'est à cet instant que se

---

17. Nous utilisons ici le terme de désorganisation pour désigner l'état d'un système dont les différentes parties se désagrègent. Cette notion rejoint, sans s'y confondre, celle de désorganisation progressive de Marty qui rend compte d'un processus mental particulier. Il s'agit d'une régression mentale sans fin, c'est-à-dire sans palier de rétablissement salutaire. MARTY, Pierre, « A major process of somatization : the progressive disorganization », *International Journal of Psychanalysis*, 49, 1968, pp. 246-249.

18. SELYE, Hans, *Le stress de la vie*, Paris, Gallimard, 1975.

19. LABORIT, Henri, *L'inhibition de l'action*, Paris, Masson, 1986.

20. ENGEL, G. L., « Studies of ulcerative colitis », III. The nature of the psychological processes », *American Journal of Medicine*, 19 : 231, 1955.

21. MARTY, P., « La dépression essentielle », *Revue Française de psychanalyse*, 32, 1968, pp. 594-599.

produit la coupure salutaire de survie sur laquelle nous reviendrons : une réorganisation nouvelle se réalise au prix d'une rupture corporelle. Cela ne signifie pas que l'état-malade soit la cause de la maladie, mais plutôt que cet état rend la personne plus vulnérable à l'action des agents infectieux et au déséquilibre engendré par les traumatismes.

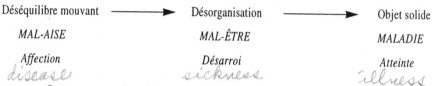

Déséquilibre mouvant	⟶	Désorganisation	⟶	Objet solide
MAL-AISE		*MAL-ÊTRE*		*MALADIE*
Affection		*Désarroi*		*Atteinte*

Le temps de désorganisation paraît parfois minime au regard d'une maladie dominante ; il peut aussi sembler très fugace par rapport à la maladie fulgurante. Parfois au contraire, cet état est extrêmement visible, évident. On est alors en présence d'un individu éclaté, atterré ou affaissé. Ainsi, certaines personnes tombent nettement « malades » avant même d'avoir une maladie reconnaissable et reconnue[22].

Leur reconnaissance

Ces trois états peuvent être considérés sous l'angle de la reconnaissance sociale qui rend plus acceptable la maladie que le mal-être ou que le malaise. Cette hiérarchie de valeurs incite souvent les gens à attendre une maladie pour s'occuper d'eux-mêmes. Plutôt que de prendre du repos pour un état de fatigue (l'affection) ou de submergement (le désarroi), une personne souhaite voir apparaître une maladie qui lui permettrait de prendre un congé.

Non seulement ces trois états peuvent se succéder chronologiquement, mais ils peuvent exister simultanément. Ce n'est pas parce qu'une maladie apparaît que tous les déséquilibres pathogènes préexistants disparaissent... ou que les désorganisations sont absentes. Par exemple, la maladie peut elle-même produire un effet désastreux : elle représente un nouvel objet, par rapport à l'individu, qui peut devenir submergeant et entraîner aussi un état de désorganisation. On constate que certains individus peuvent en devenir « malades » et chuter par exemple dans

---

22. MONDAY, J., « Le stress ou : quand l'adaptation devient malaise », *Canadian Family Physician*, vol. 34, 1978, pp. 874-875.

l'invalidité. Chez eux, la maladie semble survenir avant qu'ils ne tombent malades.

De même, on observe couramment que des traitements destinés à aider peuvent plus ou moins déséquilibrer ou désorganiser l'ensemble de la personne – comme s'ils portaient paradoxalement leur propre potentiel pathogène. On n'a qu'à penser aux hallucinations post-opératoires ou aux effets iatrogéniques des médicaments.

Mal-être et processus de guérison

Quel rôle ce nouveau schéma « malaise/mal-être/ maladie »[23] va-t-il jouer par rapport aux processus de guérison ?

D'une part, on constate que la désorganisation diminue les processus de guérison naturels de l'individu, fait d'ailleurs démontré lors d'expériences en laboratoire avec des animaux[24]. Pour différentes raisons, on peut devenir malade, ressentir de la fatigue, du submergement... Tant et si bien que le virus qui passe par là, on l'attrape d'autant mieux, on s'en défend d'autant moins : une maladie se déclare[25].

La désorganisation amène une majoration de la vulnérabilité aux maladies.

---

23. Il est intéressant de comparer ces notions de malaise, maladie et mal-être avec les définitions anglaises de *disease, sickness et illness*. On peut se rapporter à une étude sur les distinctions entre les idées populaires et professionnelles de la maladie qui amène au moins des considérations sur les termes *disease* et *illness*. EISENBERG, Leon, « Disease and Illness », *Culture, Medicine and Psychiatry*, 1, 1977, pp. 9-23.

24. Parmi d'autres, on peut citer les expérimentations sur l'immobilisation : BONFILS, S., « Emotionen und experimentelle Ulkusentstehung » in *Funktionsablaüfe unter emotionellen Belastungen*, Bâle, Ed. K. Kellinger, New York : Karger, 1964, pp. 127-144 ; sur le surpeuplement : SOLOMON, G.F., « Stress and antibody response in rats ». *International Archives of Allergy and Applied Immunology*, 35, 1969, pp. 97-104 ; sur le sevrage : KELLER, S.E., ACKERMAN, S.H., SCHLEIFER, S.J. *et al* « Efffect of premature weaning on lymphocyte stimulation in the rat », *Psychosomatic Medicine*, 45, 1983, p. 75 ; sur la séparation : LAUDENSLAGER, M., CAPITIANO, J.P., REITE, M., « Possible effects of early separation experiences on subsequent immune function in adult macaque monkeys » *American Journal of Psychiatry*, 142, 1985, pp. 862-864.

25. COHEN, Sheldon, TYRRELL, David A.J., SMITH, Andrew P., « Psychological Stress and Suceptibility to the Common Cold », *The New England Journal of Medicine*, Aug. 29, 1991, pp. 606-612. Voir aussi une critique de SCHWARTZ, Morton N., « Stress and the Common Cold », The New England Journal of Medicine, Aug. 29, 1991, pp. 654-656.

D'autre part, la maladie elle-même peut accentuer le submergement par sa présence, par son poids de symptômes et de désespérance. Cette maladie nous affole, on s'en trouve désemparé. D'où la perte d'espoir, la désorganisation générale et conséquemment, l'affaiblissement des processus de guérison.

Les mécanismes de guérison, bien que naturels, continuels et automatiques, ne sont pas invariables pour autant ; au contraire, ils sont soumis à de nombreux facteurs. Les découvertes récentes en neuro-immuno-endocrinologie, ajoutées au simple bon sens, permettent de mieux comprendre les conditions qui favorisent ou entravent ces mécanismes : fatigue, stress, situations insolubles ou désespoir sont, parmi d'autres, autant de facteurs perturbants. Il semble que ces dérangements se produisent, non par une action spécifique, mais par une désorganisation générale de l'organisme.

Ainsi les processus de guérison nécessitent un fonctionnement intégré, global et souple : si une partie de l'organisme est bouleversée, cela retentit sur l'ensemble. Finalement, tout le terrain devient anarchique, tomenteux, telle une décharge publique : ça ne passe plus, ça passe mal.

Le submergement détruit les processus de guérison naturels qui auraient pu fonctionner même en présence de la maladie.

Un cercle vicieux s'installe : la diminution ou la faiblesse relative des processus de guérison favorise l'apparition des maladies puis la présence des maladies accentue la diminution des processus de guérison. Être malade permet la maladie et la maladie rend malade. Ce circuit prend encore plus d'importance dans les maladies chroniques ou à connotation grave[26] : cancer, sida... :

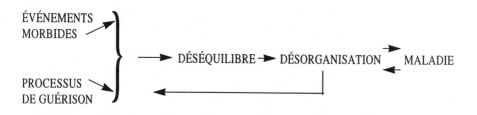

---

26. Voir « Le sujet en médecine », p. 220.

Des malaises que nous avons décrits comme étant très subtils, des mal-êtres qui sont ressentis comme intolérables, des maladies qui apparaissent de façon étonnante, de tout cela on peut tirer une constatation qui sera utile quant à la manière de les percevoir. Les premiers, les malaises, sont vagues comme des impressions ; les deuxièmes, les mal-être, sont évidents et dévastateurs ; les troisièmes, les maladies, sont parfois localisées et considérées comme étrangères. On peut amorcer un schéma de ces différents états, du point de vue de la personne touchée :

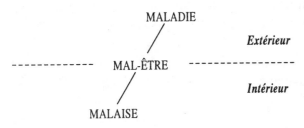

Du côté « extérieur » : ce qui est manifeste et évident. Du côté « intérieur » : ce qui est caché et imprécis. L'extérieur sera l'aspect objectif ; et l'intérieur, le subjectif. Distinction fondamentale dans notre abord des processus de guérison entre les agents et le terrain.

Agents et terrain

Les *agents* représentent les facteurs externes de la maladie. L'exemple clé en est le microbe. Observable, celui-ci constituera la base d'une théorie contemporaine de la maladie par contagion : une cause externe, concrète et atteignable, au sens même où une flèche peut atteindre une cible[27].

Mais il est un autre élément majeur dans l'apparition des maladies, élément sur lequel nous allons nous pencher principalement et que nous appellerons le *terrain*[28]. Comme une semence a

---

27. Nous référons aux découvertes de Pasteur qui met en relief des facteurs de causalité et de Virkow qui les met en évidence. Ces découvertes ne sont pas seulement des additions de connaissances mais aussi des ébranlements et des restructurations de systèmes de savoir. KUHN, T.S., *La structure des révolutions scientifiques*, Paris, Flammarion, 1972).

28. Cette constatation a été étudiée de longue date, par exemple en ce qui concerne la tuberculose, BÉGOUIN, J., « Tuberculose pulmonaire », Encyclopédie médico-chirurgicale, *Psychiatrie*, t. II, 37440 C 10, 1966.

besoin d'une terre pour s'épanouir, un agent a besoin d'un terrain pour qu'une maladie se développe[29]. Les exemples spectaculaires de ces « mouvements de terrain », ce sont les crises, les traumatismes, les chocs bouleversants, mais il en est de bien moins manifestes. Ce terrain, on ne peut dire qu'il est « atteignable » comme peut l'être un agent, au moyen d'examens cliniques et paracliniques. On devrait plutôt comprendre qu'il est « appréhendable », au sens d'une approche, d'un contact et d'une relation. Ainsi, une infection pulmonaire pourra être « atteinte » par une percussion du thorax, un cliché radiologique et une culture microbienne, alors que la perte d'un être cher pourra être « appréhendée » comme un vide insoutenable.

Agents et terrain se joignent pour déterminer un mal, et celui-ci prendra des aspects divers, dont les plus manifestes sont les maladies :

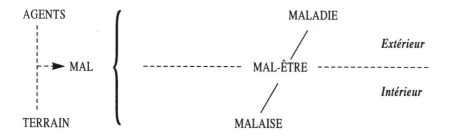

Ce qui caractérise le malaise et le mal-être, les « maladies » du terrain pourrait-on dire, ce sont le déséquilibre et la désorganisation. Ceci indique que le terrain implique une personne, et c'est d'elle dont nous allons parler. Car cette personne, dans ce terrain, y est appliquée, pourrait l'expliquer et pourra y répliquer.

La personne est le lieu des processus de guérison.

---

29. L'exemple n'est pas parfait car, contrairement à la plante par rapport à la semence, la maladie a beaucoup moins à voir avec l'agent qui l'origine. Si cela n'entrait pas en opposition avec l'image précédente d'un au-dehors et d'un au-dedans, on pourrait plutôt proposer l'inverse : l'agent serait la terre avec ses ingrédients fondamentaux, et le terrain serait la semence qui désignerait la maladie. On pourrait alors, dans cette analogie, s'interroger sur la place de l'eau. À ce sujet, voir : TALÉGHANI, Michel, « Quelques règles d'épistémologie en Alcoologie », *La Revue de l'Alcoolisme*, Paris, Masson, no 29, 4, Oct.-Déc. 1983, pp. 238-240.

On peut ainsi joindre deux des schémas précédents :

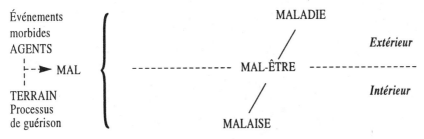

Ce terrain, la personne y est impliquée non seulement au moment de la survenue de la maladie mais aussi avant et après. Après, et ce sera toute la question de la répercussion de cet événement morbide sur la vie extérieure et intérieure de la personne. Avant, et c'est tout le concept de champ informé. Le terrain dont il s'agit n'est pas neutre : il a été travaillé par l'histoire. Les événements individuels et familiaux s'y sont déposés autant dans une mémoire mentale que corporelle. Ce terrain est donc aussi un mémorial[30].

Santé publique, médecines et approches de guérison

On peut distinguer trois interventions possibles vis-à-vis du fait morbide : l'une concerne les événements pathogènes ; la seconde, les maladies et la troisième, les processus de guérison. Pour être simple, nous dirons que la première, vis-à-vis des événements pathogènes, comprend les efforts sanitaires et environnementaux (prévention, salubrité publique, écologie). La deuxième, vis-à-vis des maladies, concerne le domaine essentiel de la pratique médicale[31]. La troisième s'adresse à une approche et à un champ qui seront au centre de notre propos : la guérison. Cet intérêt a toujours été présent sous le couvert d'une certaine

30. « Un mémorial corporel dans lequel ce qui s'y est fixé comme symptôme se transforme en une trace pétrifiée » : PANDOLFI, Mariella, *Itinerari delle emozioni : corpo e identità femminile nel Sannio campano*, Milano, Francoangelli, 1991.

31. « ... le praticien d'aujourd'hui [a] abandonné toute référence aux connaissances de la chimie et de la physique qui étaient celles de l'époque de Claude Bernard. La pathologie contemporaine est une pathologie moléculaire... Mais, entre la démarche des [médecins des deux époques], il n'y a nullement une rupture, mais bien plutôt une continuité allant dans le sens d'une biologisation croissante... » : LAPLANTINE, François, *Anthropologie de la maladie*, Paris, Payot, 1986, p. 267.

sagesse depuis des temps immémoriaux, mais il est aujourd'hui mis en relief dans un contexte de santé plus global, plus systémique et plus moderne.

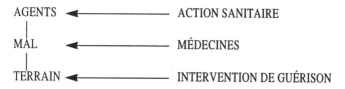

AGENTS ◄─────────── ACTION SANITAIRE

MAL ◄─────────── MÉDECINES

TERRAIN ◄─────────── INTERVENTION DE GUÉRISON

En fait, dans l'éventail de nos connaissances actuelles, il est important d'envisager une approche des pratiques de santé qui comprenne le plus possible ces trois volets d'intervention : sur la maladie, sur l'environnement et sur la guérison.

Lorsqu'une personne est atteinte d'un malaise, elle va généralement voir un intervenant. Celui-ci devrait alors considérer les trois composants en question – le symptôme, les capacités naturelles et les contingences sociales – même s'il choisit d'agir spécifiquement sur l'une d'entre elles. En effet, il n'est pas toujours possible d'intervenir aux trois niveaux en même temps, dans le même lieu ou avec le même intervenant : le niveau médical exige certains outils plus ou moins sophistiqués, le niveau environnemental implique une adhésion collective, sociale ou écologique et le niveau de guérison demande, nous le verrons, la participation du sujet.

Dans une situation d'urgence par exemple, l'action médicale peut s'avérer la seule utilisable, tout au moins dans un premier temps. Ainsi, l'arrivée d'une personne accidentée et en hémorragie nécessitera d'abord la mise en place d'une transfusion sanguine, mais lors de catastrophes écologiques ou d'épidémies inconnues, l'intervention médicale peut devenir inaccessible ou inabordable et c'est l'opération sanitaire civile, comme un plan d'évacuation, qui sera d'abord indiquée.

Dans le cas de maladies chroniques, résistantes aux traitements médicaux, c'est l'intervention de guérison qui pourra se révéler extrêmement importante. Nous verrons même qu'elle favorise les processus de réparation, ralentit parfois la progression de la morbidité, diminue les risques de complications, facilite les mécanismes d'adaptation.

Toutes ces interventions, justes à un moment ou à un autre, ne s'excluent donc pas mutuellement :

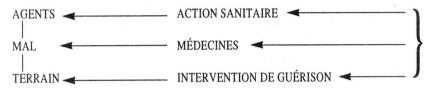

Avant d'aborder le champ de la guérison avec ses conditions et ses outils, nous tenterons de préciser le rôle des interventions sanitaires et celui de la médecine dans le contexte de la santé.

Sous le terme d'intervention sanitaire, nous comprenons les offensives d'éradication de germes microbiens ou de parasites endémiques, les campagnes de vaccination, les opérations de purification d'eau. Bien entendu, la santé publique ne s'occupe pas que de lutte contre des agents infectieux, elle vise aussi la prévention des accidents, la protection des citoyens dans certains passages de vie ou situations difficiles. Mais ces opérations dépassent le cadre de ce livre, bien qu'elles soient essentielles à l'amélioration de la qualité de vie.

Par contre, nous parlerons davantage de la médecine. Ceci permettra de mieux envisager la place correspondante des approches de guérison et leur articulation possible avec les autres démarches médicales existantes.

LES PARTICULARITÉS DES MÉDECINES

Toutes les médecines visent trois objectifs : la recherche de causes, le regroupement de signes, et l'élaboration d'un traitement. La recherche de causes concerne l'étiologie, le regroupement de signes, le diagnostic, et l'élaboration d'un traitement, la prescription.

La recherche de causes

De tout temps, les médecines se sont penchées sur les origines du mal : on cherche une cause-agent, délimitée dans le temps et l'espace. Cette causalité a pris des formes fort diverses avant d'arriver aux schémas scientifiques qui lui sont maintenant habituels, mais elle reste une constante dans l'histoire de la médecine. On a pu penser à certaines époques que certaines maladies et maux étaient provoqués par les dieux ou les démons[32], d'autres par les revenants ou les esprits[33]. On peut parler ici de protomédecine comme on parle de protoscience[34].

À la lumière de la distinction que nous avons faite entre l'agent et le terrain, il peut être intéressant d'observer ces proto-médecines. Leur schéma de causalité s'applique non seulement aux agents, mais aussi au terrain. Ainsi les gens attrapaient un mal à cause de leur âme, de leurs péchés... Comme on parle de nos jours de séparation entre l'Église et l'État, on pourrait parler, pour cette époque, de non-séparation entre la médecine et la religion.

Cela ne signifie pas que ces médecines anciennes n'ont plus cours actuellement. D'une part, officieusement, beaucoup de théories causalistes primitives restent vives ; les personnages ont cependant pu changer[35]. D'autre part, certains se plaisent à rappeler que la médecine officielle n'est pas indemne de certaines théories causales qui, sous des allures scientifiques, n'ont jamais été prouvées nommément. Elles se révèlent plus tard tout à fait fausses, même si par ailleurs elles ont pu conduire à des traitements efficaces – mais pour des raisons autres que celles évoquées par la théorie[36] ! Enfin, certaines pensées modernes de la causalité, mises au compte de facteurs de « personnalités » ou d'événements « d'histoire », peuvent parfois dériver vers des jugements de valeur à saveur ecclésiastique.

---

32. LOUX, Françoise, « Pratiques et savoirs populaires. Le corps dans la société traditionnelle », *Espace des Hommes*, Paris, Berger-Levrault, 1979. En particulier pp. 126-135.

33. BERGMAN, Ingmar, « Le septième sceau », Film, 1956, Suède.

34. « Les hypothèses de type médiéval ou primitif se distinguent en tout cela nettement de celles de la modernité » : NEEDHAM, Joseph, « La science chinoise et l'Occident », Paris, Éd. du Seuil, coll. Points, 1969. p. 10.

35. BIBEAU, Gilles, MURBACH, Ruth, « Déconstruire l'univers du sida », *Anthropologie et Sociétés*, vol. 15, no 2-3, 1991, pp. 5-11.

36. Il était ainsi énoncé que la ligature des artères mammaires internes augmentait la vascularisation dans un cœur ischémié. Cette intervention faisait donc disparaître les symptômes d'angine de poitrine, subjectifs et objectifs. Jusqu'à ce que l'on s'aperçoive que les résultats étaient semblables lorsque cette ligature était simplement simulée sans être réalisée ! DIMOND,

Le regroupement de signes

Les médecines recherchent des symptômes. Elles se préoccupent d'abord et avant tout des maladies, c'est-à-dire de ce qui a « échappé » et s'est « constitué » en tant qu'objet et en tant que nouvelle organisation. Du point de vue des médecines, la maladie est toujours considérée comme étrangère à la personne. On s'occupe donc de la maladie, comme si les gens n'avaient plus de pouvoir sur elle et parce qu'ils ont besoin de l'assistance d'un tiers (médecin, médicament). La médecine s'intéresse donc au symptôme, c'est-à-dire à l'explicite.

Plus que cela, dans la pratique, elle s'intéresse à un explicite qui est contrôlé et codifié. En ce sens la maladie n'existe que si elle est diagnosticable ; on n'a qu'à voir le malaise de ces médecins quand ils ne peuvent regrouper des signes divers en un tableau « déterminé ». Ils se trouvent pris avec quelque chose qui n'appartient ni à leur art ni à leur apprentissage ; leurs réactions d'impatience ou de nervosité, quelquefois si décriées, sont compréhensibles vu leur impuissance à agir face à l'absence d'un objet appréhendable.

Cette mise en place d'un diagnostic a une importance non seulement quant à la maladie, mais aussi vis-à-vis de la personne. Nous avons vu précédemment comment la présence d'une maladie pouvait augmenter l'état de désespérance et instituer une désorganisation générale de l'individu. Il peut en être parfois de même lors de l'annonce de la maladie. Il est cependant un aspect contraire et beaucoup plus courant sur lequel il est intéressant de s'arrêter : il s'agit de l'existence d'un malaise sans maladie déterminée, état qui peut être très angoissant. On constate alors que la simple nomination d'un mal en maladie engendre plusieurs effets bénéfiques. Nous en décrirons quatre.

L'un de ces effets est de sécuriser l'individu en le sortant d'un état de doute. Les états de crise avec leur kyrielle de symptômes sont très souffrants pour le sujet, et l'on remarque que l'apparition et la détermination d'une maladie par un tiers amène de ce point de vue un soulagement, celui d'avoir enfin affaire à quelque chose de précis et de localisé.

E.G., FINKLE, C.F., CROCKETT, J.E., « Comparison of Internal Mammary Artery Ligation and Sham Operation for Angina Pectoris », *American Journal of Cardiology*, 5, 1960, 483.

Un autre effet est de le rassurer : de personnage possiblement responsable il devient patient, ce qui est, par définition, un rôle passif. Avant que la maladie soit déclarée, on est dans le temps du mal-être, du malaise, avec une sorte de multiplicité possible de causes ; après, il n'y a plus qu'une seule cause, externe et identifiée.

Un troisième effet possible est de faire passer l'individu au rôle de « malade ». Comme on dit, il « tombe » malade, c'est-à-dire qu'il tombe avec la maladie et qu'il n'est plus dans l'ordre de la santé. Au delà de la circonstance fâcheuse de n'être plus en santé, il y a au moins une conséquence salutaire : une identité lui est reconnue[37].

Un dernier effet bénéfique, c'est que la maladie crée un lieu de rencontre entre deux personnes : le patient n'est plus seul avec lui-même. Le médecin s'intéresse à lui, ce qui va créer un terrain d'entente. La maladie est donc aussi un objet de relation, un objet d'entente. Par elle, et par cette relation dont elle sert d'objet, va se faire une reprise du sujet dans le réseau interpersonnel[38]. Comme tout malaise est inutile quand il n'est reçu par personne, toute maladie non acceptée socialement, malgré le désir de l'individu, devient encore plus perturbante. La personne atteinte ne peut être elle-même reprise dans un monde « commun », c'est-à-dire dans le monde de tous. Qu'on se rappelle comment les gens, victimes d'accidents ou d'actes criminels se détériorent au fils du temps si leurs symptômes ne sont pas acceptés par les pouvoirs en place.

La mise en place d'un diagnostic entraîne donc une socialisation de l'expérience de la maladie par ces quatre effets : elle est constatée par un tiers, comme une entité objective que d'autres personnes reconnaissent aussi, si bien que l'individu fait alors partie d'un groupe de semblables et devient un sujet de soins pour ses pairs[39].

---

37. PILOWSKY, I., « The Concept of Abnormal Illness Behavior », *Psychosomatics*, Vol. 31, Number 2, Spring 1990, pp. 207-213.

38. On se rappellera en effet ces primitifs exclus à jamais d'une tribu, ce qui représente leur seul univers existant, et qui se laissent mourir dans la forêt qu'ils connaissent pourtant fort bien. AUEL, Jean M., *Clan of the cave bear*, New York, Crown Publishers, 1980.

39. Cette socialisation peut aller jusqu'à impliquer les autres dans l'étiologie de la maladie. L'Afrique donne de nombreux exemples de cette compréhension systémique et

La prescription de traitements

Enfin, ce symptôme quand il est « découvert » peut être « soumis » à un traitement... s'il y en a un. Un traitement consiste donc en une intervention réalisée par un tiers soignant sur une atteinte particulière dont souffre un patient. Nous ferons, à partir de cette définition, deux remarques concernant l'effet de traitements sur le terrain : la première, c'est que l'impact des traitements va malencontreusement au-delà de la cible, et la deuxième, c'est que la guérison de symptômes peut avoir un effet néfaste sur la personne.

L'iatrogénicité classique

La chose-maladie est l'objet de la médecine technologique, et par là, la cible de son traitement. Cependant le traitement ne peut être totalement précis dans son but ; il agit de façon plus globale, ce qui conduit parfois à la découverte de résultats thérapeutiques inconnus jusqu'alors. Très souvent, le traitement produit des effets dits iatrogéniques – une affection iatrogène étant un mal causé par le traitement lui-même. Ces effets sont bien connus par rapport à la médication, mais on oublie fréquemment le pouvoir iatrogène de différents autres facteurs : celui de l'institution (hôpital), de la relation soignant-soigné (médecin-malade).

Cette iatrogénicité est due au fait que le traitement agit aussi, d'une part, sur une zone plus large que celle de la maladie et, d'autre part, sur la personne elle-même en modifiant son équilibre. Ce deuxième effet peut entraîner une désorganisation globale si l'individu n'arrive pas à s'ajuster sous l'impact du traitement. Le paradoxe, c'est que le traitement orienté vers une éventuelle maladie devient alors nocif pour la personne elle-même. On se retrouve dans cette situation où un chirurgien réussit une intervention locale mais est incapable de sauver la personne ; celle-ci meurt à la suite de l'opération.

Non seulement les tentatives de traitement mais aussi les investigations diagnostiques peuvent avoir des effets iatrogéniques. Elles viennent accentuer les déséquilibres, ce qui peut provoquer là aussi une désorganisation.

---

d'interventions communautaires qui en découlent. FASSIN, Didier, *Pouvoir et maladie en Afrique : Anthropologie sociale dans la banlieue de Dakar*, Paris, P.U.F., 1992.

La situation la plus courante à propos d'iatrogénicité se présente lorsque le médecin cherche un symptôme précis mais qu'il en trouve de multiples ou aucun ! On qualifie communément de fonctionnelle une maladie que la médecine n'a pas encore trouvée, qui n'a pas encore été nommée ou qui n'est pas encore formée ; ce qui s'apparente au moment de déséquilibre qui précède la maladie[40]. Le médecin ne peut donc ni poser un diagnostic, ni entreprendre un plan de soins organisé car il n'y a pas de maladie à proprement parler.

Cependant, la souffrance et l'incertitude l'amènent parfois à inaugurer un traitement en vue d'un simple soulagement ; or ce traitement aura toutes les chances d'avoir un effet iatrogène marqué, étant donné l'absence de cible morbide préalablement déterminée.

L'iatrogénicité paradoxale

L'état-malade est toujours voisin de la maladie et, comme nous l'avons vu, toute maladie peut être déstructurante. Mais autant il semble curieux de constater que la mise à jour d'une maladie peut avoir un effet rassérénant, autant il est intéressant d'observer que la disparition d'une maladie peut constituer un phénomène angoissant. La suppression d'un mal peut ainsi poser des problèmes à un patient !

Les traitements médicaux ont pour cible les symptômes : ils agissent en effet sur ceux-ci et ne visent donc pas essentiellement la personne en tant que sujet. Nous définissons cette position de sujet comme la perception d'être soi-même, d'avoir une identité. Donc les traitements, en faisant disparaître un symptôme, entraînent un déséquilibre chez l'individu – déséquilibre non plus issu d'une lutte entre éléments pathogènes et processus de guérison, mais secondaire à une modification interne.

La personne peut paradoxalement percevoir cette transformation structurale comme un danger, comme la mort d'un état

---

40. Il faut différencier cette définition de celle d'essentielle. Une maladie essentielle est une maladie reconnue comme maladie, mais dont la cause n'est pas connue. On parle ainsi d'hypertensions essentielles. Le terme « fonctionnel » est souvent utilisé comme une disqualification de l'existence même de la maladie, un doute posé sur sa réalité, alors que celui « essentiel » ne diminue en rien la valeur donnée à cette maladie.

ancien. Cette perception nous semble être une raison de la « résistance » aux traitements que l'on note parfois dans la pratique médicale. En d'autres termes, la disparition d'un symptôme risque d'amener chez le patient qui n'a pas bénéficié d'un certain support, une perception de vide, de perte d'identité.

Toute intervention peut occasionner des effets iatrogéniques, mais l'effet iatrogénique le plus paradoxal demeure celui qui est entraîné par la guérison elle-même, avec l'incapacité de supporter ce nouvel état puisqu'il produit la perception subjective d'une mort en tant que sujet. C'est le fait inverse d'une socialisation de l'expérience de la maladie : la maladie disparaissant, la personne perd son identité de malade. Et, pour peu que cette identité dirigeait sa vie, c'est une sorte de mort qui est alors vécue. Citons ici par analogie l'exemple plus concret d'un vagabond hospitalisé pour une raison fortuite et dans un grand délabrement. Les sœurs soignantes, épouvantées par la vue et par l'odeur de sa crasse, se mettent à le laver, ce qui a pour conséquence la mort du pauvre bougre : un changement d'état trop subit !

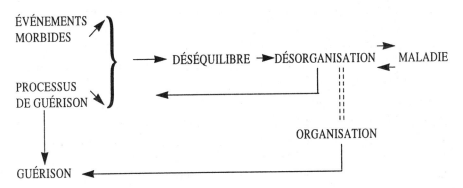

Les différentes médecines

Alors que nous avons considéré les médecines en bloc jusqu'à présent, nous allons ici établir certaines distinctions. Pour ce faire, plutôt que d'affirmer que les médecines s'occupent des maladies, nous poserons qu'elles s'occupent du mal, y incluant donc les différents domaines que nous avons illustrés : le déséquilibre, la désorganisation et la maladie proprement dite. Il n'est pas question de contredire ce qui a été avancé plus haut, que le déséquilibre était de l'ordre du malaise, et la désorganisation de celui du mal-être, et que ces domaines étaient plus difficilement appré-hendables par les moyens médicaux. Mais nous voulons néan-moins mettre en évidence que la médecine peut intervenir dans ces champs en utilisant son outil privilégié qu'est le traitement.

Les cibles d'intervention des médecines varient suivant les époques et les continents. Sous le symptôme explicite par lequel nous avons qualifié la maladie – et avant celui-ci – se situent donc les domaines du déséquilibre et de la désorganisa-tion. Or certaines médecines s'attacheront davantage à des inter-ventions sur ces deux domaines peu localisés. Plutôt que d'être focalisées comme les médecines technologiques convention-nelles, elles seront dynamiques pour les unes – celles qui s'inté-ressent au déséquilibre – et holistiques pour les autres – celles qui se penchent sur la désorganisation.

Nous incluons par exemple, dans le groupe des théories médicales dynamiques, les conceptions énergétiques et homéopa-thiques. Certaines de ces médecines, souvent d'inspiration orien-tale, conçoivent l'apparition des maladies comme résultant de déséquilibres énergétiques. Elles traiteront donc d'abord les déséquilibres des circulations énergétiques. Ceux-ci ont pour par-ticularité d'être non visibles (implicites) et globaux (plutôt que focalisés). Mais ils sont « informés », ce qui permet aux prati-ciens de déterminer leurs propriétés par des moyens particuliers, comme par exemple le pouls.

D'autres médecines s'occupent de la désorganisation, du mal-être. Nous les appellerons holistiques, même si ce terme ne recouvre pas uniquement et exactement la dénomination holis-tique donnée à certaines pratiques[41]. Ces médecines peuvent joindre des objectifs divers de soins, mais nous croyons qu'il est important de distinguer parmi eux un axe d'intervention médical qui soit orienté précisément sur le traitement de la désorganisa-tion. Ici la distinction quant aux interventions de guérison devient délicate, mais elle nous semble essentielle. Les interven-tions médicales, même dans ce cas, impliquent un tiers soignant et proposent l'éradication de symptômes. Nous verrons en quoi ceci diffère de l'approche basée sur les processus de guérison.

---

41. GERBER, Richard, *Vibrational Medicine : New Choices for Healing Ourselves*, Santa Fe (New Mexico), Bear and Company, 1988, pp. 418-419.

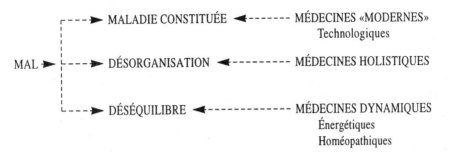

Les confusions de rôles

Chaque médecine propose des moyens d'intervention qui lui sont particuliers et certains problèmes se posent quand les champs et les objectifs de chacune se confondent. Théoriquement, la médecine s'occupe de la maladie et le holisme s'occupe du terrain, du bien-être. La médecine technologique n'utilise pas d'outils pour aborder le terrain et le holisme s'adresse à une vision globale du mal plutôt qu'au traitement de maladies circonscrites. Mais en sommes-nous si certains ? La question vaut d'être soulevée car les individus cherchent de toute façon deux choses quand survient une maladie : s'assurer d'un bien-être et éradiquer la maladie. Le recours au médecin en est la voie, sinon toujours la solution. Que nous offrent les différentes médecines comme réponse ?

Du côté de la médecine conventionnelle, on considère parfois qu'il existe d'un côté la maladie et de l'autre côté le mal-être[42]. La maladie est une chose précise à diagnostiquer, localisée, « organique », somatique, concrète. Le mal-être général, lui, est souvent pris comme quelque chose de l'ordre de l'hypocondrie ou du fonctionnel. En d'autres temps ou d'autres lieux, la médecine s'occupait de ces deux champs. De toute façon, au moins en Occident, cela valait peut-être mieux ainsi, car les connaissances du côté agent et maladie n'étaient pas très développées[43] : on l'appela d'ailleurs la médecine héroïque[44] ! Il est du reste paradoxal que la première extraction d'un principe actif d'une plante

---

42. On trouve une analyse critique de la médecine chez Clavreul : Clavreul, J., *L'ordre médical*, Paris, Éd. du Seuil, 1978.

43. MOLIERE, J.B., *Le médecin malgré lui*.

44. WEIL, Andrew, *Health and Healing*, Boston, Houghton Mifflin Company, 1985, p. 13.

fut celle de la morphine[45], paradoxal car ce produit servait bien à soigner un mal-être et non pas une maladie.

Un vieux précepte, une consigne notée comme premier élément d'une ordonnance médicale, était souvent : repos au lit. Les malades partaient en cures thermales boire de l'eau, se plonger dans des piscines et oublier leurs tracas. C'est exactement le type d'intervention de bien-être : non proprement médicale au sens strict que nous avons indiqué, c'est-à-dire sans effet direct sur la maladie elle-même. On remarque aussi que cette intervention ne dépend pas directement de la maladie, puisqu'elle peut être appliquée à différents types de symptomatologies, et ce avec le même bonheur. Cependant, depuis moins d'un siècle et grâce aux développements technologiques, la médecine a pu se spécialiser dans le domaine de la maladie. Mais ainsi elle a mis dans l'ombre son action plus ou moins explicite sur les désorganisations[46] ; nos hôpitaux ne ressemblent guère à des lieux de villégiature !

Par contre dans le holisme, l'intervention se veut globale, c'est-à-dire non centrée sur la maladie. D'ailleurs, les méthodes qui y sont proposées sont souvent semblables quelles que soient les maladies. Il est ainsi possible par des techniques appropriées de redonner à la personne des conditions améliorant son bien-être. Cependant, le terme même de médecines holistiques prête à confusion. En effet, dès que celles-ci proposent des techniques directes pour faire disparaître des maladies, comme le ferait la médecine conventionnelle, elles peuvent difficilement se déclarer holistiques. Et dès qu'elles sont globales, il est délicat de les nommer médicales dans un contexte technologique et scientifique.

La plupart du temps, les personnes continuent à recourir aux méthodes holistiques dans le seul but d'éradiquer la maladie, et les gens qui travaillent dans les soins parallèles, cherchant à s'assurer une clientèle, se plient à cette demande spécifique : ils sont ainsi amenés à mimer le schéma médical conventionnel, mais sans en avoir les outils. Un responsable médical disait un jour à un représentant des médias qu'il n'avait rien à redire des techniques de relaxation et de bien-être mais qu'il s'insurgeait contre *tous ces thérapeutes non médecins qui faisaient des diagnostics et*

---

45. En Allemagne en 1803.

46. « Il semble en effet exister une relation inverse entre les progrès technologiques de la médecine et la résurgence de mouvements ancestraux » : ZIEGLER, Jean, *Les vivants et la mort*, Paris, Éd. du Seuil, coll. Points, no 90,

des traitements de maladies. Il était prêt à reconnaître une méthode holistique quant à sa bienfaisance mais certainement pas à la dénommer médicale pour autant. On voit là une mise en garde vis-à-vis de la confusion des domaines d'intervention.

LA MÉDECINE DE LA GUÉRISON
ET LA GUÉRISON DE LA MÉDECINE

Nous en venons donc à mettre en parallèle les médecines comprises comme des interventions faites par des tiers vis-à-vis de symptômes déterminés et le domaine des interventions de guérison. Nous intitulons cette mise en parallèle : « médecine de la guérison ou guérison de la médecine », pour forcer l'opposition de ces deux mots, rappelant leur utilisation dans leurs significations extrêmes.

Médecines et guérison : contradictoires, complémentaires ou alternatives ?

La médecine est généralement considérée comme un corps constitué de science et une organisation certifiée par les lois. À l'opposé, la guérison rend généralement compte d'une pratique douteuse sur le plan du savoir et illicite sur celui du pouvoir. Or justement, nous allons tenter de sortir de cette opposition farouche pour en venir à proposer une intégration de ces deux voies. Il nous semble en effet avantageux de proposer une vue plus scientifique des phénomènes de guérison : une « médecine de la guérison ». Par ailleurs, il nous paraît probable que la connaissance et l'utilisation des ressources intérieures de la personne peut améliorer la pratique médicale : « une guérison de la médecine » en somme. Cette communication entre le domaine classique de la médecine et le champ obscur de la guérison nous semble en effet préférable pour la progression des connaissances, l'harmonie des groupes d'intervenants et la santé des humains[47]. Il s'agira alors d'actions complémentaires.

Faire cette distinction, que les médecines ont pour objet le mal et que la guérison a pour sujet autre chose que ce mal, nous semble salutaire. Tout le chapitre suivant détaillera cette concep-

---

47. BOILARD, Jean, « Les aproches complémentaires en médecine » in *Traité d'Anthropologie médicale* : DUFRESNE, Jacques, DUMONT, Fermand, MARTIN, Yves, Québec, Presses de l'Université du Québec, 1985, pp. 151-175.

tion qui pose la guérison comme un geste essentiellement non médical. Même si, comme on l'a vu, la guérison s'adresse au terrain, elle le fait d'une autre manière que les médecines qui s'y intéressent. Par exemple, nous verrons que la guérison aborde ce champ directement, alors que ces médecines le font par le biais de la maladie. Cela permet de préciser notre conception de la guérison comme d'une *nature* distincte des différentes médecines – que ces dernières agissent sur une cible localisée, supportent l'individu lors d'une crise par un traitement palliatif ou interviennent dans un rééquilibrage global, par exemple énergétique.

Nous posons alors que les deux champs de la médecine et de la guérison ne sont pas seulement complémentaires : ils sont aussi alternatifs. Non point dans le sens qu'ils s'excluent, mais dans celui où ils s'opposent, comme dans une polarité. La conception de la polarité signifie qu'au moins deux éléments sont présents à la fois, tout en ayant des fonctions contraires. Ainsi le pôle nord et le pôle sud, les bornes électriques positive et négative, les fronts atmosphériques chaud et froid : existant l'un grâce à l'autre dans leurs actions réciproques. De ce point de vue, le champ de la guérison serait alternatif par rapport à ceux de la médecine et de l'action sanitaire. Cela signifie aussi que leurs présences concomitantes, même si elles sont complémentaires, ne seront pas aisées, qu'il y aura des tensions liées à leur différente nature, le terme de nature désignant à la fois leurs divers intérêts et leurs méthodes particulières.

Ceci éclaire de façon nouvelle le mot « alternatif » utilisé dans la dénomination des médecines alternatives. Souvent cette dénomination est utilisée dans le sens du rejet des médecines plus conventionnelles, celles qui sont considérées alors comme se focalisant sur l'éradication de symptômes et de maladies. Plutôt que de brandir ces interventions comme s'excluant mutuellement (« l'une *ou* l'autre »), il serait plus intéressant de les considérer comme mutuelles (selon la conception du « courant alternatif », où le pouvoir de transmission origine de l'alternance des phases).

D'ailleurs, au nom de quoi peut-on, *a priori* et de façon absolue, disqualifier un type d'interventions caractéristiques de la médecine : n'ont-elles pas leur utilité évidente, qu'on s'en offusque ou non ? En fait, il faut rappeler que le symptôme est lui-même une chose, une réalité nouvelle : il a ses propres lois et sa propre inertie. Et, en autant qu'il est reconnu comme étranger, il devra être enlevé par des moyens extérieurs ou supporté par un apprentissage rééducatif.

Ces méthodes alternatives, au-delà de leur nom unique, rassemblent des moyens fort disparates. Il est intéressant de les analyser en fonction de la grille médecine-guérison que nous avons proposée plus haut. Certaines de leurs conceptions ressemblent étrangement à celles de médecines conventionnelles, même si les outils qu'elles utilisent en diffèrent largement. Une de ces conceptions sera d'agir sur la maladie, ce qui est classique, mais avec des moyens particuliers, comme des plantes, des vitamines, de l'urine. Nous en tirerons trois remarques.

D'abord il est important de différencier un concept de guérison d'un concept de soignance, celui-ci incluant les approches médicales. À la lumière de ce point de vue, les méthodes alternatives pourraient en fait se révéler parfois comme simplement médicales et, d'autres fois, comme recelant aussi une approche conforme à un concept de guérison.

Il faudrait ensuite se permettre d'analyser sous un nouveau jour les constituants des médecines dites alternatives et éviter beaucoup de controverses quant aux différences entre celles-ci et les médecines officielles. Ces malentendus débutent dès la dénomination des champs : par exemple peut-on parler de « médecines alternatives », à la fois vis-à-vis le champ médical et le champ alternatif ?

Enfin les méthodes alternatives ne devraient-elles pas primordialement s'adresser aux processus de guérison et laisser la maladie à la médecine ? Elles ont peut-être mieux à faire que de s'appliquer à travailler sur les syndromes.

Un aperçu de l'articulation des domaines de la médecine et de la guérison

Les malades compliqués

L'exemple suivant et ses commentaires vont évoquer cette contiguïté des champs d'intervention.

Un immigrant ouvrier est victime d'un accident de travail et développe ensuite tout un ensemble de symptômes ; il demande une compensation, mais l'examen médical ne découvre aucune maladie connue et le dédommagement lui est refusé. Son état se dégrade alors peu à peu pour aboutir à une sinistrose majeure. D'autres praticiens s'occupent néanmoins de ce problème et démontrent que, même si aucune maladie n'est reconnue par l'approche médicale, cet individu souffre pourtant : une douleur est toujours subjective d'une certaine manière, et l'accident peut être considéré comme précédant l'apparition de la dégradation, même si l'on ne peut prouver qu'il en est générateur. Sur ces déclarations, une compensation lui est enfin octroyée... à la suite de quoi son état s'améliore rapidement ! Il reprendra même son travail antérieur, perdant ainsi volontairement ses droits à une pension automatique à laquelle son invalidité reconnue lui donnait droit.

En utilisant le schéma théorique des champs de traitement et de guérison, on peut interpréter cette histoire de la façon suivante.

Cet individu est le personnage d'un événement insupportable du point de vue narcissique : il est submergé. Cette atteinte personnelle est accentuée du fait de son isolement d'immigrant et de la forme même, culturellement marquée, de sa symptomatologie. Il ne peut se mettre en position de guérison et prend le rôle de patient. Il a donc un mal qui va l'amener à chercher un soignant pour s'occuper de lui, le prendre en charge de toute façon et, si possible, le traiter. Il s'adresse ainsi à la médecine, profession qui a l'exclusivité de déterminer des maladies et de déclarer les personnes malades. Or le représentant médical ne peut regrouper assez de signes pour interpréter un syndrome. Il n'arrive pas à les ranger dans une catégorie de maladie connue ; par conséquent, il déclare, selon les critères tout à fait justifiables de la médecine qu'il pratique, la personne non malade.

Rejeté comme patient, l'individu se détériore encore plus : un délabrement. D'autres travailleurs, agissant dans le domaine de la santé, arrivent à prouver qu'il a subi un dommage social, vu son handicap ; il a donc une « maladie » sociale qui lui donne droit à un « traitement » social : une compensation. Le fait d'être reconnu dans sa maladie a paradoxalement et indirectement un effet majeur sur cette personne : elle se retrouve reconnue comme sujet, ne fût-ce que dans le fait d'avoir droit à traitement, à une « réparation » sociale. Cette réparation est à prendre dans les deux sens : un soin prodigué et une dette remboursée. Le traitement social ayant été donné, la personne réhabilitée peut alors reprendre son activité humaine.

Les maladies complexes

Ce qui nous amène à dire que dans le champ du traitement, il faut distinguer plusieurs sortes de maladies : médicales, psychologiques et sociales.

Une maladie médicale est une maladie que le patient perçoit comme provoquée par un agent physique ; il faut néanmoins pour qu'elle prenne valeur totalement, qu'elle soit identifiée par les experts des maladies physiques. Seuls certains de ces experts sont reconnus, puisqu'ils se sont identifiés aux yeux de la loi comme les seuls habilités à pouvoir et à savoir déterminer les maladies. D'autres, on l'a vu, pratiquent selon la même logique médicale mais utilisent des grilles différentes ; de ce point de vue, ils agissent illégalement. Les gens les consulteront néanmoins pour qu'une maladie leur soit quand même trouvée : au moins un nom, sinon un traitement. Finalement, l'individu ne pourra véritablement devenir patient somatique que s'il est reconnu malade par un de ces experts, les médecins ayant un avantage sur les autres puisque leurs décisions permettent des reconnaissances officielles d'incapacité, d'invalidité et de compensation.

Le patient peut aussi se déterminer comme porteur d'une maladie psychologique, c'est-à-dire d'une maladie causée par des problèmes d'ordre émotionnel, tensionnel, affectif ou même psychodynamique[48]. Il faut souligner que ce n'est pas parce que l'on est dans le domaine psychologique que l'on est nécessairement dans le champ de la guérison. De la même façon que dans l'ordre du médical, le patient va chercher quelqu'un qui puisse prendre en charge son symptôme et l'en soulager. Cela devient néanmoins plus difficile qu'en médecine car le rassemblement des signes en

---

48. Par exemple, certaines élaborations cliniques ont été réalisées dans le domaine de la psychanalyse : le rôle de la peau qui « protège des avidités et des agressions en provenance des autres, êtres ou objets ». Voir ANZIEU, Didier, « Le Moi-Peau ». *Nouvelle Revue de Psychanalyse*, No 9, Paris, Gallimard, Printemps 1974, p. 207.

une maladie reconnue – reconnaissance juridique d'une part mais aussi plus généralement reconnaissance sociale – peut être encore moins clair et l'éventail des maladies reconnues comme invalidantes, même temporairement, est encore plus étroit.

Enfin, il y a des maladies sociales où l'individu se perçoit comme victime d'un « agent » social ayant provoqué ses symptômes[49]. Ces maladies ne sont guère reconnues car leur matière même est très différente de celle proprement médicale. Leurs symptomatologies sont parfois fluctuantes avant de devenir des maladies plus circonscrites ; un bon exemple en est l'épuisement professionnel[50]. Il faut envisager ici l'environnement comme étant la cause du mal, au même titre qu'un agent infectieux. D'autre part, il est probable que mettant en cause la société, elles provoquent des mises à distance réactionnelles plutôt que d'inviter à des traitements adaptés.

Donc, quand des individus, à l'occasion de certains événements, n'arrivent plus à se poser dans la logique de la guérison, ils choisissent celle des traitements. Encore faut-il qu'ils puissent du même coup être reconnus comme malades dans les systèmes catégoriels de la société à laquelle ils appartiennent. On sait que non seulement les dénominations mais aussi les délimitations des maladies sont très différentes suivant les pays et les époques[51]. Lorsque pour telle ou telle raison, l'individu n'est pas reconnu comme malade alors qu'il se veut patient, une blessure narcissique s'ensuit qui peut aboutir à diverses morts du sujet.

C'est la question de l'articulation du traitement d'un patient et de la guérison d'un sujet qui est posée. Ceci nous amène à entrer dans le champ de la guérison.

---

49. Michel Taleghani a proposé le terme de « socio-somatique » pour désigner cette interface entre des événements sociaux et des événements somatiques : TALEGHANI, Michel, « Travail social : pour une théorie de l'aide et des solidarités », in « Séminaire sur le droit à la différence », Centre Thomas More, Eveu (France), *Cahier de l'Arbresle*, 9-10-12, 1978, pp. 49-72.

50. CROMBEZ, J-Charles, GASCON, Louis, LEGAULT, Louis, PILIC, Ivanka, PLANTE, Gilles, FONTAINE, Jean-Guy : « Le burn-out ou syndrome d'épuisement professionnel », *Union médicale du Canada*, tome 114, mars 1985, 176-181.

51. DORVIL, Henry, « Types de sociétés et de représentations du normal et du pathologique : la maladie physique, la maladie mentale » in *Traité d'Anthropologie médicale* : DUFRESNE, Jacques, DUMONT, Fernand, MARTIN, Yves, Québec, Presses de l'Université du Québec, 1985.

La guérison

Après avoir tenté de situer le champ de la guérison dans l'ensemble d'une conception de la santé puis commencé à positionner les interventions de guérison par rapport aux approches médicales et sanitaires, nous réfléchirons maintenant plus profondément à ce que nous entendons par « la guérison ». Nous avons pu dire que les processus en cause étaient globaux tout en constatant que les médecines holistiques l'étaient tout autant. Nous avons pu dire que ces processus étaient dynamiques, mais nous avons aussi souligné que d'autres médecines, énergétiques par exemple, s'exerçaient selon ce modèle. Alors qu'est-ce qui différencie le champ de la guérison de l'approche médicale ?

LA GUÉRISON COMME PARADIGME

Le domaine et le travail de guérison

Posons encore une fois et clairement l'hypothèse que le domaine et le travail de guérison n'ont pas pour objet les symptômes, quels que soient les aspects formels de ces derniers.

Une adresse particulière

Ce sont les médecines qui se penchent et agissent sur ces formations, que celles-ci soient concrètes comme des maladies ou discrètes[52] comme des blocages énergétiques, qu'elles soient

---

52. Définition d'une entité au sens mathématique : « Se dit d'une grandeur formée d'unités distinctes (par opposition aux grandeurs continues [longueur, temps]) ou d'une variation (d'un phénomène, d'un processus) par quantités entières : *Petit Larousse illustré*, 1988.

manifestes ou latentes, focales comme des tumeurs ou générales comme des allergies. Au contraire, la guérison s'intéresse à ce qui jouxte le symptôme, soit la désorganisation et le déséquilibre. Il s'agit donc d'abord d'une *différence de domaine.*

Dans le cas de médecines technologiques et conventionnelles, cette distinction s'avère particulièrement juste, même si celles-ci peuvent avoir des effets plus généraux et dépasser la cible prévue. On parle non seulement des effets iatrogéniques néfastes mais aussi des effets adjoints de guérison. Ces prolongements bénéfiques sont quelquefois obtenus involontairement, comme conséquence surajoutée d'un traitement : par exemple, l'action bienfaisante d'un massage requis d'abord pour l'application de pommades dermiques. Ces effets sont aussi parfois recherchés délibérément : ainsi, à un patient ayant subi un accident vasculaire, on recommandera de reprendre dès que possible une activité locomotrice plutôt que de le confiner au lit.

Cependant, nous avons vu que d'autres médecines dynamiques et holistiques abordaient directement, elles aussi, les champs de la désorganisation et des déséquilibres. Quelle serait la différence entre ces interventions et celles de guérison ? En réalité, la distinction entre médecine et guérison ne concerne pas seulement la question d'un domaine mais aussi celle d'un type de travail. Il y a, comme nous l'avons dit plus haut, une *différence de nature* entre médecine et guérison. La médecine se caractérise par un style d'intervention qui est le traitement, une action réalisée par un tiers nommé « spécialiste », sur un « patient ». Ce modèle d'intervention active qui s'applique classiquement à l'encontre de maladies, peut être repris partiellement par ces médecines différentes à l'adresse de déséquilibres et de désorganisations.

Ce qui différencie alors l'intervention de guérison, telle que nous la proposons dans notre modèle et notre pratique, c'est qu'elle ne procède pas d'un paradigme de traitement. Nous avons déjà mentionné qu'elle s'intéressait à ce qui jouxte le symptôme, à des domaines différents de la maladie. Nous pourrions préciser qu'elle porte sur la zone de jonction elle-même – entre maladie, désorganisation et déséquilibre – et sur la dynamique de cette jonction.

La proposition d'un concept de guérison semble intéressante en ce sens qu'elle permet d'élaborer un paradigme différent de celui de la médecine ou de la thérapie, puis, à partir de ce paradigme, un type différent d'approche clinique. La guérison touche donc ce qui entoure le symptôme, comme un domaine particulier, ainsi que la transformation de ce symptôme, comme un travail particulier.

Alors que les médecines et leurs traitements visent des maladies ou des symptômes étranges pour les faire disparaître, l'approche de guérison va permettre de déployer un processus pour le rendre familier. L'action sera donc intérieure plutôt qu'extérieure, et l'analyse des résultats se fondera plus sur la perception subjective que sur l'examen objectif.

Un abord particulier

À propos de l'intervention de guérison, deux remarques s'imposent maintenant.

La première, c'est que *le domaine de ce travail* se situera dans la zone de formation du symptôme. En fait, il ne s'agit pas d'une zone au sens littéral du terme, car la guérison s'occupe non seulement du terrain de formation mais aussi de la fonction de formation du symptôme. Pour en rendre compte, on pourrait penser à cet exemple inspiré d'un film d'anticipation : un sous-marin ayant à son bord plusieurs personnes est réduit à une taille microscopique et voyage à l'intérieur du corps humain pour en explorer les propriétés. Cette image évoque certains fondements du travail de guérison : subtil, exploratoire, panoramique, artisanal.

La seconde remarque, c'est que le *travail dans ce domaine* ne se fera pas par une intervention centripète, dirigée vers le corps comme peut l'être une opération chirurgicale ; non plus par une action centrifuge, comme peut l'être une interprétation thérapeutique. Cette dernière tente en effet de traduire le corps sous forme de mentalisations qui permettent le renvoi dans la sphère psychique. La guérison sera – et nous aurons tout le loisir d'y revenir dans ce chapitre – une intervention « neutre » dans son mouvement : ni centripète pour résoudre sur place, ni centrifuge pour renvoyer ailleurs ; une intervention qui admet, c'est-à-dire reconnaît et permet. Certes cette action de guérison se réalise dans un champ de globalité, au sein d'une histoire, à un niveau dynamique. Mais c'est à la fois une position où l'importance des places, des moments, des directions n'est plus capitale.

Au-delà de ces distinctions subtiles, un fait concret demeure : c'est que les gens commencent souvent un questionnement et une démarche de guérison à l'occasion de l'apparition d'une maladie ou d'un mal. Quant au « début de la démarche », ce n'est qu'une façon de parler, car les processus de guérison existent, nous l'avons vu, naturellement et potentiellement, même fragilisés. Quant à « l'avènement du questionnement », on peut y voir une contradiction avec la proposition selon laquelle l'intervention de guérison ne s'adresse pas directement à la maladie. Pourtant, la personne accède généralement au questionnement à partir de son mal en même temps que l'intervenant se penche directement sur le symptôme qui lui est présenté. C'est pourquoi la mise en rapport de la personne avec la maladie représente une voie utile parce que naturelle – mais se mettre en présence d'une maladie ne signifie pas l'assiéger.

Nous avons vu que dans cette conception de la santé, les processus morbides et les processus de guérison sont constants. Donc nous sommes tous et constamment des lieux de psoriasis, de cancer, de sclérose, et les processus de guérison agissent constamment pour corriger, détruire, créer. L'approche de guérison consistera aussi à être en contact avec ces phénomènes, à ne pas les nier : ce ne sont pas des maladies constituées (à l'occidentale) que l'on cherche à rencontrer, ni même des maladies fonctionnelles (à l'orientale), mais plutôt des potentiels de maladie. Car, au contraire, autant on les refuse, non « conscient » de leur présence et de leur expansion, autant on sera submergé lorsqu'ils se manifesteront[53]. Bref, d'un déni de la mort on passe à un submergement par celle-ci ; d'un présent où l'on refuse avec persistance le futur, on passe à un futur qui envahit avec dévastation le présent.

Mais ce qui se passe dès lors diffère essentiellement d'une approche médicale ou d'une méthode psychothérapeutique : il n'y

53. CROMBEZ, J.-Charles, « La maladie, côté pile et côté face » - « Disease : Heads and Tails », *S. E.P. Québec*, Volume 12, No 50, Novembre 1989.

a ni concentration sur le symptôme ni dispersion dans les significations. Le symptôme, quelle que soit l'emphase qui lui est accordée « transitoirement » dans le travail de guérison, ne constitue pas ici l'objet primordial d'intérêt. Il devient plutôt un objet de transition, c'est-à-dire un objet sur lequel s'opérera une transition : c'est ce qu'il y a de plus visible mais non l'essentiel, la cible officielle mais non l'objet primordial.

> **Donc le symptôme est une porte d'entrée commune au monde de la guérison. Pourtant, il y sera compris comme un compte en souffrance.**

Et comme l'objet primordial, nous le verrons, demeure caché, muet, fluide, effacé, global, on peut comprendre qu'il est difficile de le mettre en mots, d'y poser des actes, de le prendre pour objet. Même si l'intervenant peut s'apercevoir que le patient, pour déterminer son entrée en démarche et soutenir jusqu'à un certain point la poursuite de celle-ci, a besoin de l'effet de guérison, ce n'est pas le but qu'il doit rechercher. On voit là tout le paradoxe qui est en jeu : que la voie pour « peut-être » guérir est « certainement » de s'ouvrir, que la guérison elle-même n'est pas un but mais seulement un prétexte.

Les questions épistémologiques

Étant donné que l'on chemine dans un domaine aux confins du champ habituel des méthodes scientifiques et des pratiques cliniques, on est forcé à une réflexion épistémologique. En effet, le domaine de la guérison est quelquefois le repaire d'un charlatanisme visible et débridé. Il en existe d'autres mais les charlatans œuvrant dans des domaines officiels et reconnus sont, quant à eux, plus discrets et embrigadés. Or cette position en bordure du connu ne doit pas empêcher la rigueur – rigueur qui n'est cependant pas évidente, et pour plusieurs raisons.

Toute science implique un objet d'étude que l'on obtient en découpant une certaine partie de la réalité. Il faut utiliser pour cela des instruments d'observation qui permettent d'isoler une tranche de réalité et de l'organiser selon une certaine logique. Donc, en voulant cerner la réalité par des découpages et des constructions, on fausse par là-même cette réalité. Pour amoindrir ce phénomène, on multiplie les approches et on essaie de rassembler observations et connaissances en des ensembles plus profonds et intégrants.

De plus, il va s'agir ici de mondes intérieurs implicites, personnels et subjectifs. On tente de trouver des instruments d'observation spécifiques à ces mondes. Or, particularité supplémentaire, cette observation va elle-même les créer[54]. L'homme est un instrument d'observation particulier, complexe et mouvant, et ses objets d'observation le sont tout autant[55] !

D'autre part, tout objet appréhendé est donc perceptible de l'extérieur, documentable et expérimentable puisque fixé et reproductible. Alors certains diront ainsi que les objets de recherche sont forcément illusoires puisqu'ils représentent obligatoirement des choses pétrifiées ; c'est la question du « in vivo » versus « in vitro ». C'est aussi la question que l'on peut se poser au sujet de l'étude de tout mal, maladie y compris.

Enfin, les domaines de connaissance ont chacun leur propre langage. Bien sûr il est intéressant pour une science donnée d'emprunter temporairement les mots d'une autre : cela donne des effets d'ouverture à des constructions systématiques qui pourraient autrement s'enfermer sur elles-mêmes. Cependant, il devient difficile de travailler dans tel champ avec le langage utilisé dans tel autre. Ainsi, on ne peut résoudre les problèmes mécaniques entrant dans la construction d'un pont avec un jargon psychanalytique, ou exprimer un qi-carré en formule chimique. Il en est de même du champ de la guérison : il est délicat de l'aborder avec des attentes et des concepts issus des mondes médicaux ou psychologiques. Le niveau de réalité où opère la guérison correspond à un autre langage, à une autre compréhension que ceux utilisés dans ces mondes. La proximité de leurs objets peut les faire paraître semblables alors qu'ils en diffèrent fondamentalement.

---

54. Référence aux théories de la complexité. Par exemple : ATLAN, Henri, *Entre le cristal et la fumée,* Paris, Éd. du Seuil, Coll. Points, 1979, et MARTY, Pierre, *Psychosomatique de l'adulte* (PUF, Coll. Que sais-je, 1990) dont les points de vue permettent de considérer la question des théories de la complexité en psycho-dynamique et en psycho-somatique.

55. MORIN, Edgar, « De la complexité à la boisson », in *De l'Alcoolisme au bien boire,* Tome I, Ouvrage collectif, Paris, L'Harmattan, pp. 47-53.

LA GUÉRISON COMME IMPLICITE

Les médecines procèdent donc sur des maux (malaise, mal-être et maladie) en recherchant les agents en cause. Elles appartiennent à l'ordre de l'explicite qui définit leur pratique, leur théorie et leur recherche. L'explicite, c'est ce qui est évident, déployé, manifeste. Le champ dont nous traiterons n'appartient pas à cet ordre : on entre dans l'implicite[56]... dans ce qui est replié, qui ne se présente pas à première vue (pré-vu), qui n'existe pas à proprement parler (pré-existant).

On peut mieux comprendre cette différence en ayant recours à l'exemple d'un bas-relief. Ici, ce qui est mis en relief c'est l'explicite, la maladie. Ce qui est sous-jacent, le creux qu'on ne remarque pas, c'est la guérison. Un champ qui l'entoure, implicite : le champ de guérison ; un mouvement qui y est présent, indicible : le mouvement de guérison. Ainsi, ce qui est important dans la maladie n'est même pas, à l'image d'un haut-relief, la description concrète ou subjective de celle-ci avec les informations qu'on peut en tirer objectivement. Sa description renvoie à un regard intérieur, mobile et actif, comme l'œil qui remarque tout à coup le creux mettant en évidence le bas-relief.

Le terrain de guérison et son lieu implicite

Le lieu implicite représente ce que nous appelons le *terrain* :

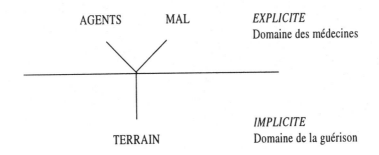

AGENTS   MAL   *EXPLICITE*
Domaine des médecines

IMPLICITE
Domaine de la guérison

TERRAIN

---

56. BOHM, David, *La danse de l'esprit ou le sens déployé* (*Unfolding Meaning*), St-Hilaire (Québec), Éd. Séveyrat, La Varenne, 1988.

Le terrain excède ici la définition qu'on lui donne habituellement, définition dont on s'est servi au chapitre précédent. Une vieille proposition taoïste permettra d'illustrer l'utilisation particulière que nous ferons de ce terme. Au regard du dessin d'un arbre sur un fond de montagne, il est demandé : « Quelles sont la hauteur et la couleur de la cime de la montagne *derrière* cet arbre ? ». La question posée concerne donc ce qui *n'est pas* visible, soit le terrain.

Ce qui signifie d'abord que le terrain est par nature invisible, impalpable, non saisissable. Si l'on reprend le schéma précédent en y superposant la métaphore de l'arbre et la montagne, on peut dire que la maladie apparaît sur le fond d'un terrain, justement parce qu'elle n'en fait pas partie, justement parce qu'elle l'obstrue. Il s'agit ici d'une obstruction passive.

Ce qui signifie ensuite que ce lieu n'existe que potentiellement, qu'en fonction inverse de la manifestation des objets. Généralement, on parle d'un terrain comme on parlerait d'un élément d'une addition : agent « + » terrain = maladie. Et s'il s'agissait d'un autre type de rapport, une soustraction : agent « - » terrain = maladie ! Comme si l'absence de terrain faisait que l'agent provoquait une maladie. En d'autres termes, ce serait la maladie qui viendrait signer la limite de la capacité d'un terrain vis-à-vis d'un agent. La manifestation révèle alors la limite du non-manifeste[57]. On pourrait, dans cette affirmation, voir se confirmer que ce qui n'est pas manifeste est latent[58].

Pour aller encore plus loin, on pourrait dire que c'est la maladie qui, à son tour, renforce la limite d'un terrain vis-à-vis d'un agent. La manifestation renforce alors la limite du non-manifeste. Nous insisterons donc sur cet aspect plus dynamique : que le manifeste restreint le latent, le cache, l'empêche. Ainsi le mal et les agents, par leurs manifestations et leurs traitements, obstruent le champ de guérison. Cette fois, il s'agit d'une obstruction active.

---

57. Ou : « de ce qui n'est pas manifeste ».

58. Principalement en psychanalyse. Le « latent » est considéré comme étant présent, mais non manifesté. Mais pourrait-on envisager que ce « latent » n'est pas caché, mais plutôt qu'il n'existe tout simplement pas. Alors ce « latent » serait ce qui ne s'est pas encore manifesté, qui n'a jamais existé que dans du potentiel, et du potentiel non prévisible d'ailleurs.

Notre conception propose donc que l'objet dont s'occupe la méde-cine est visible, explicite : parfois solide et cristallisé, parfois dis-cret et bloqué, parfois global et désintégré. Par ailleurs, la guéri-son s'occupe d'un champ implicite, non repérable par examen. Cet implicite, ni présent d'avance, ni caché, est plutôt une zone de transformation possible.

Le lieu implicite de la guérison se trouve à la bordure des domaines des agents, des maux et d'un terrain implicite, corres-pondant dans le schéma suivant au point situé à la jonction « O » des différentes lignes :

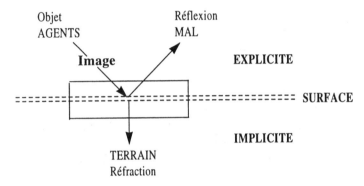

On pourrait concevoir la ligne horizontale comme un miroir sans tain ou la surface d'un lac. Un objet (agent) produit une image (action) qui provoque deux effets sur la surface (limi-te) du milieu (terrain) : une réflexion qui renvoie l'image à l'extérieur (explicite) et une réfraction qui laisse pénétrer l'image à l'intérieur (implicite).

S'ensuit une constatation majeure que l'analogie du miroir permet de rendre : plus l'image est reflétée, moins elle sera diffractée, et plus elle est diffractée, moins elle sera reflétée. En d'autres termes, la formation des maux dépend des limites d'intégration d'un agent étranger dans l'organisme et la capacité de gérer ces agents diminue d'autant les renvois vers des mala-dies. Des avatars de cette relation – dans la zone représentée par cette surface – naîtront les maladies ; des ouvertures de cette relation apparaîtront des mouvements de guérison.

La dynamique de la guérison et sa fonction implicite

Afin d'illustrer la dynamique particulière qui se joue à la bordure des champs explicite et implicite, on peut utiliser l'analogie du tissage. Un tissu est constitué d'une trame – un agencement de fils constituant la structure – et d'une chaîne – composée d'autres fils qui courent à travers la trame. On peut dire que la chaîne ne peut se dérouler sans l'existence de la trame, et affirmer que la trame ne peut tenir sans la chaîne. Pour dépasser l'analogie, on suppose que les reliefs conséquents au jeu de ces deux composants apparaissent comme des points isolés : ce sont les nœuds :

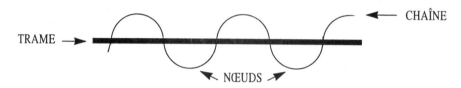

TRAME →

CHAÎNE

NŒUDS

Si l'on souligne que ces nœuds « apparaissent » comme des points isolés c'est pour démontrer l'illusion créée par le jeu d'une observation extérieure. On dit alors que chaîne et trame représentent l'implicite et que les nœuds désignent l'explicite. On peut ensuite ajouter que la trame évoque l'essence de l'existence dans ce qu'elle a de plus fondamental, et que la chaîne l'exprime dans ce qu'elle a de plus mouvant : deux énergies en polarité qui ne peuvent exister l'une sans l'autre. Le cheminement d'une personne ressemble au parcours de la chaîne, processuel ; il est la représentation du personnel, de l'unique, et ne peut cependant se réaliser qu'à travers une trame. Celle-ci correspond au réseau social, structurel ; elle est la représentation de l'interpersonnel, du collectif. L'arrêt du parcours personnel d'une part, ou la disparition de ce réseau collectif d'autre part, forme des nœuds, c'est-à-dire, entre autres, des symptômes et des maux.

Les maladies, selon ce point de vue particulier, surviennent aux lieux de ruptures de circulation, là où la structure sous-jacente offre des points de vulnérabilité. En retour, les nœuds bloquent la chaîne et modifient la trame : ils deviennent armature artificielle et font office d'existence. On peut imaginer que les nœuds sont comme des cicatrices qui surviennent à la suite de traumatismes ou de coupures non refermées – physiologiques (comme la perte d'organes) ou psychiques (comme la perte d'êtres chers). Et, de traumatismes en coupures, de coupures en traumatismes, il n'y a bientôt plus que des masses et des trous monstrueux : rupture de circulation et destruction de structure, rupture de chaînes et destruction de trames, perte de liens et manque de bases[59].

L'absence de chaîne et de trame amène une sorte de dispersion de l'individu, d'éclatement. C'est ainsi qu'on peut comprendre l'égarement de certaines personnes : perte de réseau communautaire, disparition des raisons de vivre, abolition des perspectives. Comme une sorte de désagrégation. Ce qui est assez remarquable, c'est que certains patients remplacent leur identité perdue par le rôle de malade : le mal devient le centre d'eux-mêmes. Cette nouvelle « raison sociale » cache le vide : une maladie d'identité.

À l'opposé, les reprises d'un parcours de chaîne et d'une base de trame sont essentielles à des mouvements de guérison, d'où l'importance donnée à de nouveaux liens personnels, interpersonnels et, selon un terme plus récent, transpersonnels. Les premiers, personnels, indiquent la réappropriation de vécus corporels. Les seconds, interpersonnels, incluent des remises en question et des remises en jeu de relations sociales et familiales, y compris celles avec les ancêtres dans certaines cultures. Les troisièmes, transpersonnels, reprennent sous d'autres nominations des démarches de foi sur lesquelles nous reviendrons plus loin.

> **La guérison s'adresse donc au terrain plus qu'à la maladie, et moins au symptôme explicite qu'au corps implicite.**

Mais les nœuds ne concernent pas que les maux, ils incluent aussi des comportements, des habitudes, des certitudes, des rôles... Il n'est donc pas nécessaire d'avoir une maladie pour faire une démarche dans l'implicite.

La traversée du miroir

Le travail de guérison implique un passage de l'explicite vers l'implicite. Toutes les caractéristiques de la méthode exposée ci-après vont manifestement ou discrètement faciliter ce passage. Mais la démarche comporte un obstacle important dû à la nature différente de ces deux champs : deux domaines, deux réa-

---

59. Ces nœuds formeront donc les traces de l'histoire personnelle. Ils constitueront un mémorial (voir « Agents et terrain », p. 47), rappels d'événements passés dans le présent, obstacles présents à un développement futur.

lités. La difficulté sera celle d'un saut logique, d'une solution de continuité. On tentera donc de rendre l'expérience familière et gérable, mais il n'en est pas moins vrai qu'elle se fait « là »[60].

No man's land, frontière transparente, nous comparerons cette démarche à la traversée d'un miroir, comme Alice le fit au Pays des Merveilles[61]. On entre dans un autre monde, là où les règles ne seront plus les mêmes. Comme on le verra maintenant, le passage à travers le miroir s'accompagne de nombreuses sensations chez ceux et celles qui le tentent.

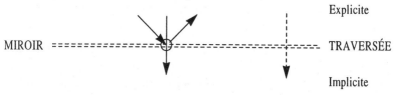

MIROIR ========================⊙------------------------- TRAVERSÉE

Explicite

Implicite

L'approche

Je me sens mal, dit-il. Voilà un point charnière, perçu, exprimé et confié. Ce « je me sens mal » indique le déséquilibre, quelque chose qui ne va plus dans le mouvement. Le déséquilibre, on l'a vu, va produire éventuellement un symptôme, mais à ce niveau et à ce moment-ci, rien n'est encore déterminé. La personne se retrouve dans une position extrêmement désagréable : dans le doute et le suspense, elle appelle ; elle tente de s'en sortir de plusieurs manières et plusieurs réponses lui seront offertes.

L'une de ces réponses ouvre la porte du médical : c'est l'entrée dans le symptôme, le diagnostic et le traitement. Ici, on tentera de relever une cause objective correspondante à la souffrance : « *De quoi* avez-vous mal ? ». On focalise sur l'objet réfléchi dans le miroir : *l'objectivation*.

Une autre réponse introduit dans l'explication, l'interprétation et la compréhension. L'intervention thérapeutique consiste à partir en quête d'un sens subjectif : « *Pourquoi* avez-vous mal ? » On cherche le sens d'une cause (qui aurait du sens), et le sens de l'objet lui-même (sens que l'on donne à toute création[62]. On s'intéresse ainsi à l'image réfléchie de l'objet : *la réflexion*.

---

60. Si l'on peut utiliser ce dernier terme malgré son allusion spatiale impropre ici.

61. CARROLL, Lewis (Charles Dodgson), « De l'autre côté du miroir » in *Œuvres*, Paris, Robert Laffont, 1989. pp. 147-144.

62. BARTHES, Roland, « Éléments de Sémiologie », In *Revue Communications*, 4, Recherches Sémiologiques, Paris, Éd. du Seuil, 1964, pp. 90-134.

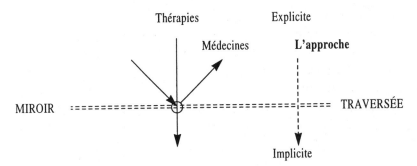

On remarque que ces réponses se situent toutes deux du côté du symptôme. Certaines médecines (ou certains médecins) peuvent permettre de déterminer plus tôt des tableaux morbides, par exemple celles qui les fondent sur des changements énergétiques (médecines chinoises) ou des groupements de symptômes (homéopathie). Mais d'une façon ou d'une autre il s'agit toujours de la détermination objective d'une maladie.

Les réponses ne sont pas toujours évidentes : le médecin peut ne pas reconnaître une symptomatologie et le psychothérapeute peut ne pas repérer une signification. Alors le patient, décidé d'être patient ou n'ayant pas d'autres moyens de s'en sortir, repart seul et dépourvu, en quête de maladie et de sens. Et l'histoire démontre qu'il les trouve où il le peut, et où on les lui propose.

Le passage

Il existe une autre réponse, une troisième voie qui s'ouvre dès qu'on parle de guérison. On y accède par une autre forme de question : « *Comment* avez-vous mal ? », pourrait-on demander. On s'approche ainsi du miroir. Au lieu de décrire ou de réfléchir, on touche l'objet de l'intérieur :

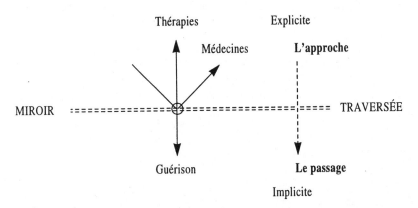

Surviennent alors des perceptions de perplexité, de confusion, d'absurdité ; une sensation de désorganisation au cours de ce passage entre deux mondes. Toutes sortes de peurs peuvent surgir à l'occasion de ce travail ; elles peuvent alors être décrites et mieux faire comprendre, sinon expliquer, la difficulté de la présence « implicite » du corps dans le courant de la vie quotidienne. Il faut donc un certain apprivoisement, un certain encouragement lors de ce passage, car ces perceptions doivent rester tolérables.

Le point critique, c'est la perception d'impasse[63]. *The wall is the way*, dit à peu près le sage : l'obstacle est le chemin. La « conversion », au moins dans les sens mathématique ou sportif, sinon dans le sens mystique[64], se réalise là :

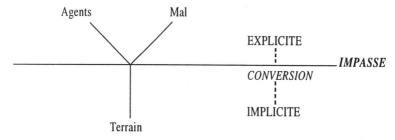

On peut vouloir éviter le passage vers cette nouvelle réalité et ce, de plusieurs manières : par distraction, par dénégation, par intoxication. On s'échappe de l'impasse en s'absorbant, en refusant, en oubliant. Les médecines et les psychothérapies peuvent même y jouer ce rôle. En d'autres termes, on peut vouloir utiliser médecine et thérapie pour se sortir de l'impasse.

Entre la mer et l'eau douce, entre le diagnostic et le signifié, entre le signe et le sens, le silence : l'entre-deux. De l'autre

---

63. Cette impasse vécue ici rejoint la description commune à des textes humanistes ou spirituels et à des itinéraires de croissance personnelle. C'est aussi une formulation importante dans le champ de la psychosomatique (voir « L'impasse », p. 153).

64. La conversion est le changement d'une chose, d'un acte, d'une procédure en un(e) autre. Ce terme est utilisé dans les domaines de la mathématique, du sport (un demi-tour effectué sur place). On le retrouve aussi dans le champ mystique où il désigne le fait d'abandonner une religion pour en embrasser une autre. Sur les conversions de sens, voir TALÉGHANI, Michel, *Projet de Recherche sur les Maladies-Passions* (*ou Maladies de la Volonté et de la Dépendance*), Paris, INSERM, 1992.

côté, le champ de la guérison, intelligent, complexe, global, personnel, discret et dynamique, comme la vie. Une conversion s'est faite et des paroles curieuses surgissent : « *C'est comme si j'avais un liquide de plomb à la place du sang* ». On a traversé le miroir ; on se trouve dans l'autre monde.

Then the dead end may be the beginning of the way. À partir de l'impasse qu'est le symptôme et ce à quoi il peut conduire, le cheminement de guérison permet de généraliser, de mobiliser, de tenir à distance la maladie.

C'est une direction divergente par rapport à la médecine qui nécessite, vis-à-vis de la maladie, une localisation, une appréhension, une focalisation et une concentration. Ce chemin n'est pas facile à trouver, car il n'est pas évident ; il n'est pas facile à suivre, car il n'est pas spectaculaire.

LA GUÉRISON PERSONNELLE

On peut aborder la guérison comme le domaine d'un terrain et le champ d'un implicite ; on peut ainsi déclarer qu'elle implique une personne, psychiquement et corporellement. En médecine, la maladie ne peut être que générale, puisque classée comme chose extérieure. Elle est générique, sans aucun rapport avec le patient sinon qu'il en est le porteur. Avec ses outils la médecine ne peut comprendre, et surtout prescrire, la guérison par la foi, les remèdes populaires vis-à-vis des verrues, l'effet placebo, les rémissions spontanées de cancer, la maîtrise corporelle des yogis, l'hypnose et la suggestion. En guérison, la maladie ne peut être que personnelle, individuelle. Elle est singulière, liée à une histoire, même si elle peut être le fruit d'une perte d'histoire. Ainsi en médecine, la maladie est primordiale et générique, en guérison, elle est secondaire et personnelle !

De plus, en guérison, le problème est toujours celui du sujet, et de lui seul. Cet énoncé n'est pas le fait d'une détermination morale mais d'une donnée de travail ; parce que c'est justement à la jonction entre la maladie et la personne que débutera et se fera le cheminement. L'individu devient le moteur de la recherche, il est primordial qu'il soit là, « en forme » et en personne. Donc, devant une maladie il y a deux voies : en aval, les traitements médicaux divers, en amont, les interventions de guérison par réappropriation.

Une personne

Voici un exemple mettant en relief certaines des idées que nous avons présentées jusqu'à présent. Il concerne l'histoire d'une personne qui a réalisé la traversée d'une maladie vers une guérison[65].

Le songe de la guérison

On a découvert chez Lucie un cancer du poumon et on lui a conseillé une chimiothérapie. Elle accepte de la suivre. En même temps, elle débute une démarche personnelle qu'elle utilise pour mieux supporter sa maladie ainsi que le traitement médical. On constate qu'elle choisit de conjoindre des soins médicaux individuels et des approches humanistes dans un groupe de support, non seulement en les utilisant les uns et les autres mais aussi les uns avec les autres ; elle se sert par exemple de certaines techniques mentales pour optimiser l'effet du traitement. Un de ses médecins va d'ailleurs dans le sens de cette intégration, d'une part en acceptant la participation de sa patiente à un groupe de travail paramédical, et d'autre part en l'informant avec précision des résultats de ses examens. Il lui montre ainsi les radiographies de ses poumons[66]. C'est alors que Lucie *prévoit* que le cancer diminuera de la taille actuelle d'une noix de Grenoble à celle d'une crotte de lapin et qu'il faudra quatre séances de chimiothérapie comme dose de traitement externe, ce qui diffère du nombre de séances qui lui est proposé.

La première tranche du traitement est horrible ; Lucie n'est pas du tout prête à la supporter. Puis se déroulent trois séances qu'elle maîtrise bien, avec peu d'effets secondaires. La veille de la cinquième séance, elle a une rencontre de psychothérapie où, par le canal d'une relation thérapeutique profonde[67], elle parvient

---

65. Mais vous y découvrirez bien d'autres thèmes dont nous parlerons aussi par la suite. Il est en effet tout à fait impossible que l'histoire de quelqu'un puisse être contenue dans un chapitre particulier ou se plier à une rubrique spécifique.

66. De tels renseignements objectifs peuvent, nous le verrons, être utilisés avec bonheur dans le travail de guérison.

67. Soutenu par un contact d'abandon corporel. Une présentation brève de cette

à une certaine harmonie, convaincue qu'elle supportera bien le traitement du lendemain. La nuit, elle fait un rêve où elle retrouve un enfant qui a été laissé dans l'annexe d'une maison :

> L : – *J'ai rêvé cette nuit que je trouve un bébé dont je devais prendre soin, et que j'ai complètement oublié, négligé. Il est tout petit, assis tout croche dans un carrosse, sans suffisamment de support pour son dos. Il est tout mou et a les fesses en l'air. Je devais le changer de couche, étais partie pour en chercher une, mais n'étais jamais revenue pour la lui mettre. Je veux maintenant le faire et repars demander où sont les couches de tissu et de plastique.*
>
> *J'aperçois alors un énorme noyau de pêche qui est une crotte que vient de libérer le bébé. Je trouve terrible de penser que, pour que cet énorme noyau soit sorti de son anus, il a fallu qu'il l'avale tout rond. Ainsi, il n'a pas été surveillé.*

Prenant soin de ce petit qui avait été laissé pour compte, s'inquiétant de ce qu'il a enduré, elle constate de façon touchante l'expulsion de cette tumeur :

> L : – *Je touche la coquille ; elle est sèche et très chaude, et en l'entrouvrant je vois la crotte molle, visqueuse au centre. C'est l'envers de ce qui aurait dû être si c'était passé par l'anus : logiquement la coquille aurait dû être gluante.*

Ce passage d'une noix solide à une crotte molle est pour nous une analogie ou un exemple du passage de l'explicite à l'implicite. La patiente vient d'entrer dans l'envers de ce qui est.

Elle part pour son cinquième traitement. Impossible de la piquer : cinq essais s'avèrent infructueux. « Est-ce que vous résistez ? » lui dit l'infirmière ; et la sixième tentative réussit alors. Les suites seront déplorables : des effets secondaires insupportables. Pourquoi un tel désastre dans une harmonie semblable, se demande-t-elle la semaine suivante ? On tente l'explication suivante.

Auparavant elle « clivait », ne percevant nullement ce qui pouvait lui être néfaste. Elle laissait ainsi certains morceaux d'elle-même comme tribut de sa survie. C'est ce que nous appel-

méthode est donnée dans CROMBEZ, J.-C., « Psychothérapies expérientielles » in *Psychiatrie clinique : Approche bio-psycho-sociale*, LALONDE P., GRÜNBERG F., Éd. Eska S.A.R.L., Chap. 43, 2e édition, 1988, pp. 1172-1190.

lerons une *harmonie palliative*, ce qui permet de survivre ; nous verrons que certaines techniques de support proposées aux clients construisent ce genre de remparts. Lorsque Lucie est sortie de la rencontre de thérapie, elle se sentait en « harmonie », ce qui est bien l'inverse de la division. Elle sera donc plus sensible à tout ce qui peut « atteindre » cette harmonie. La capacité de perception intérieure est meilleure, tant et si bien que le corps lui-même, de façon non volontaire, est capable d'appréhender un assaut éventuel et le manifeste en ne se prêtant pas à l'injection nécessaire ; l'infirmière, habituée à donner des piqûres, devine le corps défensif. Et la perception ultérieure de l'effet nocif du traitement devient maximale. Il s'agit ici d'une vraie harmonie ; non pas celle qui serait issue d'une décision forcée de bien-être, par l'évincement de toute sensation négative, mais une perception intérieure évidente vis-à-vis d'un bien-être, une ouverture à la sensibilité, une intelligence aux rapports.

Dans le rêve, la noix est sèche et il est bien compris qu'elle contient l'ensemble du cancer ; dans ce songe, la patiente est guérie, et elle l'est plus particulièrement, comme bébé. Il faut être précis : il n'est pas question de dire que le rêve démontrait qu'elle était guérie. Et ceci oblige à une réflexion sur les interprétations en général. Les contenus ont des sens mais en relation avec un contexte, car le lieu dans lequel ils sont révélés a aussi une fonction. Ainsi, lorsqu'un sens se révèle chez quelqu'un à une certaine occasion, il ne devrait pas être imposé à l'ensemble de la personne.

Dans le cas du rêve cité, il ne faudrait pas conclure que la personne est guérie : elle ne l'est pour l'instant que *dans* le rêve. Ceci vaut pour d'autres révélations faites dans une rêverie, ou dans un acte ou dans un symptôme, mais il arrive souvent qu'on généralise dans de tels cas, comme s'il s'agissait d'évidences absolues. Or il est important de laisser les contenus dans leurs enveloppes, de donner ainsi crédit à ces enveloppes. Il faut donc positionner cet élément « qu'elle est guérie dans le rêve » et laisser cet objet être présent comme élément de travail[68].

---

68. Un des éléments du travail de guérison consiste en effet à mettre en scène des objets et à les laisser agir, interagir, créer.

La réalité de la guérison

Poursuivons ce récit pour montrer les difficiles articulations des domaines de la médecine et de la guérison.

Vais-je aller à mon sixième et dernier traitement ? Le traitement tel que prescrit par le médecin comprend en effet six séances. En les suivant, elle reste dans le réseau des soins, c'est-à-dire que non seulement elle accepte les traitements mais elle est elle-même acceptée par le groupe médical. Par contre, en refusant le traitement elle risque d'en être exclue, agressivement ou par abandon, puis de ne pouvoir supporter cette situation et d'en être déséquilibrée. Si l'on revient sur l'hypothèse que les processus de guérison sont sensibles aux états de désorganisation et de désespoir, la maladie pourrait bien alors reparaître. Ainsi la réapparition du symptôme pourrait se comprendre de deux manières : d'un point de vue extérieur, comme une cause directe liée à l'abandon du traitement médical ; d'un point de vue intérieur, comme une conséquence indirecte de son exclusion.

Lucie annonce donc à son médecin qu'elle hésite à continuer le traitement tel que prescrit et, comme preuve, elle lui raconte le rêve ! Elle met ainsi brusquement le médecin en présence du domaine de la guérison, non pas tant par un contenu quelconque mais bien par une manière d'écouter une intelligence intérieure. De cette façon, elle tente de prolonger la conjonction des deux approches. Mais l'intervenant lui répond, statistiques à l'appui, qu'il n'y a pas de chances à prendre, ce qui est logique : le point de vue médical ne peut être que général. L'individu ne peut qu'y être statistique et la *chance* prend la place du *risque* personnel : ce sont des raisonnements extérieurs. Même là, la statistique est utilisée d'une manière particulière car ne sont pas questionnés les écarts de la norme : par exemple, comment se fait-il que certains patients traités par chimiothérapie ont de moins bons résultats que certains qui ne sont pas traités ? De toute façon, cette argumentation est ici hors d'ordre, car le but de l'utilisation de la statistique dans ce contexte est de proposer des normes, pas des exceptions !

Ce qui est dit aussi, c'est que les rémissions complètes sont improbables, donc que la mort est là comme fatalité, comme spectre ; ce qui enlève toute place à l'espoir. Curieuse phrase au demeurant : le contraire signifierait-il qu'il n'y aurait pas de mort si le traitement était suivi ? En guérison, le savoir est intérieur ; donc le médecin ne peut y avoir accès. En l'absence de traitement médical, il ne peut envisager le pouvoir de l'autre et considère alors le patient comme perdu. Sa parole, dépourvue de la puissance du traitement, sera donc désespérée, fatale.

Qu'est-ce que la personne choisira : la vie maintenant (le risque de son intuition) pour mourir plus tard (la chance prescrite par le soignant) ou la mort maintenant (aucun risque à prendre) pour vivre plus tard (toutes les chances mises de son côté) ? Ayant compris les deux positions différentes, et d'ailleurs les deux rôles différents de patient et de médecin, Lucie se resitue dans ses propres craintes et besoins... une place de personne. La question qui monte alors en elle est : *Est-ce que j'ai le goût de guérir ? Car guérir, c'est devenir indépendante, autonome, forte, parfaite.* On voit, sous-jacente, la problématique de la perte du réseau et de la perfection individuelle, le trac de la création, de la liberté. Guérir, c'est repartir dans le monde en mouvement, dans une démarche, par opposition à la fixation, à la stupeur, au doute. Guérir, ce n'est pas lutter contre la maladie ; guérir, c'est se mouvoir et « emporter » ainsi la maladie ; comme on peut dire d'elle, au contraire, qu'elle a emporté la personne. Guérir, c'est vivre en harmonie[69], ce qui diffère de la recherche de la perfection.

Lucie décide de suivre le traitement de consolidation, justement parce qu'elle est ambivalente quant à son choix. En effet, si on ne peut choisir avec évidence entre ces deux voies possibles du traitement et de la guérison, l'hésitation est en elle-même une excellente indication de la nécessité d'une aide extérieure. En l'occurrence l'acceptation de l'intervention médicale devient la voie la plus sûre. Sinon l'indécision elle-même cause un problème par son effet de doute et d'errement. De même qu'il est suspect en guérison de « se battre » contre la maladie par principe, de même il l'est de « refuser » les traitements par idéalisme, dans une sorte de lutte à finir.

---

69. Le concept d'harmonie rappelle celui de discordance élaboré par Deleuze quand il parle de Spinoza. Ceci avait déjà été abordé dès l'ouvrage sur l'Anti-Œdipe : DELEUZE, Gilles, GUATTARI, Félix, *Capitalisme et schizophrénie : l'Anti-Œdipe*, Paris, Les Éditions de Minuit, 1972, p. 369.

Cette personne ne peut s'appuyer sur sa perception intérieure, non seulement à cause du rejet social possible mais plus essentiellement parce qu'elle n'est pas dans ce lieu d'harmonie, de maîtrise, d'assurance et de liaison relationnelle : quelqu'un de majeur pour elle, « son » soignant, n'est pas d'accord avec elle. La seule réponse possible aux propositions de traitement serait : « Non, merci »... gentiment ! Car la position de guérison en est une d'évidence et de mouvement, non de doute ou de calcul. Il n'y est pas question de chance mais de risque, non pas d'yeux fermés mais ouverts.

Elle recevra ainsi les traitements prévus. Elle subira de la même manière une intervention chirurgicale pour préciser la nature d'une masse qui persiste, et dont elle affirme qu'il ne s'agit plus là de maladie. Assurée de la compagnie de ses médecins par son acceptation d'un examen de vérification, elle verra néanmoins se confirmer que, de fait, il ne restait plus là que tissu sclérotique. Nous ne pensons pas que quelqu'un d'objectif ait pu dire, ou aurait pu lui dire qu'elle avait raison. Car sur quels signes extérieurs aurait-on bien pu la croire ?

Un corps et un esprit

Concevoir la guérison comme une guérison personnelle, c'est considérer que la personne est au centre de la méthode et de la démarche. Elle y est présente avec son corps et son esprit.

Une réappropriation

Un des outils de la guérison consiste en effet en une réappropriation du corps. On a vu que la médecine se fonde sur une prise en charge du corps par un tiers, par un intervenant, autant pour le diagnostic que pour le traitement. La guérison est toute autre, et toute autre qu'une médecine intérieure[70]. Elle propose, à travers les symptômes et à partir des déséquilibres, une reprise de contact avec une autre réalité corporelle, une réalité implicite. La logique de cette reprise de contact est particulière, et tout à fait

---

70. Car on ne devrait pas intituler ainsi la guérison, ce pour éviter toute confusion avec les médecines. Toutes les médecines sont en effet « extérieures », puisqu'elles s'adressent à un excrétat du corps : la maladie. Et il importe peu, de ce point de vue, que les symptômes de ces maladies soient souvent perçus comme extérieurs ou parfois ressentis comme intérieurs.

cohérente par rapport aux principes de guérison : c'est le rapport à la maladie qui importe et non pas cette dernière en tant que telle. La reprise de contact avec un niveau implicite permet la mise en évidence de blocages physiologiques et de ruptures anatomiques[71]. Les zones d'accrochage, les lieux d'attraction sont ainsi reconnus.

On rejoint, à la racine de la maladie, un corps « oublié » ; le travail se fait sur ce corps implicite sous-jacent à la maladie, laquelle disparaît en autant que le corps redevient vivant[72]. Une dynamique corporelle voit le jour, se perçoit et se construit. La personne peut alors s'y introduire, s'y repérer et s'y affirmer.

L'appropriation qui n'a pu se faire antérieurement par souci de survie ou à cause d'interdits, nécessite pour se réaliser la mise en place d'un lieu particulier qu'est le cadre de la méthode ; elle pourra ensuite se poursuivre sans l'aide de ce cadre. Cette opération doit s'accomplir sans submergement, c'est l'une des conditions essentielles de la démarche que nous présentons.

Une autosuggestion

Un autre outil de guérison concerne le mental que l'on identifie souvent au monde des concepts et de l'intellectuel. Or il s'agira ici davantage de l'univers des perceptions et de l'imaginaire. Il sera moins question de *psyché* que de *fantasia*[73]. Lorsque le biologique fait bonne entente avec l'environnement, le travail de la psyché est perçu comme superflu. Cette adéquation, toujours imparfaite d'ailleurs, pourrait constituer un certain repère dans la mise en place d'une prévention. Mais lorsque le biologique se trouve dépassé, il est alors question d'intervention médicale sur les symptômes et de support pour l'individu. Ce qui nous intéresse plus particulièrement ici, c'est ce qui advient entre ces deux moments de calme et de tempête, à un niveau sous-

---

71. Ceci rejoint le concept des nœuds élaboré dans « La dynamique de la guérison et sa fonction implicite », p. 75.

72. L'effet sur la maladie ne sera cependant pas total pour toutes les raisons citées ailleurs. (Voir notamment « Les rêves », p. 336.)

73. Selon Castoriadis, la « fantasia » est la plus puissante des facultés mentales, même si elle se fait souvent occulter par la « psyché ». Peut-être en est-ce justement la raison : de créer du raisonnable. CASTORIADIS, Cornelius, « La découverte de l'imagination », *Libre*, 78-3, Coll. Paris, Payot, Petite Bibliothèque Payot, no. 340, 1978, pp. 151-189.

jacent : le moment de la menace et du déséquilibre, l'amorce de la cassure et de la désorganisation, la perception de l'échappée et de la maladie. Là, un espace psychique peut faire toute une différence. Un espace psychique, c'est un lieu intérieur de perception, de mentalisation, d'élaboration... une fenêtre où agit la guérison.

C'est pourquoi la matière du travail est essentiellement subjective[74]. Tout ce que l'on fait dans cette approche appartient au subjectif et non à l'objectif : les points de référence, les outils et les effets sont d'abord de cet ordre. Toute critique qui viserait à déclarer que « tout cela, c'est de la suggestion » serait parfaitement justifiée. L'objet de notre travail consiste à réintroduire du subjectif dans le corporel et du corps dans la pensée. L'autosuggestion pourrait être comprise et utilisée comme un contrôle du mental sur le physique. Mais ce que nous travaillons ici, c'est une jonction du mental et du physique, pour caricaturer et faire contradiction : « une autosuggestion du corps sur l'esprit » ! Font justement partie de cette approche : une perméabilisation entre le physique et le psychique, une expansion de l'imaginaire. C'est ce qui est à l'origine des changements concrets et parfois somatiques dont on ne connaît d'avance ni la portée, ni l'impact. Dans ce champ, seules les perceptions subjectives ont de la valeur, c'est-à-dire des perceptions éprouvées par une personne contrairement à celles (objectives) qui sont présentées par quelqu'un d'extérieur[75].

D'ailleurs le corps ne fait pas de différence entre les réalités objective et subjective quand vient le temps d'évaluer des situations graves. D'où l'importance de travailler au niveau psychique avec le corps, surtout que la pensée peut s'avérer plus souple au changement que les choses et les événements extérieurs. Et les substances agissent autant au niveau physique que psychique. C'est ainsi qu'il faut interpréter les effets placebo : non point quelque chose en trop d'un effet physique, mais quelque chose en plus par un effet psychique[76].

---

74. CHERTOK, L., *L'hypnose*, Paris, Payot, Petite Bibliothèque Payot, 1965.

75. « What legitimately motivates subjectivism is the awareness that meaning is always meaning « to » a person », LAKOFF, George, JOHNSON, Mark, *Metaphors We Live By*, Chicago, University of Chicago Press, 1980, p. 227.

76. « Il faut, armé des moyens et des outils de la science, comprendre comment s'y prend la nature pour faire que rien (le placebo) donne beaucoup (l'amélioration ou la guérison) », ESCANDE, J.-Paul, *Mirages de la médecine*, Paris, Grasset, 1979.

Il est curieux de constater que certaines médecines dites parallèles se veulent tout aussi concrètes que les médecines conventionnelles et, dans une visée de validation, rejettent paradoxalement le champ subjectif, alors qu'on aurait pu s'attendre à ce qu'elles l'incluent dans leur démarche globale. Et elles refusent aussi de comprendre le placebo comme un élément essentiel de leur fonction. On pourrait souhaiter qu'elles travaillent davantage sur le global et utilisent à plein l'effet psychique, plutôt que de s'en défendre !

La fantasia est donc un outil intéressant pour agir sur les processus de guérison : centre de perception, de conscience, que ce soit vis-à-vis des phénomènes corporels ou mentaux. Aux deux extrémités du parcours, il en est de même de cette composante imaginaire : de l'initiative de l'apprentissage et de l'évaluation des résultats[77]. Ce sont des personnes qui décident de s'y engager ; et ce sont des personnes qui, à tout moment, apprécient leur évolution :

> P : – *Moi, j'ai beaucoup de cassures et de corps morts, des allergies, des hypoglycémies, des chocs émotionnels et des ablations d'organes avec leurs handicaps conséquents. La chirurgie répare l'urgence, enlève l'organe, en greffe un autre ; mais il faut que je fasse un travail complémentaire. Le symptôme peut être pris comme un signe d'alerte de mon corps[78].*

> I[79] : – Il est important d'ouvrir un processus pour que les dynamiques psychosomatiques n'agissent pas sur d'autres organes, que ceux-ci ne deviennent pas les soupapes de décharge de la même dynamique.

> P : – *Il faut que je me réconcilie avec beaucoup de parties mortes qui me limitent, que je ressuscite le processus brisé. Il faut trouver ce qui a enclenché le processus pour en inverser l'action. Je n'ai pas de prise sur la maladie ; j'en ai sur le processus.*

---

77. Cette « composante imaginaire » est originale ; elle est l'inverse d'une reproduction : BENJAMIN, Walter, *Illuminations*, New York, Schocken Books, 1968, pp. 217-251.

78. Même s'il n'est pas à proprement parler, selon nous, un signe d'alerte « donné » par le corps.

79. Alors que nous indiquons les dires des clients par la lettre « P », nous indiquerons ceux des *intervenants* par le « I ».

Une conjugaison

Ainsi les approches de guérison ne représentent pas des alternatives à la médecine, ni d'ailleurs aux médecines parallèles, mais devraient faire partie des soins de façon complémentaire aux traitements[80]. La guérison est complémentaire des médecines. Et même si l'on trouvait des moyens psychiques de pratiquer la médecine, c'est-à-dire en intervenant directement sur la maladie par une sorte de traitement par le mental, cela ne diminuerait pas l'importance d'un travail de guérison indirect, tel que nous le définissons. Enlever une tumeur mécaniquement ou « psychiquement », c'est-à-dire avec des pouvoirs psychiques, pose les mêmes problèmes : on se retrouve encore avec une médecine incisive et son escorte de focalisations, de dépendances...

Cependant, on a beau affirmer que toute approche devrait tenir compte des processus de guérison, ce n'est pas simple à appliquer.

D'une part, toute technique et tout traitement comporte des normes, ce qui occasionne un dilemme parfois manifeste : doit-on exercer ce traitement et détruire la personne[81], ou entendre la personne et la laisser mourir ? Le plus souvent ce dilemme est plus discret, mais tout aussi problématique. Il arrive que l'on parvienne à un consensus (ne pas faire d'intervention chirurgicale majeure lorsqu'on pense que le patient pourra mourir de son anesthésie), mais ce n'est pas toujours le cas (comme ce client qui n'accepterait de prendre que la moitié des médicaments prescrits ou de ne recevoir que le tiers des rayonnements prévus dans un protocole normal)[82]. Quelle est alors la solution : rejeter le traitement et garder la relation, ou rejeter la personne si elle persiste dans son initiative ?

D'autre part, en tant qu'individus, sommes-nous prêts à nous soumettre à n'importe quelle intervention sur un symptôme désespérant, même au péril de notre vie. Que choisir si cette dernière est vécue comme insupportable ?

---

80. Pas seulement complémentaires, mais synergiques, l'une permettant l'autre.

81. Ainsi des intervenants vont parfois répondre sans discernement à certaines exigences des patients, ce qui entraînera ces derniers à leur perte.

82. Alors le médecin ne se sent plus médecin.

***

Ainsi, la guérison est une ouverture du corps à la liberté, de même que la découverte de la psychanalyse a donné liberté au psychisme. Auparavant le théâtre de la psyché n'était envisageable que sur les scènes de spectacles et sur les pages des livres, par procuration.

Bien sûr, toute ouverture d'un champ de liberté comporte des risques : celui d'un abus par les autres qui prennent en charge ce nouveau champ de choix, de décisions, de créations ; celui de l'apparition de désirs grandioses et de leur poursuite infernale ; celui de l'émergence de conflits et de dualités ; celui de mouvements déséquilibrants ou de surgissements submergeants. Nous y reviendrons. Mais quelle aventure en perspective !

La guérison se situe dans une autre réalité. Elle oblige à une traversée de ce monde intermédiaire, entre le corps-chose et le corps-sens. C'est avant tout un voyage dans la matière, à côté du symptôme observé et du sens donné. La représentation devient mise en scène.

L'écho

Dans ce chapitre, nous abordons les processus de guérison d'une façon particulière. Cette « façon », nous l'avons élaborée et soumise à une pratique clinique depuis une douzaine d'années. Elle est née de la réflexion que nous avons exposée au chapitre précédent.

Il faut cependant ajouter qu'elle s'est développée dans un cadre particulier : celui d'un grand centre hospitalier moderne[83]. C'est ce qui a rendu primordiale son intégration dans une théorie globale de la santé, telle que nous l'avons présentée au premier chapitre. C'est aussi ce qui a permis son insertion parmi des méthodes plus conventionnelles et la cohabitation avec elles.

À LA RECHERCHE D'UN NOM

Cette approche provient d'un fond essentiellement humaniste : sa forme s'organise autour de l'importance de la personne et toute personne y devient le personnage principal.

Un processus autonome

À la recherche d'un nom, nous avions choisi celui d'*auto-guérison*. Nous avions en effet besoin d'utiliser une dénomination qui fasse référence à notre travail clinique et de nous départir de la correspondance anglaise de ce mot « healing », utilisée de façon coutumière dans ce champ. Le terme français, mettant

---

83. L'Hôpital Notre-Dame à Montréal, au Québec, est un grand centre hospitalier et universitaire francophone de 900 lits qui admet 23 000 personnes malades par année et en reçoit 300 000 dans ses cliniques.

en relief la caractéristique d'autonomie de la démarche, ressemblait à celui de « training autogène » utilisé depuis longtemps pour désigner une technique d'autorelaxation[84]. La dénomination « autoguérison » provenait donc d'un choix précis parmi tous les modèles de guérison existants. Il voulait désigner cette différence par rapport à d'autres pratiques qui, quelle que soit leur valeur intrinsèque, se fondent surtout sur des manœuvres faites par certaines personnes sur d'autres, et non pas sur elles-mêmes. En ce sens, on remarque que ces pratiques nécessitant l'intervention d'un tiers ressemblent aux pratiques médicales habituelles. Ainsi, ces formes de guérison hétéronomes sont les plus connues et les plus médiatisées.

Le mot autoguérison, nous ne l'aimions pas au début : il nous semblait trop spectaculaire, faisant penser qu'on peut se guérir tout seul, faisant oublier que les processus de guérison sont naturels et obligatoirement autonomes ou automatiques, jusqu'à un certain point. Ce terme nous coinçait donc entre une évidence qui en faisait une tautologie et une inflation qui lui donnait une saveur de thaumaturgie.

Nous l'avons pourtant temporairement adopté pour plusieurs raisons. En effet la guérison, telle qu'abordée ici, est particulière non pas par les mécanismes en cause dans lesquels on retrouve des choses connues, mais par le point de vue différent. Il s'agit de donner aux personnes des outils qu'elles peuvent utiliser elles-mêmes. Il s'agit de les placer en position active par rapport à ces mécanismes de guérison, de les mettre au centre d'un travail intérieur. Ici le préfixe « auto » prend un tout autre sens. Il évoque une maîtrise et non un contrôle, un pouvoir et non une autorité, ce qui n'a rien à voir avec un lieu d'omnipotence ou de grandiosité.

Une autonomie personnelle

L'élément le plus important du travail n'est donc pas la guérison mais la personne. Celle-ci est au centre de notre propos, avec ses possibilités et ses limites, humblement. C'est pourquoi

---

84. LUTHE, Wolfgang, « Le training autogène (thérapie autogène) » in *Précis pratique de Psychiatrie* : DUGUAY, R., ELLENBERGER, H.F. et collaborateurs, 2e édition, Québec, Edisem & Paris, Maloine, 1984. pp. 505-516.

nous ne privilégions pas des guérisons qui seraient provoquées par d'autres : des guérisseurs et leurs guérisons. Nous ne voulons ni négliger ni disqualifier ou nier ce genre de réalité, mais seulement confirmer que nous nous intéressons plutôt aux pouvoirs individuels, ou mieux, aux pouvoirs personnels des gens.

Au-delà ou en deçà de tous les phénomènes possibles, ce qui nous importe c'est cet individu incarné, sa manière de s'ouvrir et d'agir sur les différentes réalités sans s'y perdre, sans s'y vouer[85]. Voilà un point de vue essentiellement humaniste où toute vérité, fût-elle cosmique, ne vaut pas qu'on s'y gomme existentiellement. Sinon, afin de prouver le phénomène on tue l'être − ce qui rappelle curieusement certaines expériences de laboratoire dans un domaine tout différent, où pour découvrir les mécanismes de la vie, on découpe le vivant pour n'y trouver que du mort.

Le lieu de notre travail est la charnière entre la personne incarnée et les forces qui la dépassent. Notre objectif consiste à donner à cette personne, limitée par sa « réalité », des outils et des ouvertures qui lui permettent d'utiliser les puissances qui la traversent, l'entourent ou l'habitent. Face à ces puissances on veille à maintenir un équilibre entre la fermeture complète et l'ouverture totale. La fermeture, bien que protectrice de dérangement, se fait productrice de mort lente, chronique, quand elle devient permanente. L'ouverture quant à elle, peut devenir risque de submergement ou de mort aiguë, mais elle contient toutes les possibilités de la vie.

Nous ne nous penchons donc pas directement sur les phénomènes psylogiques, ésotériques, mythiques ou herméneutiques. Ce qui nous intéresse, c'est l'utilisation qu'en font les personnes, ainsi que les règles et les avatars de cet usage. De même, nous ne touchons pas directement les différentes techniques de croissance, mais plutôt le style d'approche qui les véhicule et la considération dont font preuve leurs utilisateurs envers leurs clients. Alors va pour les énergies, va pour les conceptions cosmiques, organiques, symboliques, énergétiques... de tout un chacun ! Ce qui nous importe, c'est « comment » ces

---

85. TAYLOR, Charles, *Sources of the Self : the Making of Modern Identity*, Cambridge, Harvard University Press, 1989.

vues amènent un individu à se perdre ou à se retrouver, même et surtout si ces systèmes déclarent sauver le monde.

Une personne en pouvoir

Le principe de l'autoguérison est de pouvoir favoriser de façon optimale les processus naturels qui sont en nous de sorte que l'épanouissement de dynamiques corporelles se fasse simplement. Comme on l'a vu, les mécanismes de guérison sont naturels et extrêmement intelligents ; ce sont des phénomènes présents depuis des millénaires[86], mais à peine compris depuis quelques décennies[87]. Il s'agit donc de soutenir ces capacités existantes spontanées sur lesquelles on n'a aucun pouvoir direct. Le seul domaine sur lequel il sera possible d'exercer un pouvoir, c'est celui des conditions dans lesquelles les processus de guérison se produiront.

En premier lieu, il faut donc apprendre à influencer ces conditions, pour ensuite laisser se réaliser la production de phénomènes dont les mécanismes sont si complexes qu'on ne peut les connaître ou les sentir que de façon très partielle, donc qu'on ne peut contrôler[88]. Intervenir sur ces conditions est utile, intervenir sur les processus eux-mêmes est néfaste, un peu comme si on mettait un gros bâton dans un rouage très complexe et délicat. Plus subtilement, l'apprentissage de la méthode exige que l'on soit actif sur certains points et passif à d'autres moments. Or, notre gaucherie dans la gestion des processus intérieurs se manifeste par exemple par le désir de tout comprendre, celui de contrôler...

Ce qui amène le paradoxe suivant : en autoguérison, on ne travaille jamais, à proprement parler, sur les maladies ! En effet, l'autoguérison agit sur les processus de guérison, lesquels auront *éventuellement* un effet sur les maladies ; le premier temps peut

---

86. Sur les phénomènes de régénérations : KORSCHELT, E., *Regeneration und Transplantation*, Bornträger, 3 vol. 1927 et 1931.

Sur les mécanismes d'autorégulations chez les animaux : MANNTEUFEL, Piotr, *Tales of a Naturalist*, Moscou, Foreign Languages Publishing House.

87. ELLENBERGER, Henri F., « La guérison et ses artisans » in *Traité d'Anthropologie médicale* : DUFRESNE, Jacques, DUMOND, Fernand, MARTIN, Yves, Québec, Presses de l'Université du Québec, 1985. pp. 1027-1036.

88. Ferguson parle de pouvoir dans les deux sens de contrôle et de maîtrise : FERGUSON, Marilyn, *The Aquarian Conspiracy*, Granada, 1982.

être sous notre maîtrise, mais le deuxième ne sera jamais sous notre contrôle[89]. Donc, contrairement aux traitements, le travail sur la guérison ne peut avoir sur les maladies qu'un effet indirect, une action par surcroît. Voilà qui situe humblement les phénomènes de guérison et le travail d'autoguérison, et les place, encore une fois, en situation complémentaire par rapport aux médecines[90]. Les mêmes principes peuvent aussi s'appliquer en ce qui concerne des symptômes mentaux, comme dans les cas de phobies. Essentiellement, nous verrons qu'il s'agit de ne pas entrer d'emblée dans le *sens*, la signification de ces signes, sans pour autant les traiter avec des outils médicaux, pharmaceutiques ou comportementaux. Une autre voie.

La guérison n'est pas un traitement mais si elle le devient, l'intervenant risque d'y exercer un pouvoir encore plus grand que dans les traitements d'objets délimités, car le champ d'action y est vaste, sans limites. Et puis il n'y a pas que des intervenants qui vivent des « trips »[91] de puissance, il y a aussi des patients qui vivent des « trips » de dépendance !

L'autoguérison consiste à développer un champ personnel, corporel et psychique, qui permette aux processus de guérison naturels de s'actualiser de façon optimale. Ces processus sont en effet naturels, complexes, non contrôlables. Cependant, on peut apprendre à maîtriser les conditions qui les favorisent et à percevoir les circonstances dans lesquelles ils se désagrègent.

---

89. Cette réflexion pourrait être incluse dans une théorie des conditions du changement. Cette étude des conditions est différente et complémentaire de celle des vecteurs et de dynamiques de ces changements. La situation de la personne en regard d'elle-même rejoint celle de la rencontre de deux individus dans les relations d'aide professionnelle. On connaît les questions propres à ce domaine de la rencontre lorsqu'exercée dans une pratique clinique : peut-on être responsable du changement de l'autre ? Est-il le seul à être responsable de son propre changement ? La mission de l'intervenant est-elle simplement de lever ce qui fait obstacle au changement ? À ce sujet, lire Benier, Jacqueline, Siry, Dominique et Taléghani, Michel, « D'une pratique théoriste à une théorie à mettre en pratique », in *Le Service Social et ses fondements théoriques* ; 27ᵉ Congrès de l'ANAS, Toulouse (France), Paris, Éditions ESF, 1973, 158 p.

90. Car elle n'est justement pas une approche médicale puisqu'elle ne touche pas directement la maladie, d'où une articulation privilégiée et nécessaire avec les médecines.

91. Le terme « trip », dans le langage coutumier américain, désigne une aventure risquée ou osée, une sorte de dérapage décidé qui peut néanmoins aboutir à des pertes de contrôle désagréables. Ce terme est ainsi utilisé pour désigner des « voyages » sous l'influence de drogues, *Dictionnaire Larousse*.

Le pouvoir des échos

Le nom pour lequel nous avons opté récemment est celui qui est inclus dans le titre de cet ouvrage : *ECHO*. Ses tiroirs de significations sont nombreux ; nous en ouvrirons un tout de suite.

Rassemblant ce qui a déjà été dit de la guérison et de l'autoguérison, on se représente la personne, soi-même donc, comme une étendue à la fois dégagée et limitée, un volume spacieux et circonscrit. Des choses s'y meuvent, de natures diverses : certaines grouillantes, d'autres placides. Des échanges s'y passent et des interpellations retentissent puis, de temps à autre, apparaissent inexplicablement des phénomènes nouveaux, étonnants ou angoissants. Dans ce domaine, beaucoup de variété, de circulation, de communication et de création. Dans ce monde, beaucoup de réverbérations, beaucoup d'échos. Des phénomènes sont envoyés, ils cheminent ; ils sont renvoyés, ils engendrent.

L'écho est défini généralement comme « la répétition d'un son due à la réflexion des ondes sonores sur un obstacle »[92]. Cependant, il peut être constitué d'autres types d'ondes (électromagnétiques, hertziennes, liquides) et se répercuter sur des substances diverses. Quelques caractéristiques de ce phénomène naturel sont intéressantes à noter parce qu'elles étonnent et questionnent, et parce qu'elles feront mieux saisir son application féconde au travail de guérison.

L'écho implique donc un espace et une surface, un espace de mouvement et une surface de retour : deux substances distinctes jointes pour créer le même phénomène. Donc la présence simultanée d'une fluidité et d'une solidité. Il implique aussi, moins évident mais essentiel, un support qui permet la propagation de l'information, par exemple l'atmosphère pour les sons. Donc un appui pour qu'une propagation soit possible.

On peut ensuite remarquer que le matériau se déplaçant grâce à ce support va, durant la production d'un écho, évoluer d'un volume à un plan, puis d'un plan à un volume, et ainsi de suite. Le contenu informatif passe donc par des contenants à

---

92. *Dictionnaire Larousse*, 1993. Il désigne aussi « une onde électromagnétique émise par un poste de radar et qui revient à l'appareil après avoir été réfléchie par un obstacle ».

structures différentes. Il n'y a pas d'écho sans changement d'état ; un passage, une solution de continuité sont nécessaires.

La réverbération d'une substance sur une surface produit deux actions. D'une part, celle-ci se répercute et revient transformée : elle recèle encore la trace de ses origines mais porte déjà la marque de cette rencontre. D'autre part, ce matériau mouvant imprime un effet sur la matière plus statique ; celle-ci est aussi modifiée par l'impact, peut-être infinitésimalement, peut-être transitoirement, mais inévitablement[93]. Ainsi cette communication entraîne à la fois la transformation du message et des messagers ; une action et une information qui interagissent.

La structure d'un écho est constituée de la combinaison d'une substance plus molle et d'une substance plus dure. Elle est donc subordonnée aux états relatifs de ces dernières et à leurs positions respectives. On peut envisager que, si les caractéristiques de ces substances évoluent, la qualité et même la direction des échos va changer. On peut mêne concevoir que l'écho lui-même modifie un tant soit peu les substances qui le portent ou le reçoivent.

Ces éléments de réflexion rejoindront des données fondamentales de la théorie et de la pratique des échos à l'intérieur de la personne : des états distincts en présence simultanée, des modifications de la substance de ces états, des transformations de ces états par leur interaction et finalement des changements dans l'existence même de ces états. Formulations qui reprennent, sans trop s'en éloigner, les caractéristiques précédentes ; formulations qui préparent, malgré leur singularité présente, les grandes lignes du travail qui suit.

L'écho met donc en relation dynamique plusieurs objets en les reliant spatialement et en les joignant matériellement. S'ensuivent des correspondances étroites, intimes. À un certain point, une révolution se réalise : d'une situation où les objets étaient distants et distincts, on passe à un état où ces mêmes

---

93. De ces deux effets, on peut rapprocher les notions de réflexion et de réfraction exposées dans « Le terrain de guérison et son lieu implicite », (p. 73). On abordait là la dynamique extérieure du parcours du matériau par rapport à une surface neutre : le miroir. On aborde ici le phénomène du point de vue de la dynamique intérieure : les conséquences sur la substance du matériau réfléchi et sur celle du milieu de réfraction.

objets se révèlent accolés et unis. L'écho, qui n'avait que le statut de phénomène accessoire, peut être alors considéré comme la manifestation d'une certaine réalité permanente[94].

Ici donc, la personne elle-même est considérée comme un *être d'écho*. Échos dans son intérieur, comme de multiples objets et multiples vibrations, de multiples transmissions et conceptions. Échos du dehors qui viennent déposer leurs effets, leurs influences, leurs messages, leurs produits. Lieu de résonance, de raison peut-être. Et la personne devient aussi comme un terrain où ces échos ont pu s'éteindre, comme un site que les échos ne peuvent plus atteindre. Un lieu d'obscurité, de fixité, de mutisme et de froideur.

La guérison, absente ou présente, se situe là dans ce champ de l'implicite. Notre intention est de pénétrer dans ce domaine, d'en entendre, d'en voir et d'en sentir quelque chose, puis d'y correspondre et d'en révéler d'autres. *Entrer en écho.*

Les concepts et les pratiques que nous utilisons existent déjà, en partie, dans différentes approches connues ici ou ailleurs, maintenant ou autrefois[95]. L'intérêt a été d'en retrouver les intelligences, de les grouper de façon cohérente, de leur donner une forme correspondant à notre temps et à notre culture occidentale, ouverte à la pensée et à l'humanisme.

LES CARACTÈRES DE L'ECHO

Nous avons donc retenu le terme écho pour donner ce nom à notre approche : *ECHO*. Cette méthode est personnelle, en ce sens qu'elle est centrée sur la personne, que la personne y est

---

94. Cette appréhension synchronique de la réalité, apparaissant curieuse en regard d'une pensée causaliste, est familière dans le contexte d'autres systèmes de pensée. Comme le montre Charles Leblanc, on retrouve dans le très ancien texte taoiste «*Huainan Zi* la notion de *ganying* qui signifie littéralement « action-réaction ». Il le traduit par « résonance », ce qui est plus proche du sens qui lui a été donné initialement. Ainsi tous les éléments de l'univers sont en résonance et « la connaissance est conçue comme une sorte de résonance mentale » : LEBLANC, Charles, « From Cosmology to Ontology through Resonance : A Chinese Interpretation of Reality », in BIBEAU, G., CORIN, E., *Beyond Textuality : Asceticism and Violence in Anthropological Interpretation*, Berlin, Mouton de Gruyter, sous presse, pp. 70-96.

95. COLEMAN, Wim, PERRIN, Pat, *Marilyn Ferguson's Book of Pragmagic*, New York, Pocket Books, 1990.

centrale. Les médecines désubjectivent la personne pour pouvoir contrôler utilement un objet : la maladie. En Echo[96], nous réintroduisons la personne au delà du symptôme lui-même et nous nous adressons à elle autrement que pour un traitement. La personne représente ainsi le point de départ, de référence et de destination de la démarche.

Comme point de départ, il y a la motivation et l'ouverture à un champ de guérison. Et plus particulièrement, la conception que la personne peut avoir d'elle-même par rapport à la maladie, c'est-à-dire l'idée qu'elle est « elle-même » quelque chose par rapport à la maladie et qu'il y a « un elle-même », un quelqu'un, qui peut exister parallèlement à cette maladie.

Comme point de référence durant tout le parcours, il y a l'existence d'une personne, son sentiment d'être une personne. Toutes les phases du processus, les mouvements et les suspensions, les élans et les retenues, sont considérées selon ce point de vue personnel.

Quant au point de destination, il s'agit de la perception d'une identité personnelle, avec ou sans la maladie persistante. La maladie qui peut être l'occasion de débuter une démarche, devient l'accessoire de la fin. Un client atteint de psoriasis et abattu par son symptôme se retrouve en fin de démarche avec les signes extérieurs de sa maladie relativement inchangés. Pourtant il déclare, à l'étonnement de tout le groupe de travail, qu'il se sent guéri. Il précise alors :

> P : – *Mon psoriasis n'est pas disparu, mais je me sens totalement guéri. Je ne m'en sens plus une victime et c'est tout à fait nouveau pour moi. Je sais aussi que cela sera éventuellement la base d'un autre changement : d'une amélioration de ma peau.*

Il fallait donc tenir compte d'abord du corps, de la maladie, *en tant que telle*, mais pas *comme telle* de la même façon qu'en médecine. Il fallait proposer une approche qui se devait

---

96. Tout au long de ce livre, le terme Écho sera utilisé selon plusieurs significations. Tantôt il référera à la dénomination de la méthode Echo. Tantôt il signifiera l'utilisation du phénomène d'écho, d'une méthode d'écho, ce qui est décrit ci-haut dans le « pouvoir des échos » de ce même chapitre (p. 98). Tantôt il fera référence aux différents échos qu'on y entend : leurs rencontres et leurs effets. Une fois, à la fin du livre, sera révélé une sorte d'acronyme que le lecteur découvrira peut-être durant la lecture : E.C.H.O.

d'être à la fois intérieure, particulière et concrète. Il fallait développer une méthode où la personne serait participante.

Nous aborderons maintenant quatre des particularités qui donnent à la méthode Echo sa dimension personnelle. Ce sont des caractères généraux que l'on retrouvera en filigrane à travers la description détaillée de la méthode, description qui fera l'objet de la troisième partie. Si les principes de santé et de guérison présentés précédemment constituent le squelette de la méthode, les caractères suivants en forment les articulations. Ils permettent aux principes de base de s'actualiser de façon dynamique et active.

Un apprentissage

Les cours de conduite

Echo a été conçu comme un entraînement : un entraînement au monde subjectif, au champ implicite. S'il partage avec les traitements psychiatriques et les thérapies psychodynamiques une attention envers le mental et la vie intérieure, il s'en distingue à plusieurs titres.

D'une part, comme nous l'avons précisé dans la présentation du paradigme de guérison[97], il ne s'agit pas d'un traitement, donc certainement pas d'un traitement du mental, comme peut le prescrire la discipline psychiatrique qui se définit actuellement comme une branche de la médecine[98].

D'autre part, comme nous le verrons peu à peu, Echo se distingue de la psychothérapie. Encore que cette distinction soit plus difficile à faire car le terme de psychothérapie regroupe beaucoup d'entités fort diverses, des psychanalytiques aux comportementales.

En ce qui concerne les « thérapies » comportementales, on serait tenté ici de les catégoriser comme des « traitements » psychologiques, étant donné cette définition d'un traitement comme d'une action orientée et réalisée vis-à-vis d'un symptôme en vue

---

97. Voir : « Une adresse particulière » p. 67.

98. L'association des psychiatres du Québec a changé récemment son nom pour l'*Association des Médecins-Psychiatres du Québec*. Plus universellement, les traitements biologiques prennent beaucoup d'importance, dans le présent sinon pour le futur.

de son exclusion. Pourtant, ces traitements psychologiques ne partagent pas certains caractères habituels des traitements médicaux. Par exemple, leur cible n'est pas obligatoirement un symptôme somatique mais plutôt un trouble du comportement, d'où la dénomination de thérapies « comportementales ». Si Echo se différencie des traitements comportementaux, il rejoint néanmoins leurs techniques en ce qui concerne leur aspect organisé et leur démarche structurée :

> I : – Ce sera donc plus une ambiance d'apprentissage que de thérapie ; un peu comme des leçons de conduite automobile, théoriques et pratiques. Théoriques par l'enseignement de connaissances : des règles, des mécanismes. Pratiques par l'entraînement à la conduite au volant avec l'aide d'un instructeur à côté : « À gauche, vous avez le débrayage ; à droite l'accélérateur... à vous le volant. En cas de danger, j'ai aussi un frein ! ».

À propos des thérapies psychanalytiques, on dira, dans ce contexte-ci, qu'elles s'attachent primordialement à la signification d'événements intérieurs. Dans la méthode d'écho, le sens ne sera pas d'intérêt premier, en tout cas pas un sens que l'on recherche. Ce qui nous importe surtout, c'est la succession des événements intérieurs, leurs séquences, leur parcours. Les « sens » qui y surviennent sont vus comme des événements parmi bien d'autres. Par contre, on trouve aussi des similitudes entre les thérapies psychodynamiques et l'Echo, comme la reconnaissance d'une vie subjective, la compréhension de l'importance de ses effets manifestes :

> I : – Les expériences personnelles que vous allez vivre vont amener du matériel subjectif que nous allons traiter[99] comme des informations : « j'ai perçu telle chose, puis telle autre encore, etc... »
>
> Et jamais nous n'utiliserons cet « éprouvé » comme matière à interprétation. C'est beaucoup plus le processus, c'est-à-dire la succession des événements qui sera notre lieu de travail.

Quant à la comparaison avec toutes les autres thérapies comprises entre ces deux pôles fictifs, il faudrait les prendre une à une pour en montrer les divergences et les liens ; la liste en est longue.

---

99. Dans le sens utilisé dans les champs de la communication et de l'informatique.

Une reconnaissance

Le contexte d'apprentissage que l'on propose vise à ouvrir une aire entre ces deux interventions que représentent le traitement et la thérapie.

Certaines personnes, insatisfaites d'être considérées comme des patients, non pas partiellement et temporairement – ce qui serait tout à fait endurable – mais uniquement et continuellement – ce qui devient nettement intolérable – manifestent le désir d'être reconnues comme personnes. Cette revendication, lorsqu'on la précise, signifie davantage que le simple souhait compréhensible d'être perçu comme un être à part entière, plutôt que de se voir réduit à la seule fonction d'être l'asile d'une maladie. En effet, elle sous-tend aussi un désir que soit prise en compte une vie personnelle : une sagesse ou une folie originales. Il s'agit de la manifestation confuse d'un besoin de travail subjectif.

D'autres personnes qui ont pu se diriger vers des approches psychothérapeutiques ou même seulement obtenir une évaluation psychosomatique, en sortent parfois avec le goût amer de n'avoir pas été comprises. Pourtant, à l'analyse, les interventions ont été prodiguées de façon tout à fait professionnelles, avec bienveillance et intérêt. Mais les questions, les déclarations ou les silences des praticiens ne sont pas appréciées, elles sont perçues comme provenant d'un autre monde : celui des explications, des interprétations, des sollicitations de pensées, d'émotions, d'histoire, de sens. Alors que le corps, le symptôme, la souffrance sont ressenties comme ayant été laissées pour compte. Un malentendu.

> I : – On ne s'intéresse pas au contenu mais au processus, et plus particulièrement *à ce que vous avez fait* avec les objets intérieurs. Vous n'avez à dire que ce que vous avez envie de dire et pas plus.
>
> Ce n'est même pas pour la raison profonde d'un respect de vous-mêmes, c'est par souci technique : de ne pas forcer le processus. Voilà un des points de base d'écho, une des conditions favorisant la guérison.

2 - Une expérience

Les expérientiels

D'abord, précisons que l'outil majeur utilisé pour l'entraînement d'Echo est *l'expérientiel*. Cet outil, nous l'avons créé dans un contexte autre, il y a une quinzaine d'années[100]. Il permettait à des thérapeutes de s'exercer à percevoir ce qui se passait en eux dans les relations cliniques avec leurs clients et à utiliser ce matériel comme information intelligente lors de leurs interventions professionnelles[101].

Le terme « expérientiel » réfère au caractère expérimental des exercices, sorte de situations propres aux découvertes comme peuvent l'être les expérimentations scientifiques, bien que celles-ci en diffèrent fondamentalement quant à leur objet et à leur forme. En effet, l'objet d'un expérientiel est subjectif, sans aucune prétention d'objectivité ; d'ailleurs, toute recherche de concrétisation vraie, fidèle et reproductible[102] serait contradictoire par rapport à l'objet et à la démarche de guérison. La forme quant à elle se prête plutôt à la mise en évidence de processus, d'une succession d'événements et non pas d'éléments particuliers. On vise donc à favoriser des expériences intérieures, subjectives et dynamiques.

Un expérientiel pourrait se définir comme une situation proposée de cheminement intérieur, ayant pour but de laisser survenir différents événements subjectifs :

> **Un expérientiel est la proposition d'une situation d'où va naître une expérience qui sera un lieu d'implication, d'observation et de recherche. C'est une méthode inductive, analogique et concrète, méthode de découverte (et non de vérification) consistant donc à créer ou à développer la connaissance[103]. C'est une méthode pour apprendre par l'intérieur et non par l'extérieur.**
>
> **Nous pouvons dégager trois caractéristiques : une approche consistant à utiliser un exercice pour permettre une expérience au sens humaniste et existentiel ; aucun effet particulier n'est recher-**

---

100. CROMBEZ, J.-Charles, « L'issue de l'insu : le déjà-su », *Transition*, A.S.E.P.S.I., mars 1988.

101. Cette méthode s'adressait à des intervenants œuvrant dans un milieu psychiatrique et s'attachait à leur faire expérimenter l'effet du vécu des relations avec les patients. Brièvement : un apprentissage à l'empathie, l'ouverture d'un espace psychique intérieur, la capacité d'associations libres et l'expression des phénomènes perçus.

102. Les catégories de vérification utilisées en recherche scientifique tiennent aux caractères répétable, généralisable et quantifiable.

103. DIESING, Paul, *Patterns of discovery in the social sciences*, Aldine-Atherton, 1971.

ché, la consigne... est toujours considérée comme moins importante que l'expérience qui en est issue. Ainsi, ce qui est proposé n'est jamais ni le plus important, ni la fin ; c'est un point de repère à perdre pour des destinations lointaines[104].

C'est comme l'exploration d'un monde nouveau... à deux grandes différences près. Ce monde intérieur est plus familier qu'on ne pense car il est oublié plutôt que vierge : peut-être fut-il déjà le nôtre ou l'a-t-on déjà traversé. Ce monde intérieur se crée en même temps qu'il est découvert et on y découvre autant ce qu'on y met que ce qui s'y trouvait. Mais peut-être est-ce le fait de toute exploration[105], fût-elle d'une contrée inconnue ?

Une liberté

Les expérientiels doivent se réaliser selon certaines règles qui curieusement, sont règles de liberté.

D'une part, *la liberté de l'expérience elle-même* consiste à protéger le cadre de celle-ci. Il est important que le lieu et le temps soient préservés d'incursions malencontreuses ou mal intentionnées. Il ne faudrait pas que la personne soit dérangée durant son exploration, ou, au moins, on peut faire en sorte que ces interruptions soient prévues et aménagées. Le parcours intérieur est délicat : il exige pour se faire une sécurité extérieure.

D'autre part, *la liberté vis-à-vis de l'expérience* concerne le rapport de la personne au véhicule de travail. En termes précis, il est important que la personne puisse sortir à tout moment de l'expérientiel, à tout instant où elle le souhaiterait. Nous avons vu plus haut l'importance de ne pas être soumis à une technique[106], ceci moins par préoccupation morale que par souci méthodologique. C'est une manière de faire passer un message primordial de la démarche en écho : celui de rester constamment en pouvoir par rapport à la situation, de pouvoir s'y figurer comme une personne. L'inverse, l'obligation de plaire ou de se conformer, met déjà en péril l'existence d'une identité propre et la capacité autonome de transformation, ce qui porte atteinte aux

---

104. CROMBEZ, J.-Charles, « Un enseignement du savoir-être en psychothérapie ». *Santé mentale au Québec*, vol. 7, no 1, juin 1981, p. 78.

105. EBERHARDT, Isabelle, *The Oblivion Seekers*. Peter Owen, London, 1975.

106. Voir « Une personne en pouvoir », p. 96.

mouvements naturels de guérison. Nous proposerons donc toujours aux gens la possibilité de sortir de l'expérience à tout moment.

En ce sens, Echo est une anti-technique, ou plutôt une *a-technique* qui permet de ne pas se faire diriger vers des buts, de ne pas se faire piéger par des réalisations possibles et de ne pas se faire prendre dans des échecs inévitables. Conséquemment, une des intelligences de la technique consiste à ne pas être « possédé » par les techniques qu'on utilise. En effet, celles-ci sont souvent présentées comme spectaculaires pour se donner et donner de l'espoir, mais on y est alors asservi.

> I : – Le plus souvent nous vous proposerons explicitement des sorties de secours de la consigne, afin d'éviter le piège de la suivre absolument, que ce soit par devoir, par soumission ou pour l'accomplissement du désir d'un autre. Ainsi, vous pourrez, à tout moment, ne pas y entrer ou en sortir.
>
> Nous vous proposerons tel cadre pour tel expérientiel avec des indications de ce qu'on y permet et de ce que l'on y interdit. Ces limites ne valent que pour l'expérience proposée et ne constituent pas une obligation. Vous pourrez donc ne vous y sentir liés qu'en fonction de cet expérientiel et non pas en fonction de vous.
>
> Ce qui veut dire que vous utilisez l'expérientiel comme un véhicule que vous pouvez et devez abandonner à tout moment que vous jugez opportun.

Enfin, *la liberté dans l'expérience* indique toute la relation particulière avec les différentes consignes[107]. Il est très important que l'expérience et les consignes qui s'y rattachent demeurent toujours sous le contrôle des personnes. Toute consigne devrait être manipulable et manipulée, comme contenant et comme contenu. En tant que contenant on peut en modifier l'importance en la suivant plus ou moins :

> I : – Vous laissez les choses être présentes, sans faire d'effort pour que quelque chose se passe. Il en est ainsi de la consigne : chaque fois que vous vous en souvenez, vous pouvez la suivre. Cela veut dire que chaque fois que vous ne vous en souvenez pas, cela n'a pas d'importance.

---

107. Une consigne est une proposition de posture, de perception, qui est compatible avec un travail psychique, intérieur, autant par sa forme que par son contenu ; par exemple : « Vous pouvez vous allonger sur le dos », « À partir de maintenant, vous pouvez vous relever ».

Si vous vous en souvenez et si vous le désirez, vous la remettez volontairement en présence et vous laissez l'effet se produire de façon involontaire. Cette opposition volontaire-involontaire est un des points majeurs de la méthode.

En tant que contenu, on n'est jamais obligé de la reproduire exactement.

I : – Certaines consignes, de nature inductive, proposent un contenu particulier : «Vous sentez l'air qui passe à travers telle partie de votre corps...».

Ainsi, si vous le désirez, vous pourrez l'utiliser comme entrée en matière, comme entrée dans la matière. Mais vous pourrez aussi vous en dégager dès que possible. C'est important pour que vous puissiez aller là où vous vous sentez aller, et non pas là où vous pensez que je voudrais que vous alliez.

Autrement dit, on peut laisser venir une expérience particulière lors d'un expérientiel proposé, puis s'en éloigner. L'ayant abandonnée, on laisse croître cette expérience parallèle et différente. Celle-ci sera beaucoup plus valable, selon nous, que l'expérience qui aurait pu avoir lieu après que l'on se soit forcé à se conformer à une consigne prise comme un précepte.

Au bout du compte, toute consigne devrait pouvoir être disqualifiée ! Elle existe *pour être utilisée plutôt que suivie*. Ainsi peut-on jouer avec elle plutôt que d'y être astreint.

3 – Un outil

La maîtrise

Voilà qui nous amène à une notion de première importance : la maîtrise. Elle rappelle la position primordiale de la personne durant son parcours et elle signifie un moyen d'y parvenir. L'exemple que nous employons, pour faire saisir la différence entre contrôle et maîtrise, est celui d'un cavalier sur son cheval. Retenir le cheval équivaut à le contrôler : il ne bougera plus, et le cavalier non plus. On se retrouve en situation d'arrêt : tout est figé et mort – une mort chronique. Par contre, si le cavalier laisse aller le cheval, celui-ci s'emballe et le désarçonne. C'est alors l'accident : écartelé, dilacéré, on est proche de la mort brutale – une mort aiguë. La troisième voie, on la connaît bien : conduire l'animal, le chevaucher, par une délicate interaction dont le cavalier aura la maîtrise. Le cheval peut représenter diverses réalités : le corps, les événements, et peut-être aussi, selon les différents vocabulaires et centres d'intérêt, les émotions, les pulsions, l'inconscient, les énergies...

> I : – Il est important, lors de chaque expérientiel, que vous ayez la maîtrise de ce qui se passe. Comme si vous étiez sur un cheval et que vous le mettiez au trot, au galop, au petit pas, à l'arrêt.
>
> Dès l'instant où vous n'êtes plus en maîtrise, dès l'instant où le but vient primer, dès l'instant où vous voulez à tout prix suivre mes consignes pour parvenir à un résultat, vous êtes déjà en danger de déséquilibre, ce qui représente une menace pour la guérison.

Suivre des consignes peut être tout à fait valable pour apprendre une technique, pour acquérir une habileté. Mais en ce qui concerne l'écho, il faut au contraire, et complémentairement, savoir maîtriser les consignes. Certaines techniques peuvent d'ailleurs être utilisées soit comme des apprentissages, soit comme des véhicules de guérison ; cela dépendra, entre autres, de la relation proposée aux consignes données : obligatoire ou facultative. Toute technique peut même tirer profit de ces deux avantages si l'on tient compte des deux dimensions.

Cette nouvelle compréhension ou manière de faire peut s'appliquer à toutes les techniques que l'on emploiera ultérieurement : bio-énergétique[108], psychanalyse, méditation, polarité... On aura ainsi la possibilité d'apprécier l'utilité de ces divers procédés, non seulement par les buts qu'ils poursuivent explicitement, mais aussi en tant que facilitateurs des processus de guérison. De plus, on sera ainsi en mesure de mieux percevoir comment certaines de ces approches (énergétiques, diététiques, homéopathiques), ainsi que certains traitements (chimiothérapies, radiothérapies) qui agissent de façon bénéfique sur l'élément visé, peuvent avoir un effet néfaste sur l'ensemble de la personne, donc sur les processus de guérison. Il ne s'agit pas là de mettre en question la qualité de ces procédés, mais la manière dont ils sont dispensés et qui fait « oublier » ou non la personne à laquelle ils

---

108. La bio-énergétique est le terme américain, et la bioénergie, le terme européen : LOWEN, Alexander, *Bioenergetics*, Coward, McCann and Geoghegan, New York, 1975 et LOWEN, Alexander, *La Bio-Énergie*, Paris, Tchou, 1976.

s'adressent indirectement[109]. Par cette conception métadynamique (l'importance d'un lieu stable pour permettre des mouvements biologiques), nous rejoignons les mouvements humanistes qui préconisent une attention soutenue à chaque personne lors de toute approche de soins :

> I : – Il vous faut recevoir les consignes et les détruire au fur et à mesure. Toute consigne est ainsi le lieu d'un jeu : s'y prêter de bonne grâce et s'en dégager pour y trouver sa liberté. Cela donne une intelligence par rapport aux techniques que vous pouvez apprendre dans les différents stages que vous suivez, d'avoir cette sorte de précision de maniement des consignes.

Au contraire, l'utilisation d'une technique comme outil de pouvoir réduit la personne à un individu obligé, chosifié. Une femme, reprenant l'image du cavalier, l'illustrait en racontant un rêve où elle se voyait traînée par sa monture ; obéir de façon servile à des techniques dites de « croissance personnelle » lui donnait la même impression. On s'aperçoit parfois que dans certaines approches le terrain de guérison est ainsi interdit ; qu'on ne peut se permettre de déroger aux consignes, qu'on doit s'y soumettre à tout prix, c'est-à-dire au prix de la personne. Peut-être est-il temps alors de se poser des questions sur la valeur de ces types d'enseignement. Il arrive qu'on soit obligé de les suivre, mais on peut au moins en repérer le danger d'aliénation, ce qui constitue déjà une manière de protection. Mais parfois aussi, ces enseignements ne sont pas tout à fait nécessaires et l'on peut alors s'en échapper salutairement : « Non, merci ! ».

Une autonomie

L'Echo est aussi un outil dans le sens où les gens peuvent s'en servir de façon personnelle. On y propose des moyens compatibles avec une utilisation ultérieure autonome, ce qui diffère nettement des démarches thérapeutiques, soit avec une analyse faite par un intervenant, mystiques, soit avec un engagement dans une communauté, ou magiques, soit avec l'intervention de guérisseurs. L'Echo est un outil pour permettre une autonomie en prenant la personne comme lieu de maîtrise.

---

109. « Indirectement » puisque leur adresse directe est le symptôme visé.

Donc, que l'on soit d'accord ou non avec différents champs et conceptions mystique, énergétique, cosmique ou magnétique importe peu ; le principal, c'est la position de maîtrise de la personne par rapport à ces différents champs. Du point de vue de la guérison, l'utilisation aveugle de rayonnements gamma ou d'ondes de guérisseurs est tout aussi néfaste. Il s'agit, rappelons le, de conduire un cheval sans le contrôler (arrêt et mort chronique) et sans se faire désarçonner (chute et mort aiguë) : avec maîtrise.

Notre but est d'offrir un outil de travail individuel qui peut être utilisé de façon autonome, un outil transportable dont on peut se servir n'importe où, n'importe quand. Même si on l'enseigne dans un groupe, il faut pouvoir le manipuler seul et, même si on adopte dans l'apprentissage des positions particulières, il faut pouvoir les appliquer dans la vie courante.

Il est important que chacun adapte l'outil à ses propres normes et non pas à des conditions préétablies comme une durée fixe, une fréquence ou une position définies ; on est donc en maîtrise de la forme du travail et il n'y a pas d'attitude modèle à laquelle se conformer.

> I : – Vous pourrez ensuite utiliser cette méthode seul, sans avoir besoin de quelqu'un avec vous. C'est donc auto-transportable, c'est une méthode portative! Même si nous utiliserons des techniques qui proposent que vous soyez, par exemple, allongés, le but final est que vous puissiez en pratiquer l'essentiel dans la vie quotidienne, sans avoir besoin de ces attirails que sont les postures et les contextes. En d'autres termes, vous n'aurez pas besoin de vous allonger dans la station de métro avec l'aide d'un intervenant pour vous guider!

4. Un travail

Les règles intérieures

L'Echo est un travail intérieur et s'appuie, comme la guérison, sur le monde du subjectif. Comme dans tout travail il y a des règles, mais le plus souvent elles s'opposent à celles que l'on retrouve dans la réalité extérieure.

D'abord tout événement y est considéré comme valable, comme ayant une valeur. Il n'y a donc pas ici de hiérarchie d'événements, avec certains plus importants que d'autres. Il n'y a pas ici d'événements bons ou mauvais, permis ou interdits. Tous ont leur place ou peuvent l'avoir. On voit bien que cette proposition n'a aucun sens quand elle s'applique à la réalité extérieure : que dirait-on d'autoroutes sans divisions protégées, de déplacements automobiles sans directions indiquées ou de routes sans croisements organisés ? Mais les lois intérieures sont radicalement différentes et l'application de règles bien coutumières dans la vie de tous les jours est tout à fait néfaste dans le champ personnel.

On remarque que de nombreux jugements, critiques et comparaisons se produisent dans les cheminements intérieurs. On comprend parfois ces pensées comme ayant des origines pathologiques psychiques. Les théories psychanalytiques parleront d'obsession[110], de surmoi[111], de loi du père[112]. Mais pourrait-on envisager simplement et temporairement toutes ces considérations sensées et produites par un censeur, comme des applications malencontreuses à l'endroit des personnes, des règles fort utiles dans une réalité extérieure et cependant inutiles ou néfastes dans une démarche intérieure ? Donc les consignes de travail seront que les jugements, les critiques, les comparaisons sont sans utilité.

Ici tous les *sens* sont permis, mais selon une toute autre définition du terme ! Il n'y a pas de sens interdit. Ce qu'on veut dire réellement, c'est que maintenant tous les sens peuvent être présents : les images, les sons, les mouvements, les sensations, les odeurs, les goûts, les pensées. Il n'y a pas à privilégier d'emblée telle ou telle fonction de perception. On pose ainsi un premier point de discussion quant à une critique de techniques orientées uniquement sur les imageries ou les visualisations, ou sur d'autres techniques qui rejettent toute pensée comme une affaire définitivement « intellectuelle » et, par le fait même, non digne d'intérêt.

---

110. BIBRING, E., « The conception of the repetition compulsion ». *Psychoanalytic Quartely*, XII, 1943, pp. 486-519.

111. FREUD, S., « Le Moi et le Soi » in *Essais de Psychanalyse*, Paris, Payot, 1951, pp. 163-218.

112. LACAN, Jacques, « Écrits », *Le champ freudien*, Paris, Éd. du Seuil, 1966, pp. 276-279.

De plus, en écho, les buts et les objectifs ne sont pas indispensables. En général, pour aller d'un point à un autre, il est souhaitable de prendre le chemin le plus court dans l'espace et dans le temps ; c'est une loi générale avec laquelle on gère habituellement les déplacements. Mais en travail intérieur, on ne sait guère d'avance quel est le point d'arrivée, et la pratique des thérapies qui partage ce domaine nous apprend que la connaissance et la poursuite d'une destination précise empêche souvent l'achèvement d'un projet plus grand. Il n'est donc pas nécessaire de se fixer des objectifs définitifs, bien au contraire.

Une issue concrète

Enfin cette méthode est concrète. En d'autres termes, elle aborde et appréhende le monde intérieur de manière concrète. Ce terme peut sembler paradoxal étant donné que, comme en thérapie, le domaine abordé ici est celui du subjectif. En même temps, le mot concret peut sembler faussement évident puisque le travail se fait sur le corps. Paradoxal et faussement évident, ces termes annoncent plutôt que l'on veut organiser le monde subjectif de façon concrète.

Il ne s'agit ni d'une action extérieure caractéristique d'un traitement – médical par exemple –, ni d'une recherche de sens classique à certaines psychothérapies. On sait déjà que si l'intervention se fait sur le corps, ce n'est pas en l'observant d'un point de vue extérieur, et que, si l'approche est subjective, elle ne se solde pas primordialement par la recherche de significations ou le développement d'interprétations.

En reprenant la distinction implicite-explicite faite plus haut, on peut dire que la traduction du subjectif en concret correspond au retour de l'implicite vers un nouvel explicite. On a vu précédemment que le processus de guérison implique un dégagement vis-à-vis d'une réalité extérieure contraignante, que le passage d'un explicite prescrivant son ordonnance à un implicite non déterminé réintroduisait une liberté. Cette fois le mouvement complémentaire cristallise de nouvelles formes : c'est le retour du pays des merveilles. Mais on ne retrouve pas la même réalité : il s'agit maintenant d'un explicite plus intérieur, plus vivant.

Les événements personnels sont donc transformés en objets subjectifs : ils ont des formes, des mouvements, des histoires, des effets. Cette opération est d'autant plus nécessaire que les événements sont souvent perçus et présentés comme vagues, généraux, confus. Ainsi une tristesse, une douleur, un vague à l'âme seront traduits en apparences, en parcours et en scénarios. Il ne s'agit pas d'*imaginer* obligatoirement ces choses à l'aide de visualisations, mais plus largement de les percevoir en y incluant diverses sensations et impressions. C'est cette traduction en objets qui permet le travail ultérieur vis-à-vis du monde subjectif.

Il importe peu – nous l'avons déjà vu en parlant de subjectivité dans les processus de guérison[113] –, que ces objets soient *vrais* objectivement. Il s'agit d'une activité intérieure, rappelons-le, où le processus induit et dégagé par la construction des objets subjectifs, produit le fonds du travail. La mise en objets ne vise donc pas la recherche d'une vérité mais la mise en branle d'une démarche ; les objets peuvent être illusoires, la démarche, elle, est réelle.

---

113. Voir « Une autosuggestion » p. 88.

***

L'Echo est donc une méthode d'autoguérison qui utilise des expérientiels comme outil privilégié. Elle est construite de telle façon que ses mécanismes ne viennent pas en contradiction avec l'objectif de laisser libres une personne, un domaine de travail intérieur et un champ subjectif. Signalons que ce champ est en articulation et ouvert à d'autres types de pratiques comme la médecine ou la thérapie, et que toutes ces interventions se côtoient constamment dans notre univers de travail.

D'une part, la méthode s'occupe du corps en le *prenant*, comme en médecine, mais au lieu que ce soit un tiers (soignant, infirmière) qui en assume la responsabilité, ce sont les personnes elles-mêmes qui deviennent les promoteurs de leur propre démarche.

D'autre part, le travail aborde le corps en le *comprenant*, comme en psychothérapie, mais de façon directe, perceptuelle plutôt qu'en rapport au sens. C'est un outil dont chacun a le contrôle, qu'on peut maîtriser.

En médecine des techniques sont appliquées sans que les patients en aient la maîtrise, car c'est l'intervenant qui occupe le pôle primordial d'activité.

En psychothérapie la relation avec l'intervenant est essentielle car elle est le moteur, sinon l'objet, du travail psychique – interaction qui est nécessaire au processus.

La méthode ECHO permet que les personnes n'aient pas à se situer en position de patient (médecine) ou de client (psychothérapie).

L'HISTOIRE DE L'ECHO

Mais, seul, loin du bateau et du rivage,
Jonathan Livingston le Goéland s'exerçait.[1]

1. BACH, Richard, *Jonathan Livingstone le Goéland*, Paris, Flammarion, 1973.

L'HISTOIRE DE L'ECHO

On constate souvent chez les auteurs d'ouvrages sur la guérison une histoire personnelle qui a eu maille à partir avec la maladie. Ils se sont retrouvés terrassés par un mal incurable, dénoncés dans leur vie déséquilibrée ou abandonnés par la médecine[2]. Soudain, se sentant glisser dans une fatalité annoncée, ils se ressaisissent et prennent une attitude radicalement différente. De portés pour morts, ils se décrètent sauvés. Cette décision est l'affaire d'un instant, instant d'illumination profond et bref. Alors commence un long cheminement laborieux, soutenu, systématique. Cet instant privilégié, ce cheminement entêté, apportent des modifications majeures dans leur existence : leurs relations, leur nourriture, leurs intérêts, leurs valeurs se transforment. Et la maladie, de chronique et d'immuable, se met tout à coup à fondre. Ils se découvrent des pouvoirs qu'ils n'avaient pas soupçonnés.

Cette liquéfaction se fait parfois par gros morceaux, ce qui se produit lors de guérisons influencées par l'intervention de tiers : les miracles, comme on dit. Ce genre de modification, dans des contextes de foule, de gourous, de rites et de mythes, peut avoir des effets très temporaires. C'est le reproche qui lui est habituellement fait. Mais elle peut aussi permettre à la personne de constater que ce qui était réputé comme inébranlable, ne l'est peut-être pas. Alors un nouvel état d'esprit s'installe, un état d'esprit qui « prévoit » des changements possibles : un pro-

---

2. COUSINS, Norman, *La volonté de guérir*, Paris, Le seuil, 1980. LABONTÉ, Marie-Lise, *S'autoguérir... c'est possible*, Montréal, éd. Québec/Amérique, coll. Santé, 1986.

cessus est mis en marche. Parfois ces effets, trop exclusivement attribués à l'événement sensationnel qui leur a donné naissance, s'affadissent avec la distance et le temps et ne seront soutenus que par la répétition d'interventions phénoménales.

Le plus souvent la fusion se fait goutte à goutte, entrecoupée de moments où se manifestent soudainement des changements radicaux. Soutenus par leur certitude de départ, abrités derrière des habitudes, des réseaux et des limites qu'ils se sont construits, les gens avancent pas à pas dans leur démarche. On pourrait les croire aveugles et sourds, mais ce n'est qu'un point de vue de l'instant. Le futur, ils le voient et l'entendent fort bien maintenant, l'ayant déjà vu et entendu dans cet instant passé où il leur était refusé. Présents au futur, ils ne sont plus guère présents à un présent sans futur.

Un jour, ils sont guéris. Et cela, ils peuvent le considérer de diverses manières : de la disparition totale d'une maladie à un soulagement profond de n'être plus malades. Forts de cette expérience, ravis et emportés, ils écrivent[3]. Ils écrivent comment ils en sont arrivés là, puis comment ils en sont sortis. Ils écrivent le début et la poursuite de leur parcours[4], les espoirs, les embûches, les étapes, les découvertes. Certains font même partager leur expérience à d'autres personnes. Revenant d'une expérience majeure, ils tentent de faire suivre à d'autres malades la démarche qui leur a convenu. Certains se font même guérisseurs, ce qui pose quelques problèmes, comme on le verra vers la fin de cet ouvrage[5]. D'autres se font thérapeutes et font découvrir à leurs patients le chemin particulier qui fut le leur sur la voie de guérison.

C'est un parcours issu d'une expérience réelle de souffrance, suivi d'une délivrance personnelle. Ce sera un désir de le faire suivre à d'autres, avec bienveillance ou sympathie.

---

3. BOUGIE, Suzanne, *Les mémoires de mon corps*, Montréal, éd. Québec/Amérique, coll. Santé, 1989.

4. ALBY, *Cancer, sens et non sens*, Psychologie médicale, 1987.

5. Voir « L'échappée », p. 399 et « Les rêves » p. 336.

***

Notre parcours ici est fort différent. Il ne se situe pas dans l'axe de l'entrée et de la sortie d'une maladie grave mais plutôt dans un intérêt persistant concernant un certain corps : du corps comme scène d'un drame. Il est difficile de discerner ce qui a bien pu orienter notre curiosité et nos efforts vers ce domaine et pourtant ce sera le sujet de cette deuxième partie. Que le corps soit objet d'intérêt n'est pas exceptionnel et il n'est pas un de nous qui puisse s'en démunir. Mais notre particularité, ici, consiste plus à chercher un corps lieu d'expression, d'impressions et de signification. Comme cela, comme tel.

Ce qui fait que notre démarche n'est pas ponctuée d'événements tragiques, de situations infernales et d'évasions spectaculaires. Plutôt une route assez calme, mais jalonnée de questionnements fiévreux : les questions du corps. Des questions posées moins pour y répondre que pour se situer au centre du corps.

C'est un parcours issu d'explorations diverses de ce lieu : artistiques, médicales, herméneutiques. Et, tout au long, un besoin d'en communiquer les découvertes à d'autres et d'y travailler ensemble.

Le mime

On avance dans la vie par touches successives, sans trop sans rendre compte. Certes, on s'aperçoit de ce que l'on fait au jour le jour ; et puis on est marqués par de grands événements, étonnés par nos découvertes, atteints par des malheurs. Mais la vie passe néanmoins ; on se souvient parfois de bribes du passé, mais on regarde le plus souvent vers l'avenir.

Pourtant, à certaines occasions, on fait le point un peu plus longtemps et l'on voit alors le chemin parcouru, la ligne formée, les écarts risqués, les étapes, les décisions et les moments-clés de notre existence... avec l'impression que, sans eux, nous ne serions pas les mêmes.

Ainsi m'apparaissent mes expériences diverses dans le corps ; elles viennent s'organiser en un parcours qui semble maintenant logique : une sorte d'entêtement à chercher ce corps, à le jouer, à le questionner, à le traduire m'ont enfin permis, après plusieurs dizaines d'années, de l'entendre un peu.

LES SCÈNES DU CORPS

L'ouverture à l'expression du corps commencera, si on peut marquer un début, par une mise en scène du corps.

Les représentations sur scène

Introduisons-les d'abord par des figurines interposées : les marionnettes. Quels souvenirs que ces spectacles montés pour les proches, à l'âge de l'enfance ! Un petit théâtre, des décors de papier, tout un attirail d'éclairages, de coulisses, de mixages sonores. Et puis des textes, des textes inventés le plus souvent : les histoires de la vie, comme les enfants se les racontent, les racontent. Mais ici, les histoires étaient ventilées et appartenaient à des personnages divers, elles étaient présentées à un public : un montage donc. Cela allait jusqu'aux moindres détails techniques : l'impression de programmes, la vente de billets, les entractes – et probablement la vente d'esquimaux-chocolats, sorte d'équivalent français du maïs soufflé des cinémas à l'américaine. Donc une petite scène servait déjà de lieu d'exposition.

Quelques années plus tard, dans un mouvement de jeunes, je participe à l'élaboration de spectacles. Je suis encore dans la famille élargie, le familier donc ; puis un jour, c'est le contact avec une grande scène en bois, avec dessus, une personne en chair et en os. Coup de foudre : un jeu annoncé, une foule préparée, puis un événement soudain qui émerge de la rencontre. Des rires fusent, des improvisations se déclenchent : un arc électrique vient de se former entre la salle et la scène, entre les spectateurs et les acteurs. Une expérience inoubliable qui guidera définitivement ma recherche de lieux de représentations.

Dans ces saynètes de marionnettes, ces petits sketches de salle paroissiale, ce sont déjà moins les mots que les personnages qui occupent l'avant-scène. Ce sont les corps qui apparaissent, font leur place et leurs mouvements, si bien que le mime devient le médium rêvé, riche en formes et en déplacements dans lequel les voix sont absentes. Comme on le sait, le mime a la particularité de ne pas avoir de texte. Dans les mises en scène de choses et d'environnements, pour que le spectateur s'y reconnaisse, on fait découvrir cette chose par la relation à cette chose. Par exemple, les relations avec un panorama grandiose, une porte lourde, une pièce étroite, une source claire sont évoquées par l'ouverture du regard, le poids imposé, la souffrance perçue, le bruit soulageant. Ce ne sont pas les choses elles-mêmes qui sont décrites par des gestes qui dessineraient leurs formes, comme dans certaines devinettes corporelles utilisées dans des jeux de société. Puisque les choses ne sont pas présentes, le mime figure l'événement extérieur par la projection de la perception intérieure ; cette projection subjective se fait sur le corps lui-même, comme sur un écran mobile, à trois dimensions[6]. Une dynamique inverse de l'habituelle : la projection d'un extérieur à l'intérieur.

Le mime permet un travail avec les objets intérieurs et partage certaines des caractéristiques de tout art de scène. Pour être représentée, la chose qui est au dehors devra être perçue au dedans de soi, comme un objet subjectif, ou plutôt comme relation à cet objet. Ceci nécessite une identification à l'objet et à la relation qui sont joués par l'ensemble de la personne : une métonymie corporelle. Cela exige à la fois un recul, une sorte de désidentification, pour pouvoir en être, en tant qu'acteur, le premier observateur intérieur. Le spectateur regardant ce mouvement y participe à son tour, intérieurement. Ainsi, le mime joue simultanément les deux fonctions de mouvement et de regard. La personne ayant rôle d'acteur se met au service de ces représentations : une *mise en art* qui reproduit la mise en objets dont nous avons parlé plus haut[7] et prélude le jeu d'objets qui s'ensuivra[8].

Certains artistes-mimes prennent surtout pour thèmes des situations coutumières : être bloqué dans un ascenseur, tenter de rattraper un retard pour prendre le train. Ils construisent souvent, à partir de ces scénarios, des gestuelles si précises qu'elles permettent la reproduction de jeux similaires au cours de différentes représentations[9]. Il est possible que cela soit l'œuvre de professionnels à qui il faut bien la sécurité d'une certaine programmation. L'entreprise d'un spectacle comporte déjà assez d'inconnu pour que les artistes tentent d'assurer au moins un scénario de base. En ce qui concernait mon groupe de travail, nous avions la possibilité de ne pas nous soumettre à ces servitudes, ce qui nous a permis d'amener deux modifications importantes dans notre manière de jouer.

Les représentations en scène

D'une part, nous nous intéressions davantage à l'expression de vécus intérieurs qu'à la description de situations

---

6. BARRAULT, J.-Louis, *Le corps magnétique*, Cahiers Renaud-Barrault, vol. 99, Paris, Gallimard, 1979. pp. 71-136.

7. Sur le caractère concret des objets, voir «Une issue concrète», p. 113.

8. WINNICOTT, D.W., *Jeu et réalité*, Paris, Gallimard, 1975.

9. Mime Marceau.

externes. Nous montions un thème à partir de ce que chacun d'entre nous percevait, de ce que nous avions pu rêver ou imaginer, des gestes qui nous échappaient, des mouvements que nous prolongions. Nous inventions pas à pas, sensation à sensation, selon l'inspiration. De l'intérieur, cela nous donnait l'impression d'être toujours à la limite d'un champ connu, donc à la limite d'un champ vierge à oser.

D'autre part, il n'y avait pas de compositions précises. Nous construisions des canevas, des thématiques, des indications, et le reste se faisait à l'intérieur de ces points de repère. De rencontre en rencontre – pour ne pas dire, faussement ici, de répétition en répétition, puisqu'il ne s'agissait pas de répétitions à proprement parler –, nous construisions le scénario, repartant chaque fois du précédent en l'utilisant comme un brouillon. Le thème prenait progressivement une forme, une certaine tournure. Un peu comme les suites d'accords de musique de jazz sur lesquelles les mélodies se concrétisent et se modifient. Des grilles de jazz, comme des trames, canevas qui annonçaient déjà ce dont nous avons parlé au sujet de la guérison, au sujet de l'implicite du corps[10]. Lorsque nous considérions que la forme était présentable, nous atteignions une sorte d'équilibre temporaire. Mais jamais l'une de nos présentations ne fut totalement une re-présentation. Les histoires se transformaient, se permutaient, s'incluaient et quelques-unes ne furent jouées qu'une fois.

Certaines improvisations exploitent cela systématiquement. On part d'un mouvement ou d'une position : le geste a une amplitude, une rapidité, une fin. Celui qui suit se situe donc par rapport au premier et les deux organisent une sorte de mariage de forme et de rythme, puis apparaît un troisième geste, etc. Finalement, on découvre une configuration qui a un sens puisque chaque geste n'est pas posé au hasard mais sur la base des précédents. Chaque geste créé, obligé à une répétition nécessaire mais abandonnant la tendance à une pure répétition, émane de quelque chose qui le précède et apporte par son existence une forme tout à fait nouvelle à l'ensemble dont il fait maintenant partie.

On voit déjà les principaux éléments qui se retrouveront dans ma démarche personnelle comme dans ce livre : la création,

---

10. Voir «Le passage», p. 79.

le corps expression, le mouvement et une certaine problématique qui concerne le langage du corps. À cela, il faudrait ajouter le silence. Mais continuons notre récit.

Avant chaque mise en scène, avant chaque présentation, nous avions pris l'habitude de nous recueillir à l'aide de quelques exercices, comme des mises en situation intérieures. Je ne sais comment ni où nous avions trouvé cette idée, mais j'ai constaté plus tard que cela ressemblait étrangement au training autogène[11], une technique de relaxation qui consiste à s'allonger, ou à s'asseoir en position de coche dans un endroit calme et sécurisant, puis à entrer en contact avec son corps par des propositions comme celles-ci : « Mon bras droit est lourd, ma jambe gauche est chaude... ». Ensuite, les propositions englobent la respiration, la régularité du rythme cardiaque, le bien-être dans le plexus solaire, la fraîcheur du front.

Dans le cadre de la création de mimes, il ne s'agissait pas de provoquer une relaxation mais de représenter intérieurement certaines parties du corps, certaines perceptions. Cette représentation intérieure préparait celle qui aurait lieu sur scène : la double position d'observateur et d'acteur, donc une relation dynamique interne. Cet exercice facilitait l'introduction interne subséquente d'objets variés, au sens subjectif. Par exemple, la relation à l'eau nous faisait fluides, nous amenait à nous y glisser, à nous y rétracter, à en émerger. Ce travail permettait de préparer l'état de dialogue avec des sensations intérieures et de jouer avec elles : une mise en scène du corps à l'intérieur de lui-même.

En Echo, on retrouve beaucoup l'utilisation de cette représentation d'objets intérieurs : des sons, des couleurs, une sorte de mise en scène du corps subjectif. Il y est aussi question de mouvements à compléter, à créer. On voit qu'il s'agit d'une double dimension d'implication et d'exposition ; on plonge dans un univers non prévu pour en manifester les relations découvertes : d'un espace contenu à un espace manifeste par l'évoca-

---

11. SCHULTZ, J.H., et LUTHE, W., *Autogenic therapy, Methods*, New York, Grune & Stratton, 1969. C'est « une méthode psychothérapique par relaxation obtenue au moyen de procédés visant à réaliser une auto-hypnose. Les sujets doivent arriver à se représenter une série d'images mentales... propres à déclencher une « conscience imageante » : PIÉRON, Henri, *Vocabulaire de la Psychologie*, Paris, PUF, 1963.

tion d'espaces internes. Voilà un des outils de l'écho qui permet une exploitation du corps au sens où l'on exploite une mine, pour en extraire du minerai et le porter à ciel ouvert : mettre à découvert quelque chose qui était à l'intérieur.

LES RENCONTRES DU CORPS

Le corps partagé

Mon entrée à la faculté de psychiatrie m'éloigna de ces activités artistiques et pas seulement à cause de mes horaires ou d'un changement d'intérêts.

Dans ce domaine clinique, la psyché est abordée par ses contenus, ses formes, ses significations. Le corps n'y est pas personnage principal : il exprime la souffrance ou la pathologie de l'esprit. Si on s'y intéresse, ce n'est pas pour l'entendre, mais pour l'observer : on le réduit à se taire. La parole elle-même n'y est bienvenue que si elle est contenue, discernable, articulée ; les cris, les éclats et les apostrophes sont mis hors de question. Ils dérangent et ne sont pas toujours questionnés.

Pourtant, j'y apprends beaucoup : la souffrance morale, les perturbations psychologiques, les altérations de la conscience, les retentissements somatiques. Et cette folie qui désorganise les pensées, les perceptions, les relations, les corps. Puis, d'une part, une réflexion sur la maladie mentale qui force l'hospitalisation et, d'autre part, sur cette autre maladie que devient, à son tour, l'hospitalisme : incarcérations qui se surimposent[12].

Je cherche toujours néanmoins à penser le corps, à le concevoir comme un lieu d'expression. Dans le mime j'avais trouvé un cadre : des répétitions, un public, des tréteaux. Où pourrais-je bien monter une nouvelle scène dans ce théâtre particulier de la

---

12. L'hospitalisme est « l'ensemble des effets nocifs, physiques et psychiques engendrés par un confinement prolongé dans un hôpital » (PIÉRON, Henri, *Vocabulaire de la psychologie*, Paris, PUF, 1963). Le terme a été utilisé par Spitz au sujet des enfants institutionalisés (SPITZ, R., *De la naissance à la parole*, Paris, PUF, 1971). Des études de ce problème chez les adultes ont été continuées par Lucien Bonnafé et Bernard Sigg : BONNAFÉ, Lucien, « Le château en Espagne » in « *Programmation, Architecture et Psychiatrie* », Paris, *Recherches*, Juin 1967 ; SIGG, Bernard, « Pratique psychanalytique et cadres institutionnels », Lyon, *Entrevues*, no 4, janvier 1983.

clinique ? Une scène pour une représentation à personnage seul et à spectateur unique. Dans cette quête pour relier la création artistique connue et une expression corporelle à créer, je rencontre des gens, des cliniciens qui s'occupent du somatique. Je leur fais part de mes préoccupations sur les impressions corporelles et leurs significations. Ma question ressemble à celle-ci : « Est-ce qu'on peut comprendre les mouvements corporels extérieurs et intérieurs comme significatifs de la personne ? ».

La réponse évoque un problème de mécanique somatique, un trouble d'articulations – je veux dire de ligaments – et une réparation par une réhabilitation des gestes. Ma réaction est celle d'un dépit. Une réponse au premier degré, une réponse littérale. Nous ne parlons pas le même langage, mais il est vrai que je n'arrive pas à communiquer clairement ce que je désire découvrir exactement ! Cependant, je reste convaincu d'un manque dans la réponse, d'une réponse qui manque : il me faut aller voir ailleurs...

Je traverse alors l'océan vers un nouveau continent. Ce qui devait être un aller-retour dans ces terres lointaines devient un rendez-vous marquant. Dans le même domaine psychiatrique, je trouve cette fois des ouvertures nouvelles quant aux approches cliniques. Le champ est plus vaste ; en tous cas, il est plus diversifié. Les patients n'y sont point vus seulement comme des malades, on y dit aussi qu'ils crient au secours[13]. Dans cette contrée j'anime des groupes où les personnes malades peuvent parler de leur hospitalisation, ce qui est paradoxal si l'on tient compte du fait que ces réflexions institutionnelles ont été formulées ailleurs[14]. Je travaille avec les familles de ces patients, ce qui est remarquable puisque les approches systémiques de ce genre arrivent tout juste d'un autre pays[15]. J'anime des équipes où les différents professionnels ont une place que je ne leur avais jamais vu prendre auparavant. Le Québec reçoit l'Europe et l'Amérique ne s'en souciera que quelques années

---

13. PAGÉ, J.-Charles, *Les fous crient au secours*, préfacé par le Dr Camille Laurin, Montréal, Éditions du Jour, 1961.

14. OURY, Jean, « Notes et variations sur la psychothérapie institutionnelle », Paris, *Recherches*, no 2, 1966.

15. RUESCH, Jurgen, BATESON, Gregory, *Communication : the social matrix of psychiatry*, New York, W.W. Norton & Company, 1951.

plus tard[16] ; l'Amérique bat son plein et l'Europe n'en aura vent que quelques années plus tard[17].

Point étonnant alors que j'entende parler d'un lieu où on laisse se mouvoir le corps, où ses différentes parties ont un sens : elles peuvent parler et se taire. On en voit des mobiles et des bloquées ; il y aurait même des courants d'énergie. Fantastique. J'y retrouve mon intuition, même si les langages semblent différents ; il ne s'agit pas de mime mais de thérapie. On appelle cela la bioénergétique[18]. Je rencontre deux des pionniers[19] et j'ai le plaisir de travailler avec eux.

Le corps touché

Les contacts

Cette théorie et cette technique reconnaissent un corps dynamique, et pas seulement anatomique et physiologique[20]. Ce corps est le lieu d'une histoire, il en porte les marques inscrites musculairement ; ses adaptations forcées sont organisées autour de blocages de mouvements et d'énergie. Donc, l'histoire y laisse ses traces en bloquant les muscles, les mouvements, l'énergie : le présent du corps peut ainsi rendre compte de son passé. Quant au concept d'énergie qui en est la base, on peut le comprendre comme une circulation non neurologique[21]. Cette énergie, on peut vouloir la prouver scientifiquement et la mesurer, certains s'attachent à le faire. On peut aussi la prendre simplement comme une notion correspondant à des impressions subjectives de mobilité,

16. LACAN, Jacques, *The four fundamental Concepts in Psychoanalysis*, New York, W.W. Norton, 1978.

17. MIERMONT J., STERNSCHUSS-ANGEL, S., NEUBURGER, R., SEGOND, P., *Thérapies familiales*, Paris, Éditions Techniques, *Encycl. Méd. Chir., Psychiatrie*, 37819 F10, 4-1980, 8 p.

18. LAPASSADE, Georges, *La bio-énergie*, Psychothèque, Paris, Éd. Universitaires, 1974.

19. KELLEMAN, Stanley, *Living your Dying*, New York, Random House, 1974. LOWEN, Alexander, *La dépression nerveuse et le corps*, Paris, Tchou, 1975.

20. LOWEN, Alexander, *Pleasure : a creative approach to life*, New York, Lancer Books, 1970.

21. PIERRAKOS, John C., *The Energy Field in Man and Nature*, New York, Institute for Bioenergetic Analysis, 1971.

de bien-être, d'expansion, d'élégance, donc dans un sens général et approximatif. C'est tout ce qu'il faut car c'est de ces impressions que les gens rendent compte.

À cette époque, ce qui m'importait, c'était d'avoir trouvé non seulement une théorie, mais un outil de travail utilisable en clinique. Je pourrais donc m'occuper *directement* du corps et y arriver sans l'emploi obligé et unique de la parole. J'avais trouvé un outil qui n'était ni médical – puisqu'il procédait, pourrait-on dire, d'une anatomie émotionnelle – ni psychanalytique – puisqu'il employait de façon usuelle le toucher corporel – et l'on connaît le tabou du toucher en psychanalyse !

Or, cette découverte d'un toucher à la fois non médical et non érotique me laissera une marque salutaire et indélébile dans mes pérégrinations ultérieures. Cette expérience fera « empreinte »[22] dans mon aventure et me permettra ensuite d'écouter avec indulgence toutes les discussions enflammées autour de la question du toucher en thérapie : entre les pourfendeurs d'une façon de faire considérée quelque peu démoniaque et les défenseurs de pratiques collectives parfois suspectes. De l'eau a coulé sous les ponts depuis : de nouvelles formes de thérapie et de psychanalyse se sont développées[23] ; des abus délictueux ont été et sont encore mis à jour, et la pratique s'en trouve assainie. Heureusement en ce temps-là, hasard ou chance, je n'ai pas eu à subir moi-même ce genre d'abus. Cela m'a permis de découvrir une autre vision du corps, non courante, de trouver un début de réponse à la question qui me tenait à cœur.

Je n'ai pas eu non plus à me battre contre des jugements arbitraires. J'avais en effet entrepris en même temps une psychanalyse dite classique, et jamais celui qui m'accueillait sur son divan ne fit de remarque destructive au sujet de l'expérience que je vivais dans le toucher du corps et le corps du toucher. Que de temps gagné à ne pas être interdit de ce double séjour ! Que de

---

22. Nous faisons référence à ce terme dans sa signification éthologique : « Fixation irréversible de l'animal nouveau-né au premier objet qui se présence à lui... », *Le Petit Larousse illustré*, 1993.

23. AMBROSI, Jean, *L'analyse psycho-énergétique : la thérapie du mouvement essentiel*, Paris, Retz, 1979. PASINI, Willy, ANDREOLI, Antonio, *Eros et Changement*, Paris, Payot, 1981.

forces gardées à m'ouvrir et à m'enrichir de ces deux approches dont je cherchais dès lors les complémentarités.

Les distances

Ainsi, peu à peu, je tentais d'intégrer les deux démarches fort différentes de la psychanalyse et de la bioénergétique, y dégageant les correspondances et les incompatibilités.

Parmi les correspondances, je reconnaissais une certaine conception dynamique de l'être qui joint avec plus ou moins de bonheur des pulsions et des résistances. La levée des barrières qui libère les forces vitales était présente dans les deux approches. Cependant, pour les mettre en évidence, la psychanalyse utilise la tension du transfert et l'interprétation alors que la bioénergie se sert de la tension musculaire et de la respiration.

L'une et l'autre partagent par ailleurs un même écueil issu de la relation à la théorie. On connaît bien le conflit que peut poser l'incursion d'une théorisation toute faite dans la pratique psychanalytique ; elle la plaque au sol. Je retrouvais le même problème dans les allures de certaines interventions de bioénergie. Des problèmes de diagnostics, de règles, de grilles, d'écoles et de chapelles resurgissaient. Le voyage dans le corps prenait alors l'allure de l'exécution d'une tâche *jusqu'à l'exécution d'un sujet*. La grande différence vis-à-vis de cette problématique inhérente à toute pratique thérapeutique tenait surtout à l'attitude adoptée : un questionnement habituel dans le champ psychanalytique, une indifférence fréquente dans le champ bioénergétique.

Mais, c'est surtout dans la pratique que se situaient les incompatibilités entre les deux approches. Tandis que la pratique psychanalytique se voulait principalement évocative et interactive, l'expérience bioénergétique était essentiellement expressive et interventionniste. La première se situait dans l'ordre de l'analogie et de la métaphore, la deuxième dans l'ordre de la littéralité et de la métonymie[24]. Cet antagonisme à valeur historique aurait pu être très fécond, mais il s'est soldé le plus souvent en une

---

24. Joseph Campbell fait une distinction entre littéralité et analogie : « That is reading the world in terms of prose instead of in terms of poetry, reading the metaphor in terms of the denotation instead of the connotation », CAMPBELL, J., *The Power of Myth*, (with Bill Moyers, Betty Sue Flowers), New York, Doubleday, 1988, p. 57.

simple opposition d'écoles, bien que les premiers bioénergéticiens fussent tous eux-mêmes d'origine analytique.

D'une part, il y avait ces praticiens qui, clairement ou confusément, écoutaient la personne avant la règle puis interrogeaient eux-mêmes leurs interventions. D'autre part, il y avait ceux qui faisaient converger l'utilisation aveugle de schémas préétablis et l'application littérale de techniques rigides, ce qui aboutissait à des excès de savoir et de pouvoir. Tout ceci, béni par le désir de l'intervenant – parfois dûment autorisé par le patient – de voir la personne guérir. Ces raisonnements amenaient à considérer le but de l'intervention comme une « normalisation » du corps. À la suite de la thérapie, il fallait que le corps soit totalement libre et équilibré, ayant atteint la perfection d'une statue grecque.

Cette visée idéaliste bien connue se repère facilement dans les thérapies verbales : bien penser, faire disparaître les mauvais comportements, éliminer les défenses, s'ajuster aux théories psychodynamiques en usage. Cependant, je constatais qu'elle était tenue comme négligeable dans les disciplines corporelles, comme si curieusement ces dernières pouvaient en être indemnes. Les équilibres énergétiques parfaits, les courants énergétiques libres, plutôt que d'être considérés comme des points de repère, devenaient des normes à atteindre. Une aliénation par le haut.

Le problème finit par éclater lors d'une fin de semaine d'apprentissage où certains se firent violenter sous le prétexte de la technique reine. Violences modérées au vu d'un observateur commun ; violences significatives pour un thérapeute avisé. Sortie : adieu !

Je me retrouve seul avec mes questions. Il y a sûrement d'autres façons de laisser s'exprimer le corps que cette manière pouvant aboutir à de tels excès. Cette expression par force est folle. Puis, tout à coup, la supposition d'un mode qui serait naturel : et si le corps pouvait le faire de lui-même ? Si l'on pouvait trouver des conditions qui favorisent cette expression issue de l'intérieur ? Je rejoins alors, sans m'en rendre vraiment compte, les idées que j'utilisais dans la construction des scénarios de mimes. Et je découvre déjà, sans le savoir encore, les qualités que nous utilisons toujours maintenant – que nous avons esquissées dans les premiers chapitres de ce livre : des conditions optimales soutenant une démarche naturelle et personnelle.

LES LIEUX DU CORPS

Nous organisons alors, avec d'autres intervenants, un groupe de recherche sur l'approche corporelle en thérapie. Notre but est de trouver une méthode qui intègre le corps sans abandonner les valeurs inhérentes à une démarche thérapeutique.

La conception d'une approche

Une suite de tâtonnements commence : il ne faut pas retomber dans un schéma d'interventions normatives, à finalité connue et exécutée « sur » le client ; mais il faut pourtant élaborer une méthode qui rassemble les conditions propres à une exploration corporelle. Mais comment une méthode peut-elle exister sans finalité, et comment une thérapie[25], en tant que démarche personnelle, est-elle possible dans un contexte de finalité prédéterminée : voilà une contradiction évidente.

Nous tendons à donner à la thérapie la définition suivante : une approche qui se penche sur la démarche personnelle de quelqu'un. Elle consiste à ouvrir, dans un environnement protégé, un espace psychique où des objets intérieurs peuvent exister, se relier et évoluer. Elle met donc primordialement en scène un sujet qui agit lui-même sur ses propres objets. Tandis que le traitement est orienté principalement vers une action sur des symptômes, c'est-à-dire sur une partie de cette personne, la thérapie

---

25. Le terme « thérapie » est utilisé pour couvrir des interventions très différentes, surtout lorsqu'il est associé à d'autres vocables ; ainsi la psychothérapie, la physiothérapie et la radiothérapie. Cette convention est tout à fait acceptable puisqu'elle recouvre des pratiques de soins dispensés à l'occasion de maladies diverses.

Cependant, il nous semble important de donner au mot thérapie une signification plus précise et de le différencier de la dénomination de « traitement ». Ceci est davantage possible et certainement nécessaire dans le climat actuel ; de nombreuses disciplines de soins prolifèrent et les demandes des clients deviennent très diversifiées. De plus, des techniques qui, autrefois, faisaient cavalier seul se retrouvent maintenant évoquées dans le cadre de certaines méthodes de soins officielles : nous pensons par exemple à des approches de guérison ou de méditation.

met d'abord en cause la personne globalement[26]. L'intérêt de différencier les deux champs (thérapie et traitement) est que les adresses en sont absolument différentes : la thérapie s'adresse à un sujet, le traitement à un objet[27]. La thérapie nécessite de la part du thérapeute une relation interpersonnelle avec le client plutôt qu'une action sur celui-ci[28].

On retrouve cette même question de finalité soulevée en biologie : comment appeler scientifique une hypothèse déterminée sur des causes finales[29] ? Dans le domaine de l'évolution, la question se pose en partie comme une constatation après coup ; dans le domaine de la thérapie, elle se pose comme une préoccupation avant coup. Comment, en effet, pourrait-on entreprendre une démarche sans avoir un projet, mais comment ce projet peut-il ne pas nuire à la démarche s'il la dirige ?

Cette recherche nous amène curieusement à nous pencher d'abord sur des considérations proprement anatomiques. Peut-être est-ce une façon de s'assurer d'une réalité, avant d'appareiller

---

26. Il nous faut ici distinguer notre dénomination de thérapie de celle de traitement. Le traitement, comme nous l'avons défini, consiste en l'action d'un soignant sur un objet qui échappe à l'individu ; c'est le paradigme même de la médecine. Cette façon de voir est un point de repère et ne force pas à des exclusions simplistes. Par exemple une intervention thérapeutique peut éventuellement amener une disparition de symptômes ; tandis que d'autres symptômes peuvent être à la base d'un début de thérapie ; les deux modalités peuvent aussi se recouper au cours d'une même intervention, et il n'y a là aucun jugement de valeur qui donnerait plus d'importance à l'un qu'à l'autre, ce sont simplement des fonctions différentes.

27. CROMBEZ, J.-Charles, « La supervision de psychothérapie : la supervision d'une rencontre et la rencontre dans une supervision », *InfoPsy*, Vol. 9, No 2, Université de Montréal, Déc. 1993.

28. Cette distinction essentielle met en lumière plusieurs différences importantes entre les deux approches.

Dans la thérapie, contrairement au traitement, l'objectif ne peut être fixé que par le client. La vérité n'y est pas absolue, elle est non concrète mais subjective. C'est la question du savoir.

L'intervention consiste en une présence qui permet le mouvement de l'autre et non une intervention active « sur » l'autre. Le diagnostic n'est pas l'outil de la thérapie mais celui du traitement. La compréhension n'y est pas tout à fait nécessaire sauf peut-être pour rassurer le thérapeute, alors que dans un traitement, elle est nécessaire pour aider le soignant à diriger l'acte qu'il pose. C'est la question du pouvoir.

Quand le patient veut un soulagement, c'est de traitement qu'il s'agit ; quand il veut un changement, il s'agit de thérapie.

29. ATLAN, Henri, *Entre le cristal et la fumée*, Paris, Ed. du Seuil, collection Points, p.14.

vers des mondes inconnus. Peut-être aussi est-ce une manière de croire que nous pourrions nous appuyer sur un corps organisé comme sur une machine. J'y retrouve étonnamment cet écart que j'avais perçu quelques années plus tôt entre mes questions sur les perceptions corporelles et les réponses fournies : « Ce sont les articulations » ! Ainsi, à l'aube de cette nouvelle recherche, je me penche comme j'avais dû le faire auparavant en médecine, sur des planches anatomiques ! Sans que cela serve directement, nous sommes rassurés car nous pouvons au moins nous approcher de zones inconnues : cette recherche de repères nous sert d'alibi.

Puis, nous tentons de catégoriser les gestes que nous posons : une sorte de sémiologie de l'intervention. Notre visée est encore dans l'ordre du soin, dans une conception chirurgicale. Il faut déterminer la nature des interventions – les lieux de toucher, leur durée, les impressions qui en émanent – et évaluer les effets sur celui ou celle qui s'y prête – les évocations qui en émanent, les mouvements, les perceptions. Nous sommes encore attachés au schéma causaliste coutumier.

Cependant, à force d'essais et de répétitions, « quelque chose » de nouveau apparaît, inattendu, en deçà des zones et au-delà des gestes : quelque chose de vivant, à la fois ténu et intense. On découvre alors ce qui sera le cœur de cette nouvelle façon de concevoir, dans les deux sens du mot, de créer et de penser. Nous observons en effet que, sous certaines conditions, quelque chose naît du corps qui peut être reçu plutôt que voulu, soutenu plutôt que dirigé. Et ces conditions sous-jacentes à une démarche corporelle s'éclairent malgré nous, malgré le fait que nous soyons affairés à différencier et à classer ; heureusement ! À partir de ces considérations anatomiques et de ces classements symptomatiques, nous sommes donc amenés à découvrir un entre-deux : entre-fait et entre-temps. Les classifications techniques laissent la place à un concept de présence, et les catégorisations d'événements à une notion de processus. D'un corps en morceaux à un morceau de vie, d'un corps découpé à un corps élaboré. Entre les deux, cette « présence » et ce « processus » constitueront nos repères futurs[30].

---

30. HAMANN, Aimé, « L'abandon corporel », *Santé mentale au Québec*, Vol. 3, no 1, 1978, pp. 85-95.

La question du corps y est posée de la façon suivante : comme un lieu où est mémorisé le vécu antérieur, frustrant, douloureux[31]. On parle beaucoup moins du vécu jouisseur, mais la jouissance s'y trouve pourtant, tout autant. La situation d'abandon et de permissivité, en même temps qu'écoute et présence, permet la résurgence de ce vécu corporel, ce qui inclut bien sûr l'expérience émotionnelle et différentes sensations tactiles, labyrinthiques, auditives, visuelles, avec des mouvements et des réactions vasomotrices.

À ce stade, trois notions émergent : celle d'une mémoire directe du corps, sans nécessité d'une prise de conscience préliminaire, celle d'une catharsis des traumatismes antérieurs dans une situation de régression et celle d'une mobilisation corporelle libérant l'énergie contenue, à expression jusque là interdite[32]. De plus, la recherche révèle des particularités importantes : une capacité du corps à cheminer lui-même vers un mode de restructuration, à diminuer les blocages et à laisser circuler l'énergie, par phases successives ponctuées de la reviviscence de souvenirs corporels. Ainsi, la solution ne réside pas dans le remodelage en force d'un corps, mais plutôt dans la proposition de conditions propres à une autorestructuration[33].

L'approche d'une conception

Au fur et à mesure que nous avançons, nous posons diverses hypothèses quant au langage du corps, rejoignant en cela des figures et des réflexions connues. Nous en venons à penser que le langage ou les langages corporels dépendent de l'intention des intervenants. Plusieurs réponses surviennent.

---

31. Bourdieu parle d'informations incorporées qui sont transformées en habitus. BOURDIEU, Pierre, *Le sens pratique*, Ed. de Minuit, Coll. Le Sens Commun, 1980, pp. 87-134.

32. Ces trois « découvertes » se situent dans la suite des préoccupations de nombreux auteurs : la cuirasse caractérologique de Wilhelm Reich comme repère d'événements passés (REICH, W., *L'analyse caractérielle*, Paris, Payot, 1971), la théorie de la catharsis et la méthode cathartique de Sigmund Freud, (FREUD, S., *Psycho-Analysis*, S.E., XX, 1926, 263-264), la résurgence d'expériences primitives, (JANOV, Arthur, *The Primal Scream*, Delta Book, 1970).

33. HAMANN, Aimé et col., *L'abandon corporel*, Montréal, Stanké, 1993.

Le corps décrit

En médecine, le corps est parcellisé, désérotisé : corps-matière, corps-organe. On se rapproche de l'âge de la pierre, c'est-à-dire de l'inanimé.

Pour les tenants de l'énergétique, le corps représente une matière en vibration – ce qui est déjà plus vivant – que l'on cherche à libérer. Il s'agit encore d'une conception matérialiste, mais cette fois il est question de matière fluide ou, plus justement, de l'aspect fluide de la matière.

D'autres attribuent au corps des capacités de mémoire[34]. Celui-ci pourrait garder trace de traumatismes antérieurs, inscrits musculairement ou viscéralement. On tente alors de faire exprimer, ressurgir ces inscriptions.

Parfois, toute expression corporelle devient signe de dépersonnalisation, comme une perte de corps. Cette perception est-elle alors objective – un état particulier du corps – ou subjective – une étrangeté déroutante ? De quel corps s'agit-il ? Du corps visible, délimité, secondarisé[35] ? Ou d'une incompréhension, celle due à une rencontre manquée : le corps vivant d'une manière, l'écoute se faisant ailleurs. Comme dans ce film où l'on voit un personnage marchant dans une rue, à la rencontre d'un autre qui vient en sens inverse ; ils ne se rencontreront jamais. La raison : la rue n'est pas la même, la date non plus !

On passe ensuite dans l'ordre de la parole où le corps peut être reconnu comme émettant des messages : une sorte de clé des songes[36]. Un sens caché que l'on peut retrouver si on s'interroge : « Qu'est-ce que cela signifie, qu'est-ce que cela rappelle ? »

Cette manière d'envisager un corps qui parle amène de curieux résultats. Dans certains ouvrages, on le voit comme un corps à nouveau découpé, cette fois en significations à décoder. Il y est l'objet d'une traduction littérale et se retrouve ainsi bourré de faux sens, ou bien, il est reconnu non pas comme parole mais comme un ratage du langage qui évite le sens[37]. On y reviendra au chapitre suivant.

---

34. LOWEN, Alexander, *The Betrayal of the Body*, Collier Books, 1969.

35. C'est-à-dire reconstruit « raisonnablement ».

36. FREUD, S., *The Psychopathology of Everyday Life*, S.E., vol. VI, 1901.

37. DE M'UZAN, Michel, « Thérapeutique psychosomatique de l'ulcus gastro-duodénal », *La Clinique*, vol. 547, 1969, pp. 233-238.

Le corps élaboré

C'est alors que se conçoit l'idée d'un corps comme un langage, mais un langage qui n'a pas les caractères que l'on attribue à la parole : pas la même conjugaison, pas la même grammaire. Il s'agit plutôt de la combinaison d'une structure holographique et d'une Conquête de l'Ouest. Le paradigme holographique[38] permet d'admettre une information globale dispersée en tous points d'une structure. La Conquête de l'Ouest représente notre image de la construction d'un réseau qui modifie le terrain que l'on découvre. Une autre analogie serait celle d'un crayon avec lequel on inscrit des points sur une feuille blanche et d'une forme qui se dégage progressivement de la liaison de ces points. On ne sait guère si la forme est préexistante sous la feuille ou dans la main qui tient le crayon, ou si cette forme se constitue comme résultat du mouvement. On sent bien l'ambiguïté qui est là. On retrouve aussi les deux modalités de présence et de processus que nous avions découvertes à travers les méandres des détails anatomiques et techniques : présence qui permet à des structures de prendre place, processus qui favorise des explorations.

Ainsi, les évocations corporelles font partie, avec les éléments verbaux, d'une chaîne d'événements, c'est-à-dire qu'on peut décrire les événements corporels et les verbalisations comme les composants d'un langage articulé. Il ne s'agit donc pas d'un cheminement parallèle, de ce qui serait de l'ordre du non-verbal et de l'ordre du verbal mais d'un corps intégré dans un langage[39]. En d'autres termes, le corps ne possède pas seulement un langage accidentel, il ne se constitue pas non plus uniquement d'un ensemble de charges énergétiques ou du réceptacle d'une mémoire. *Le corps et le verbe sont « un » langage.*

Il n'est pas question de ramener l'un à l'autre et d'interpréter « du corps » à un niveau verbal, mais plutôt de permettre « le corps » dans un champ associatif. C'est une situation qui peut se vivre phénoménologiquement comme une insécurité et ce qui

---

38. PRIBRAM, Karl, GOLEMAN, Daniel, « Holographic Memory », *Psychology Today*, February, 1979, pp.71-84.

39. Mauss a étudié certaines questions posées par l'hypothèse d'un langage du corps : langage spécifique, langage sans parole. MAUSS M., « Les techniques du corps », *Sociologie et Anthropologie*, Quadrige, P.U.F., pp. 365-385.

peut rendre compte du même coup d'une tendance à l'insensibilité pour éviter cette insécurité. La personne se perçoit comme un objet de sensations plutôt que d'en être le sujet, comme si, au lieu de tenir un verre d'eau à la main, elle se retrouvait dans ce verre ; comme si elle était brusquement transportée dans une sensation ou une énergie qui était auparavant à l'intérieur d'elle-même.

Le corps compris

L'émergence d'éléments de réponse à la question de départ, « Comment établir les conditions pour une expression corporelle personnelle ? », est accompagnée de quelques obstacles.

L'exclusion ou l'admission du corps dans le verbal, c'est-à-dire la présence ou non du corps dans le discours, ne semble pas poser de difficulté. L'incapacité de la pensée à penser le corps, et son opposé, parvenir à le faire, ne semble pas non plus engendrer de problème, si ce n'est la frustration de ne pas comprendre.

Au contraire, l'exclusion du langage du corps, c'est-à-dire la réduction du corps à de l'inanimé, est déterminante, tout comme l'est l'exclusion du corps du champ du langage, – c'est-à-dire la mise à l'écart du corps de la « trame » de sens et de la « chaîne » associative, *donc de la présence et de la démarche.*

Cette existence du corps dans le champ de langage n'est pas évidente. Il faut d'abord l'intégrer à une chaîne de langage, dont les différents éléments seraient de valeur égale malgré leur différence formelle. Pour utiliser un autre terme que celui d'association, plus coutumier de la technique psychanalytique, nous préférons celui d'*articulation*. L'articulation de séquences verbales et non-verbales ne peut se faire de façon continue comme pourrait le faire croire l'utilisation du langage parlé comme seul moyen d'expression. L'articulation est un phénomène discontinu. Il y a une solution de continuité dans le passage d'une séquence à une autre. Ce passage est donc, infinitésimalement, la perte d'une gestalt, avant d'en reconstruire une autre avec l'élément nouveau qui survient à son tour[40]. Cet instant qui est vécu phéno-

___
40. Une gestalt est une « organisation dans laquelle les propriétés des parties ou des processus partiels dépendent du tout » : PIÉRON, Henri, *Vocabulaire de la*

ménologiquement comme une insécurité, peut expliquer une tendance à la stagnation pour éviter cette insécurité. Le vécu de cette solution de continuité est une impression de perte, de vide et de désarroi.

Il faut aussi, à cet existence du corps dans le champ du langage, un enchâssement relationnel, sous-tendu par une présence, une écoute. Le corps de langage est le fruit d'un réseau de support. Il y faut une protection processuelle, c'est-à-dire que tout changement, et ceci est continuel, doit se faire avec l'assurance qu'on n'en mourra pas. Le corps de langage est la confluence de flux de soutiens.

Psychologie, Paris, PUF, 1963. Plus récemment, cette notion a été appliquée aux thérapies pour indiquer la nécessité de compléter des expériences psychologiques avant de pouvoir passer à d'autres nouvelles. PERLS, F., HEFFERLINE, R.F. *et al.*, *Gestalt Therapy*, New York, Delta Books, 1951.

La coupure

Un cheminement n'est pas toujours linéaire ; il s'inspire souvent de plusieurs sources et expériences diverses. Après coup, on peut parfois y repérer une continuité, tout en y remarquant de nombreuses hésitations et de multiples fourvoiements. Structurellement on pourrait comparer l'évolution d'un tel parcours au développement de la stabilité à bicyclette : quatre roues pour les premiers essais d'un enfant, deux roues pour le cycliste expérimenté. Quant à l'expert qui arrive à se mouvoir sur une seule roue, on peut le comparer à des instants d'inspiration exceptionnelle, mais le caractère imprévisible de l'exploration ne dépend pas seulement des lois de la stabilité et du mouvement ; il est aussi lié à la particularité des environnements[41].

Ainsi, à une certaine époque, bien que mon inclinaison vers le sujet du corps semblait évidente, les moyens d'exploration furent variés et dispersés. D'autre part, dans les milieux hospitaliers où je travaillais, il apparaissait impossible d'appliquer tels quels les différents projets exposés au précédent chapitre : les marionnettes, le mime, la bioénergétique, l'approche d'un corps de langage. Dans cet environnement spécifique où je poursuivais ma formation de médecin et de psychiatre, ma recherche prit donc une forme particulière. Elle épousa une préoccupation naissante dans les soins des maladies mentales, aux confins des aspects somatiques et psychiatriques : la psychosomatique.

---

41. Ainsi, des chercheurs en informatique de diverses nationalités préfèrent travailler ensemble dans un même emplacement, « Silicone Valley », même en se voyant contraints d'utiliser pour communiquer une langue autre que leur langue maternelle, parce qu'ils sont alors côte à côte avec des personnes qui partagent leurs interrogations dans des secteurs très spécialisés.

Globalement, on pourrait affirmer que la psychosomatique se penche sur les questions cliniques du rapport de la psyché et du corporel. Dans le détail, on constate qu'il y a plusieurs manières de le faire et autant d'écoles.

On peut faire remonter l'existence de la psychosomatique à l'Antiquité[42], à l'histoire de sa dénomination[43], à certaines élaborations freudiennes[44], mais c'est son apparition dans les hôpitaux généraux et son développement comme branche particulière de la psychanalyse qui me permirent de la découvrir, dans ce lieu privilégié qu'est le Québec, au confluent des influences américaines et européennes. L'organisation, durant les années 60, des services de psychosomatique à l'américaine et le développement des conceptions psychosomatiques à la française[45] furent une heureuse conjugaison pour une ouverture des structures et des esprits.

Je me suis donc naturellement embarqué dans ce mouvement naissant qui se propagea à travers le milieu institutionnel psychiatrique. J'espérais pouvoir y trouver une compréhension des maladies physiques d'origine psychique ; j'y découvris une manière d'intervention vis-à-vis des maladies somatiques radicalement différente de celle que j'avais connue. Cette psychosomatique se distingue autant de la médecine que de la psychiatrie, de la première en s'occupant du porteur de la maladie et non exclu-

---

42. KAPLAN, Harold I., « History of Psychosomatic Medicine », in *Comprehensive Book of Psychiatry*, FREEDMAN A.M., KAPLAN Harold I., chap. 29, 1967, pp. 1036-1037.

43. Le terme de psychosomatique semblerait dater de 1820. Besançon signale qu'il est dû à Heinroth dans la conception néo-hippocratique de la médecine naturiste allemande (BESANÇON, Guy, Théories en psychosomatique, Paris, *Encycl. Méd. Chir.* 37400 C10, 1992, 8 p.). Lipowski évoque d'autres précurseurs : Gaub Tuke, en 1872. LIPOWSKI, « Psychosomatic medicine in the seventies : an overview », *Am. J. Psychiatry*, 134, 1977, pp. 233-244.

44. FREUD, S., *Studies on Hysteria*, 1893, Standard Edition, Vol. 2. FREUD, S., *The neuro-psychoses of defense*, 1894, S.E., Vol 3, pp. 43-62. FREUD, S., *On the grounds for detaching a particular syndrome from neurasthenia under the description « anxiety neuroses »*, 1895, S.E., Vol 3, p.p. 87-117. FREUD, S., *Further remarks on the neuro-psychoses of defense*, 1896, S.E., Vol 3, pp. 159-188.

45. CORIN, Ellen, « La santé : nouvelles conceptions, nouvelles images » in *Traité d'Anthropologie médicale*, Presses Universitaires du Québec, 1985, pp. 45-73.

sivement de la maladie, puis de la seconde en se penchant sur le somatique en tant que tel[46]. On y considère le somatique comme étant du domaine personnel, et la personne comme impliquée dans l'apparition des maladies, ce qui correspond tout à fait à mes attentes.

Il y a dans la vie certaines rencontres qui orientent toute une carrière, toute une manière de concevoir. Ou plutôt, il y a de ces expériences qui font traverser en un court moment un pan de vérités, une masse de réalités avec puissance et aisance. Comme ces expériences ne durent qu'un bref instant, rien ne semble avoir changé ; pourtant, on se retrouve totalement transformé. C'est une rencontre de cet ordre qui me plongea alors dans ce courant de pensée psychosomatique et de clinique nouvelles.

Un homme, clinicien d'expérience, me reçut et me proposa de le tutoyer malgré notre différence d'âge et sa grande notoriété. Immédiatement, il me fit complice de son travail et de sa pensée[47]. Sa conception originale, la bienveillance de son accueil, sa capacité de féconder des idées favorisèrent mon ouverture à une conception large et créatrice de la psychosomatique : une marque qui s'avérera indélébile. Je me sentis propulsé par une énergie de recherche et d'élaboration intenses. Nos conversations furent des sources intarissables d'idées : tantôt des bavardages qui amènent des intuitions fulgurantes, tantôt des discussions qui construisent laborieusement des hypothèses, tantôt des explications rassemblées et partagées pour nous repérer dans notre progression[48].

---

46. CROMBEZ, J.-Charles, « Psychosomatique ou psycho-somatique : cherchez l'erreur » in *Le corps en Psychanalyse,* sous la direction de Jeanne Beaudry, Robert Pelletier, Hubert Van Gijseghem, Ed. Méridien, coll. Psychologie, 1992, pp. 95-111.

47. Il s'agit de Paul Lefebvre, psychiatre à l'hôpital Notre-Dame à Montréal, professeur agrégé de clinique à l'Université de Montréal, psychanalyste didacticien à la Société canadienne de psychanalyse.

48. Diverses communications en seront le fruit visible ; on n'y sait plus guère ce qui provient de l'un ou de l'autre, et c'est fort bien ainsi : LEFEBVRE, Paul, CROMBEZ, J.-Charles, « Étude de la fantasmatique de patients soumis à la greffe rénale », *Canadian. Psychiatric Association. Journal,* Vol. 17, 11-15, Fév. 1972. LEFEBVRE, Paul, LEROUX, Robert, CROMBEZ, J.-Charles, « Object-relations in the dermatologic patient : contribution to the Psychoanalytic theory of psychosomatic disorder », *Canadian Psychiatric Association. Journal.,* Vol 5, no 1, Mars 1980.

Une nouvelle conception de la psychosomatique s'élabora. Ce qui suit ne constitue pas un exposé didactique et historique de cette science. Il s'agit plutôt d'un tableau impressionniste rassemblant les théories et les apports de quelques chercheurs, un recueil de morceaux choisis en fonction de ce livre et de la guérison.

LES DIVERSES PSYCHOSOMATIQUES

À partir des relations psyché-soma

Le domaine de la psychosomatique se situe à la frontière entre le corps et la pensée, comme un lieu limite et une zone d'échange. Divers auteurs y ont étudié différentes modalités d'influence de l'un sur l'autre et vice-versa. Si, comme nous le verrons, cette étude amène à des réflexions épistémologiques complexes, les premières questions restent assez simples : comment la psyché peut-elle favoriser ou causer des troubles somatiques[49], et comment les problèmes physiques peuvent-ils entraîner des maladies mentales[50] ? Certains praticiens d'orientation psychanalytique s'intéressent davantage à l'action de l'esprit sur le corps[51] ; d'autres, plus somaticiens, s'occupent des effets des maladies physiques sur l'état mental[52]. On peut ainsi, un peu artificiellement, diviser le domaine *psycho* « - » *somatique* en deux volets : un volet psychosomatique étudiant le vecteur de l'esprit vers le corps, et le volet somatopsychique suivant le vecteur du corps vers l'esprit[53]. Puis, à mesure que se multiplient les découvertes cliniques, le lieu psychosomatique s'enrichit. On découvre

---

49. KELLNER R., « Somatization : The most costly comorbidity ? » in *Comorbidity of mood and anxiety disorder*, J.D. Maser, C.R. Cloninger, American Psychiatric Press, Washington, 1990, pp. 239-252. LABORIT, Henri, *L'éloge de la fuite*, Paris, Gallimard, 187 p.

50. DUGUAY, Robert, « Maladies mentales d'origine organique » in *Précis pratique de Psychiatrie*, deuxième édition, DUGUAY, R., ELLENBERGER, H.F. et coll., Montréal, Édisem, 1984, pp.345-363.

51. SCHUR, M., *La mort dans la vie de Freud*, Paris, Gallimard, 1975.

52. KLEINMAN, Arthur, *The Illness Narratives : Suffering, Healing, and the Human Condition*, Basic Books Pub., 1987. CHANGEUX, Jean-Pierre, *L'homme neuronal*, Paris, Fayard, 1983.

53. ENGEL, G.L., « The Need for a New Medical Model : A Challenge for Biomedicine », *Science*, vol. 196, p. 4286.

ainsi la présence de facteurs mentaux dans des maladies physiques de plus en plus nombreuses, mais aussi la présence de facteurs biologiques concomitants à un éventail de plus en plus large de maladies mentales.

On assiste aux premières tentatives de mise en relief d'une interaction de ces domaines, selon un schéma linéaire. On observe ainsi que certaines maladies physiques entraînent des désordres mentaux, logique qui trouve ses exemples dans des affections mentales découlant de lésions du système nerveux central[54] ou endocrinien[55]. À l'inverse, on constate que certains mécanismes mentaux entraînent des maladies somatiques. Il peut s'agir de l'expression de volontés psychiques[56], de désirs inconscients[57], de conflits intérieurs[58], de personnalités particulières[59]. Ces tentatives reprennent, tantôt en s'en inspirant, tantôt en s'en écartant, la notion de complaisance somatique amenée à partir de l'étude de l'hystérie[60]. Elles s'inspirent aussi des recherches sur les effets physiologiques des états affectifs[61].

L'introduction d'un troisième terme rend le système plus complexe. Il faut, de toute évidence, tenir compte de l'effet d'événements extérieurs à l'individu et qui manifestement le bouleversent[62]. Cette composante bio-psycho-environnementale

---

54. Démences dégénératives, maladie d'Alzheimer, syndrome frontal d'origine tumorale, dépression conséquente à une lésion expansive de la tête du pancréas...

55. Les syndromes confusionnels des insuffisances hépatique et rénale, les états d'excitation secondaires aux hyperfonctionnements de la thyroïde ou de la glande surrénale...

56. GRODDECK, Georg, *Le Livre du Ça*, Paris, Gallimard, NRF, 1973.

57. GARMA, A., *Peptic Ulcer and Psychoanalysis*, Baltimore, Williams and Wilkins, 1958.

58. ALEXANDER, F., *Psychosomatic Medicine ; its principles and applications*, Norton, 1950.

59. DUNBAR, F., *Emotions and Bodily Changes*, 1946. DANTCHEV, N., « Stratégie de « coping » et « pattern A coronarogène », *Rev. Méd. Psychosom.*, 1989, 30, pp. 21-30.

60. FREUD, S., *Cinq psychanalyses*, Paris, PUF, 1954.

61. WOLF, S. et WOLFF, H.G., *Human Gastric Function*, New York, Oxford University Press, 1943.

62. CANNON, W.B., « Vodoo Death », *American Anthropologist*, 44, 1942, pp. 169-181

revêt la forme d'une étude des conséquences physiologiques de situations contraignantes[63], traumatiques[64] ou problématiques[65].

Au profit d'études systématiques, différents axes peuvent être distingués : socio-psychique (avec, pour exemple, sinistrose), psycho-sociale (déviance), socio-somatique (absentéisme), somato-social[66].

À travers une rupture épistémologique

Au-delà de la complexité croissante des relations découvertes entre psyché et soma, apparaissent deux questions épistémologiques de première importance pour notre propos : celle de la méthode et celle de la causalité. Elles sont essentielles puisqu'elles apparaissent à travers toute l'histoire moderne de la psychosomatique ; elles sont de première importance pour notre méthode qui s'appuie d'un paradigme particulier de la causalité, plutôt que d'un autre plus classique.

Entre deux méthodes

Ces recherches posent un problème de méthodologie. Pour être solides, elles utilisent des outils expérimentaux propres à la science, ce qui permet la reproduction pour preuve. Ce faisant, elles compromettent la possibilité d'appréhender des phénomènes qui ne se prêtent pas à l'utilisation de ces outils : des dynamiques personnelles et, a priori, profondément idiosyncratiques. Si l'on tente d'appliquer ces méthodes à des états intérieurs subtils, elles en dissolvent la finesse. Une conséquence souvent décriée est l'impossibilité de réduire le champ psychique à une série de composantes physiologiques.

D'un autre côté, les explorations herméneutiques obligent l'observateur à tenir compte du non-observable ; il doit s'introduire dans la compréhension d'une expérience intérieure : le

63. SELYE, H., *The Physiology and Pathology of Exposure to Stress*, Montréal, Acta, 1950.

64. HOLMES, T., RAHÉ. R.H., « The Social Readjustment Rating Scale », *Journal Psychosom. Res.*, vol. 2, p. 213.

65. GUYOTAT, J., FÉDIDA, P., *Événements et psychopathologie*, Lyon, Simep, 1985, 275 p.

66. HERZLICH, Claudine, *Santé et maladie, analyse d'une représentation sociale*, Paris, Mouton, 1969, 210 p.

sens, l'intention ou, au contraire, leur absence tragique. S'appuyant sur des séquences de phénomènes, il découvrira des liens ; mais ainsi il ne pourra rien prouver qu'a posteriori, ce qui n'est guère convaincant d'un certain point de vue scientifique[67]. Et s'il tente d'utiliser des explications comme des preuves, elles se retourneront aussitôt contre l'investigateur, car on présentera d'autres preuves contradictoires.

À force de vouloir préciser les liens du corps et de l'esprit, on arrive à des contradictions troublantes. Qu'on se rappelle la façon dont des expérimentations de plus en plus fines sur la nature de la lumière ont pu prouver, de manière contradictoire à première vue, qu'elle se compose *à la fois* de vibrations et de particules. La psychosomatique met ainsi en cause deux champs dont les méthodes d'exploration propres à chacun – et fonctionnant de façon relativement satisfaisante – semblent, au moins à première vue, incompatibles. Leur dualisme méthodologique apparaît même de manière spectaculaire.

Il faut donc se fonder sur un autre paradigme. D'une part, accepter les différents mouvements d'investigation, les comprenant comme particuliers à leur domaine. D'autre part, ne pas exclure les contradictions de leurs découvertes. Enfin, les comprendre temporairement comme complémentaires, à défaut de les saisir plus tard comme des aspects différents d'un même mécanisme.

Au-delà d'une causalité

La causalité représente une dimension nécessaire à l'usage d'une méthode scientifique, ce qui risque cependant de la faire prendre pour une réalité de fait, comme si la causalité pouvait être un mécanisme inscrit comme tel dans le vivant. Or, le rapport à la réalité ne peut être tout à fait objectif et les instruments d'exploration la déterminent donc en partie. Il n'est pas question d'affirmer que cette détermination soit entière, mais qu'elle est absolue, c'est-à-dire qu'elle fait toujours partie de la découverte. Comme on ne sait guère où, quand et à quel sujet cette détermination s'applique, on est tenu de la considérer comme générale, comme supposément présente. La notion de

---

67. LAFORTUNE, Mireille, *Le psychologue pétrifié*, Montréal, Louise Courteau éd., 1989.

causalité, très utile à la construction d'un système scientifique, ne permet toutefois qu'une description incomplète de la réalité.

De la logique linéaire d'un effet corps→esprit ou esprit→corps, on se voit obligé de passer à des logiques plus complexes. La première laisse en effet entières certaines questions comme celle de la spécificité de la maladie, du choix de l'organe, du moment d'apparition de l'affection. C'est ainsi que se mettent en place d'autres facteurs : convergents, comme les facteurs psycho-sociaux auxquels nous avons fait allusion ; précédents, comme des prédispositions génétiques ; progrédients, comme des aspirations plus ou moins conscientes. Les systèmes de compréhension s'enrichissent alors de la multicausalité, de la rétroaction, de l'intention.

La causalité – même enrichie – utilisée en sciences humaines peut entraîner deux résultats déplorables. Si elle aboutit à des succès patents, elle peut faire croire à sa vérité unique. Si elle conduit à des échecs, elle peut emporter dans sa débâcle la science humaine même, par discrédit. Ainsi, la psychosomatique se voit régulièrement désavouée dans une réduction des rapports corps-esprit à des preuves expérimentales ou dans l'utilisation maladroite de logiques linéaires sur du matériel non expérimental[68].

Le travail en psychosomatique oblige donc à une démarche qui ne sera pas liée exclusivement à la logique de la causalité. On est à la jonction de deux champs que les observations et les méthodologies habituelles divisent constamment. Ce dualisme force penseurs et chercheurs à transcender leur position initiale pour se rejoindre en un autre lieu, s'ils ne s'inquiètent pas trop vite de ce qui les sépare. Certaines notions frontières peuvent servir de laissez-passer entre ces deux contrées aux langages si différents, ce qui ne leur confère pas pour autant une valeur universelle, mais facilite les échanges.

Le désarroi

La notion qui nous permet ici de rattacher les deux domaines de la psyché et du soma est celle de désarroi ; on la

---

68. DANTZER, R., *L'illusion psychosomatique*, Paris, Odile Jacob, 1990.

situe à la charnière d'expérimentations sur la détresse[69] et d'expériences de désespoir[70]. On retrouve ses caractéristiques disséminées à travers les intuitions de plusieurs auteurs : un défaut fondamental[71] qui sera le fondement (ou plutôt le *non-fondement*) d'une maladie humaine[72], d'une carence de pensée[73], d'une absence d'affects[74], d'un vécu de perte[75], d'une désorganisation structurelle[76], d'une dépression essentielle[77], ce qui nécessitera une perfusion narcissique[78].

On rencontre aussi le désarroi dans le courant nouveau de la psycho-neuro-immunologie qui permet d'étudier non plus seulement l'effet de situations psychosociales sur des variables biologiques, mais aussi celui d'états psychologiques[79].

Parallèlement aux nouvelles causalités que la notion de détresse introduit dans la compréhension des phénomènes psychosomatiques, on voit apparaître un autre paradigme : celui où une expérience construit une réalité, où se joignent des composantes de prévision, d'action, de perception et de mémoire. Dans le volet psychosomatique de la création d'Echo, ce sont des conceptions issues de la notion expérientielle de la psychosomatique qui nous sont le plus utiles.

69. SELYE, H., *Le stress de la vie*, Paris, Gallimard, 1962.

70. SCHMALE, A. H., « Giving Up Final Common Pathway to Changes in Health », *Adv. Psychosom. Med.*, vol. 8 : Psychosocial Aspects of Physical Illness (Z.J. Lipowski, édit.), New York, S. Karger, vol. 8, 1972. pp.20-40.

71. BALINT, M., *Le médecin, son malade et la maladie*, 1957, Paris, Payot, 1966.

72. BOSS, M., *Introduction à la médecine psychosomatique*, Paris, P.U.F., 1969.

73. DE M'UZAN, M., MARTY, P., « La pensée opératoire », *Rev. Fr. Psych.*, 27, 1963, pp. 345-355.

74. SIFNÉOS, P.E., APPEL-SAVITZ, R., FRANKEL, F.H., « The Phenomenon of Alexithymia », *Psychother. Psychosom.*, vol. 28, 1977, pp. 47-57.

75. ENGEL, G., SCHMALE, A., « Psychoanalytic Theory of Somatic Disorder », *J. Amer. Psychoanal. Assoc.*, 15. 2, April 1967, pp. 344-360.

76. MARTY, P., *Les mouvements individuels de vie et de mort*, Paris, Payot, 1976.

77. MARTY, P., « La dépression essentielle », *Rev. Fr. Psych.*, 32, 1968, pp. 594-599.

78. MCDOUGALL, J., « De la douleur psychique et du psycho-soma » in *Plaidoyer pour une certaine anormalité*, Paris, Gallimard, 1978.

79. CONSOLI, S.M., « Psycho-immunologie », Paris, *Encycl. Méd. Chir.*, Psychiatrie, 37402 E10, 11-1988, 7 p.

Vers un niveau psychosomatique

À une époque, on a parlé de maladies psychosomatiques[80], supposant qu'elles étaient distinguables des autres maladies, et que ces « autres » maladies ne l'étaient pas. Aujourd'hui, on ne peut plus en dire autant. Au cours de l'histoire moderne de cette conception, l'étude de la relation des deux univers de la psyché et du soma s'est complexifiée et approfondie. De causalités uniques, on est passé à des causalités multiples ; de logiques linéaires, on a versé dans des logiques systémiques ; de langages disciplinaires, on a opté pour des langages multidisciplinaires.

> **Nous poserons qu'à travers différents facteurs favorisant les maladies, il y a des facteurs psychosomatiques, qu'ils ne sont pas les seuls impliqués dans telle maladie, et qu'on peut les retrouver, ou au moins les chercher, dans toutes les maladies. On connaît bien d'autres facteurs : traumatiques, contagieux, génétiques.**

Ainsi, le taux de glycémie d'un diabète pourtant congénital pourra être modulé par certaines techniques de relaxation, tout comme les besoins en hormones de remplacement[81].

> **Dès lors, nous parlerons d'un niveau psychosomatique possiblement présent dans toute maladie.**

Il est utile de poser la question des influences et des composantes psychosomatiques dans tout mal dont on se trouve atteint[82]. Ce qui permet d'évoquer le terrain dont il a été question au premier chapitre. Il faut bien noter que le travail psychique sur une maladie – travail dont on étudiera les instruments, travail indirect plutôt que direct – ne soignera pas celle-ci dans ses aspects génétiques, mais à travers sa dimension psychosomatique s'il en est.

---

80. ALEXANDER, F., *Psychosomatic Medicine ; its principles and applications*, Norton, 1950.

81. LUTHE, W., et Schultz, J.H., *Autogenic Training, Medical Applications*, New York, Grune & Stratton, 1969.

82. Dejours soulignera alors « qu'il n'y a pas de malade psychosomatique, pas plus que de maladie psychosomatique. Il y a une approche psychosomatique des malades ». DEJOURS, C., MARTY, P., HERZBERG-POLONIECKA, R., « Les questions théoriques en psychosomatique », Paris, *Encycl. Méd. Chir.*, 37400 C10, 7-1980, p. 2.

UNE PSYCHOSOMATIQUE PERSONNELLE

Nous allons ici reprendre quelques aspects de la psychosomatique à partir de notions qui nous semblent être au cœur de divers travaux dans ce domaine. Comment ces notions se rapprochent-elles des concepts de malaise, malade et maladie, tels qu'élaborés dans la première partie de cet ouvrage ? Les concepts de psychosomatique qui nous apparaissent maintenant essentiels, se pressentaient déjà lors de nos premiers contacts avec cette science, puis, peu à peu, ils se sont dégagés pour en devenir le centre, le cœur.

L'impasse

Un de ces concepts est l'*impasse*. Une situation dans laquelle on est pris, prisonnier. On a tenté de s'échapper, de se battre[83], mais cela s'est révélé impossible, inutile ou perdu. On se retrouve donc sans pouvoir, sans pouvoir faire, sans échappatoire possible[84]. Un état de désarroi s'installe. On ne sait plus où donner de la tête, on tourne en rond. Les points de repère, les points de perspective, les points de fuite disparaissent ; c'est le piège. Le temps perd son sens, puisqu'il est suspendu ; l'espace aussi, puisqu'il est réduit ; les événements ne peuvent plus se dérouler. Une sorte de mort où l'individu est pourtant encore vivant. Il est enfoncé, puis s'enfonce dans un état de désespérance[85] : il coupe ses relations avec les autres et avec lui-même, puis se laisse couler vers la mort.

IMPASSE → MORT

Les situations d'impasse ont été mises en évidence de différentes façons : par expérimentation[86] et par observation[87]. Nous

83. Cannon a décrit la formule désormais célèbre de l'alternative entre la fuite ou la lutte : flight or fight. CANNON, W.B., *The Wisdom of the body*, New York, W.W. Norton & Company, 1963.

84. LABORIT, Henri, *L'inhibition de l'action*, Paris, Masson, 1986.

85. Nous référons ici à la notion de G.U. (giving up-given up) de Engel et Schmale. ENGEL, G., SCHMALE, A., « Psychoanalytic Theory of Somatic Disorder », *J. Amer. Psychoanal. Assoc.*, 15 : 2, April 1967.

86. Nous voulons parler d'expérimentations chez les animaux. Un stress inévitable diminue les défenses immunitaires, humorales et cellulaires (CONSOLI, S.M. « Psycho-immunologie », Paris, *Encycl. Méd. Chir.*, Psychiatrie, 37402 E10, 11-1988, p. 2.)

les rencontrons fréquemment dans la vie quotidienne[88]. D'ailleurs, elles ne sont pas seulement la conséquence d'événements concrets et observables extérieurement, mais aussi de perceptions subjectives, chez l'humain en tout cas.

L'impression d'impasse peut même primer sur la réalité. On n'a qu'à se rappeler ce que nous avons dit sur l'importance du subjectif et le fait que le corps discrimine peu, dans ses réactions, une situation réelle d'une impression subjective. Ainsi, un homme fut un jour emprisonné dans un wagon frigorifique où il mourut de froid. À l'autopsie, les experts purent observer de nombreux signes confirmant cette hypothèse, bien que ces signes soient d'intensité modérée. Or, il s'avéra que le wagon dans lequel cet homme s'était enfermé par erreur ne fonctionnait pas et que c'était l'été, en pays tempéré. L'individu *pensait* être prisonnier d'un froid glacial.

La situation inverse peut tout aussi bien se produire : une impasse réelle peut être rêvée comme inexistante ou plus ou

---

Des situations expérimentales, permettant à l'animal d'éviter un stimulus nociceptif, n'ont pas d'effet évident sur l'immunité ou même renforcent les défenses immunitaires (KELLER, S.E., WEISS, J.M., SCHLEIFER, S.J., MILLER, N.E., STEIN, M., « Suppression of immunity by stress. Effects of a graded series of stressors on lymphocyte stimulation in the rat », *Science*, 213, 1981, pp. 1397-1400. LAUDENSLAGER, M.L., RYAN, S.M., DRUGAN, R.C., HYSON, R.L., MAIER, S.F., « Coping and immunosuppression : inescapable but not escapable shock suppresses lymphocyte proliferation », *Science*, 221, 1983, pp. 568-570. MONJAN, A.A., COLLECTOR, M.I., « Stress-induced modulation of the immune response », *Science*, 197, 1977, pp. 307-308).

87. Nous voulons parler ici d'observations qui concernent les humains. Plusieurs études tendent ainsi à démontrer l'impact biologique - sur certaines variables des processus immunitaires - de conditions provoquant des situations vécues comme des impasses par les sujets : JEMMOT, J.B., BORYSENKO, M., BORYSENKO, J.Z. *et al.*, « Academic stress, power motivation, and decrease in salivation rate of salivary secretory IgA », *Lancet*, 1, 1983, pp. 1400-1402. GLASER, R., KIECOLT-GLASER, J.K., SPEICHER, C.E., HOLLIDAY, J.E., « Stress, loneliness, and changes in herpes virus latency », *J. Behav. Med.*, 8, 1985, pp. 249-260. DORIAN, B., GARFINKEL, P., BROWN, G. *et al.*, « Aberrations in lymphocyte subpopulations and function during psychological stress » *Clin. Exp. Immunol.*, 50, 1982, pp. 132-138. MAC CLELLAND, D.C, FLOOR, E., DAVIDSON, R.J., SARON, C., « Stressed power motivation, sympathetic activation, immune function, and illness », *J. Human Stress*, 6, 1980, pp. 11-19. Ces impasses sont à la fois objectives et subjectives, c'est-à-dire qu'elles joignent des faits repérables et des impressions phénoménologiques.

88. Louis Malle le décrit dans son film « Mon oncle d'Amérique » en illustrant les thèses d'Henri Laborit.

moins présente[89]. Ainsi, certains détenus des camps de concentration ont survécu, malgré les entraves et les menaces de mort, en inventant des scénarios de liberté. On peut donc se laisser prendre dans des impasses uniquement subjectives ou sortir subjectivement d'impasses concrètes :

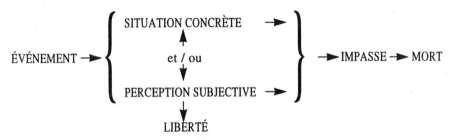

Un « événement », selon la définition adoptée ici, peut être interne ou externe à la personne. C'est moins le lieu d'origine qui le définit que son caractère étranger : son étrangeté, son *étrangéité*. En ce sens, un événement survenant psychiquement, comme un rêve, peut surprendre autant que l'apparition d'un OVNI[90]. Externe ou interne, l'événement nous importe par son impact, par ce qui peut mettre la personne dans une position malaisée. L'interprétation qu'on en déduit ou la manipulation qu'on en fait peuvent transformer le malaise en impasse ou l'impasse en délivrance[91].

Les interprétations et les manipulations dépendent de nombreux facteurs personnels, historiques, structurels, culturels ou psychiques. Il n'est donc pas valable d'envisager les événements selon leurs seules caractéristiques concrètes. Un événement crée un malaise qu'on interprète d'abord, puis qui permet d'agir ou non de façon concrète sur une situation pour la modifier, et ainsi de suite (voir graphique à la page suivante).

89. On peut en rapprocher la question du « processus d'illusion », décrit par Winnicott et nécessaire à la maturation de l'enfant. WINNICOTT, D.W., *De la pédiatrie à la psychanalyse*, Paris, Payot, 1969.

90. Objet Volant Non Identifié.

91. SELYE, H., *Stress sans détresse*, Montréal, Éd. La Presse, 1974.

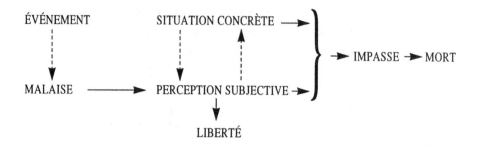

La perception d'impasse doit obéir à certaines conditions pour être vécue subjectivement. On peut ainsi reconnaître quatre modalités qui la favorisent. L'une a été longuement étudiée par la psychosomatique moderne, il s'agit de la capacité psychique. Deux autres concernent les relations d'objets et l'identité narcissique, et celle dont nous allons d'abord parler appartient au champ des théories systémiques par lesquelles nous avons été influencés, principalement dans notre travail en psychothérapie familiale[92].

Le saut

La première modalité qui nous intéresse fait appel à une conception systémique. Un système consiste en un certain ordre logique, par exemple celui de l'addition qui permet de manipuler avec la même opération des nombres divers. Des systèmes peuvent s'emboîter les uns dans les autres comme un ensemble de poupées russes, comme les niveaux hiérarchisés d'électrons autour d'atomes. On retient cependant un principe : on ne peut passer d'un système donné à un système plus vaste qu'en observant certaines conditions. Dans le domaine humain, pour passer d'un système connu à un autre plus large, les conditions prennent la forme de support, de protection, de connaissance. En dehors de conditions minimales, on reste dans le système précédent : les personnes demeurent prisonnières de leur système si elles n'ont pas la perception qu'un autre système peut les accueillir. En

---

92. SKYNNER, A.C. Robin, *Systems of Family and Marital Therapy*, Brunner Mazel, New York, 1976. MORISSETTE, Luc, BELTRAMI, Edouard, LAURENDEAU, Denis, CROMBEZ, J.-Charles, « Métacommunication et communication paradoxale », Montréal, *Interprétation*, Vol. 2, No 4, oct.-déc. 1968, pp. 59-72.

effet, une sortie de ce système serait irrévocablement dommageable pour l'individu, comme un équivalent de la mort[93].

On n'échappe donc pas d'un système si on ne pense pas pouvoir vivre à l'extérieur de celui-ci ; on y reste même si on en meurt[94]. Ainsi, les enfants resteront battus et violés pour garder la famille, perçue comme biologique et seule admissible – famille qu'ils croient ne jamais pouvoir trouver ailleurs. Ainsi, les gens resteront dans des métiers insatisfaisants ou avec des patrons harcelants pour ne pas se retrouver dans la misère. Ainsi, des patients déçus persisteront avec des thérapeutes contraignants pour ne pas perdre tout le temps déjà passé avec eux. En termes plus simples, on peut affirmer que l'impression d'impasse est fonction de la perception que l'on a de l'attachement absolu à son environnement :

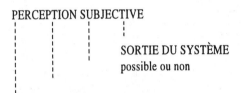

PERCEPTION SUBJECTIVE

SORTIE DU SYSTÈME
possible ou non

Ces passages d'un système à un autre se font pourtant parfois de façon malencontreuse, lorsque les personnes sont forcées d'aller vers cette « mort » risquée. Certaines, désirant ardemment sortir d'un système qui ne leur convient pas ou qui ne leur convient plus, s'en échappent les yeux fermés sans s'assurer de conditions de repli vers l'ancien ou de rétablissement dans le nouveau : parfois elles en meurent[95]. Pourtant, d'autres se retrou-

---

93. Il est possible d'envisager le suicide comme la seule porte de sortie d'un système. Il est parfois réalisé comme une rupture absolue (« désir de mort »), et parfois dans l'intention de passer dans un autre système (« désir de vivre une autre vie »). De la vie perçue comme insoutenable (« refus de vivre ce qu'on vit »), pour une disparition définitive ou pour un ailleurs meilleur. Quant aux « conditions » de passage, on peut donc différencier deux sortes de suicides : ceux qui ne sont que destructifs du passé et ceux qui visent à améliorer les conditions de vie dans un nouvel environnement.

94. Bollas étudie la différence entre fatalité et destinée. La fatalité est l'enchaînement au passé ; la destinée est l'élan dans l'avenir. BOLLAS, C., *The forces of destiny*, London, Free Association Books, 1991.

95. Dans le film « La fureur de vivre », James Dean participe à un rituel qui consiste à se lancer vers un ravin en automobile pour s'arrêter au dernier moment au bord de la falaise. À la frontière où l'on perd pied, limite que le perdant ne rejoint pas, et que le non gagnant dépasse.

vent sans l'avoir prévu dans un nouveau système plus grand, et la vie est relancée.

Les expériences rituelles[96] et les mouvements de développement personnel visent généralement à faciliter ces passages systémiques. Pourtant, les techniques utilisées obligent parfois à une sorte de plongeon dans le vide, avec l'aide de guides en qui les gens mettent toute leur confiance. Il est prévu qu'on s'en réchappe, mais certains y succombent, le plus souvent par aliénation psychique[97]. Quel est l'intérêt ? La soumission à l'autre, la vie pour l'autre ? « L'autre » étant le leader religieux, le thérapeute charismatique ou le directeur d'une entreprise prestigieuse. Par contre, il arrive aussi que des outils soient offerts aux personnes pour qu'elles contrôlent elles-mêmes les étapes permettant un passage plus progressif.

Un autre exemple de passage forcé et manqué se retrouve dans l'histoire suivante. Un noir, membre d'une tribu africaine isolée, est exclu de sa communauté pour une faute grave. L'unique punition consistera à l'envoyer à jamais dans la forêt. Il y mourra, non pas de faim puisqu'il est tout à fait habitué à survivre dans un tel milieu, mais d'impasse, car selon lui il n'existe plus pour personne et aucun lien n'est possible en dehors de cette communauté qui l'a rejeté[98].

L'attachement

Ce qui nous amène à parler d'une deuxième modalité, plus psychodynamique que la première mais qui la rejoint cependant : l'attachement aux choses et aux personnes, en fonction de la théorie des relations d'objets[99]. On peut à ce propos énoncer cet aphorisme : on ne peut se séparer que de ce qui est déjà séparé !

96. DOHERTY, J., « Hot Feat : Firewalkers of the World », *Science Digest*, August 1982, pp. 67-71.

97. JANDROT-LOUKA, F., LOUKA, J.-M., « Vol au-dessus d'un nid de gourous » in « A corps et à cri ! », *Autrement*, no 43, octobre 1982.

98. LEX, B.W., « Vodoo Death : New Thoughts on an Old Explanation », *American Anthropologist*, 76, 1974, pp. 818-823.

99. BOUVET, M., *Œuvres psychanalytiques*, Paris, Payot, 2 vol., 1968. GRÜNBERGER, Béla, *Le narcissisme*, Paris, Payot, 1971. KERNBERG, O., *Les troubles limites de la personnalité*, Toulouse, Privat, 1979.

Tout objet – ce qui comprend dans ce vocabulaire autant les choses que les personnes – en rapport fusionnel avec l'individu provoque lors de sa disparition une blessure intense : une atteinte à l'identité, comme si on arrachait à la personne un morceau de corps[100]. On appelle le rapport à un tel objet, une *relation narcissique*. Une situation d'impasse se crée dès qu'il n'est plus possible de retrouver cet objet, d'une manière ou d'une autre, ou dès qu'un changement de son statut narcissique devient impossible. C'est ce qui explique l'effet nocif des décès d'êtres chers lorsque les personnes n'arrivent pas à en faire le deuil ; c'est ce qui explique les réactions désespérées lors de la perte de choses de valeur perçues comme irremplaçables[101].

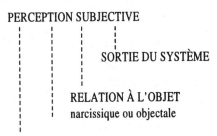

Cette relation est à l'inverse de celle où un objet est perçu comme pouvant être à soi sans devoir être soi, d'où la possibilité de s'en séparer sans blessure[102].

3 – *L'idéal*

Une autre modalité concerne la dynamique psychique favorisant la perception d'impasse : la quête irréalisable. Des psychanalystes modernes en ont traité[103], mais pas directement dans le champ de la psychosomatique. L'individu en quête

100. On peut rapprocher ceci de la relation spéculaire comme début de l'apparition de l'autre. LACAN, Jacques, « Le stade du miroir comme formateur de la fonction du je » in *Écrits*, Paris, Éd. du Seuil, 1966, pp. 93-100.

101. « Mais le deuil ne rend pas seulement malade, il peut aussi tuer... ». HUMBERT, Nago, *La douleur : un cri du corps et de l'âme*, Neuchâtel (Suisse), Éd. Victor Attinger, 1989, p.104.

102. « Toute possession nous possède ; or les circonstances de la vie nous rappellent que nous ne possédons pas ces egos, et qu'ils peuvent changer ou disparaître... ». CROMBEZ, J.-Charles, « Voyage au pays des selfs », *Revue Québécoise de Psychologie*, vol. 11, no 1-2, 1990, pp. 82-88.

103. KOHUT, H., « The Analysis of the Self », New York, *Intern. Univ. Press*, 1971.

d'existence se trouve insatisfait de la sienne et veut en changer. Il modifie donc son environnement et se retrouve à nouveau avec une impression d'incomplétude. Il continue ainsi éternellement sa recherche du Graal. On peut utiliser la grille systémique précédente pour décrire son incapacité à demeurer dans un système donné, même si celui-ci peut être considéré comme satisfaisant d'un point de vue objectif. L'individu perçoit tout système assez bon[104] comme trop mauvais. Il se voue donc à ces sauts continuels d'un système incomplet à un autre supposément parfait, ce qui l'amène immanquablement à des échecs et à un épuisement, encore une impasse :

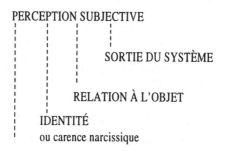

PERCEPTION SUBJECTIVE

SORTIE DU SYSTÈME

RELATION À L'OBJET

IDENTITÉ
ou carence narcissique

On touche ici la satisfaction de vivre, l'acceptation des limites, le plaisir des mouvements simples de l'existence. Sont mises en cause la question d'identité et son contraire, la carence narcissique[105]. Ne pas se sentir existant comme personne, ne pas se sentir partie intégrante d'un réseau, amène la recherche éperdue d'identités et de réseaux plus étendus, mais tellement plus que les plus étendus se révèlent toujours insuffisants. De passage en passage, l'insatisfaction persiste. Le but, masqué au début et qui se découvre peu à peu, se révèle grandiose. L'ambition, dit-on communément, la poursuite d'idéaux, dit-on pudiquement, les personnalités « A », affirme-t-on scientifiquement[106]. Une impasse potentielle continuelle apparaît à chaque pause.

---

104. WINNICOTT, D., *Collected Papers. Through Pediatrics to Psychoanalysis*, New York, Basic Books, 1958.

105. BERGERET, J., *La dépression et les états-limites*, Paris, Payot, 1974.

106. DANTCHEV, N., « Sratégie de coping et pattern A coronarogène », *Rev. Méd. Psychosom.*, 1989, 30, pp. 21-30.

La carence

La quatrième modalité concerne les motifs structurels intérieurs à la situation d'impasse. On entre de plus en plus profondément dans l'humain, ce qui explique l'intérêt particulier des psychanalystes pour ce champ psychosomatique. Le principe en est simple : l'impasse intérieure existe à la mesure de l'incapacité à résoudre psychiquement les situations problématiques. Comme on le dit un peu cavalièrement : c'est dans la tête que cela se passe. Mais on devra plutôt dire ici que c'est dans la tête que cela *ne se passe pas*.

Car ce qui est en cause, c'est la carence de processus mentaux particuliers. Certaines personnes n'arrivent pas à identifier leurs émotions[107], à penser de façon créative[108], à percevoir leur corps[109]. Il y a comme un vide, un handicap psychique. L'origine de cette carence peut être de nature génétique ou acquise. Cependant, elle survient parfois de façon temporaire, par exemple dans une situation d'urgence ou lors de pertes brutales. On peut alors ressentir la suspension des mécanismes psychiques fins et habituels. Le fonctionnement affectif et mental est perturbé, comme une sidération[110].

En d'autres termes, et en rapport direct avec la méthode Echo, on dira qu'il y a carence de l'imaginaire : l'esprit ne peut ou ne peut plus « jouer », plus rien ne s'y passe, il est frigide ou paralysé. Il devient incapable d'apprivoiser les événements et d'élaborer des solutions[111], il les reçoit de plein fouet :

---

107. SIFNÉOS, P., « Reconsideration of psychodynamic mechanisms in psychosomatic symptoms-formation in view of recent clinical observations », *Psychother. Psychosom.*, 24, 1974, pp. 151-154.

108. Cf le concept de pensée opératoire. MARTY, Pierre, De M'UZAN, Michel, *L'investigation psychosomatique*, Paris, P.U.F., 1963.

109. GENTIS, Roger, *Leçons du corps*, Paris, Flammarion, 1980.

110. BURLOUX, G., « Traumatophilie, Destin et Primary Care », *Revue de Médecine Psychosomatique*, 2, 1985, pp. 73-86.

111. MILLER, Warren B., « Psychological reactions to illness » in *Psychiatric Treatment : Crisis/Clinic/Consultation*, ROSENBAUM, C. Peter, BEEBE III, John E., New York, McGraw-Hill Book Company, 1974. pp. 478-495. LIPOWSKI, Z.J., « Physical Illness, the Individual and the Coping Process » in *Psychiatry in Medicine*, Vol. 1, no 2, Greenwood Periodicals, 1970.

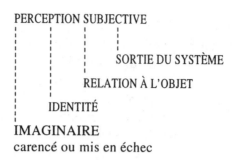

PERCEPTION SUBJECTIVE

SORTIE DU SYSTÈME

RELATION À L'OBJET

IDENTITÉ

IMAGINAIRE
carencé ou mis en échec

En mettant ensemble tous les ingrédients des quatre ordres différents, on commence à percevoir un tableau intéressant de la notion d'impasse. Une situation extérieure piégeante, une impossibilité d'en sortir pour aller au-delà, une identité fragile, une carence des processus imaginaires, tout ceci en proportions différentes et avec des effets réciproques :

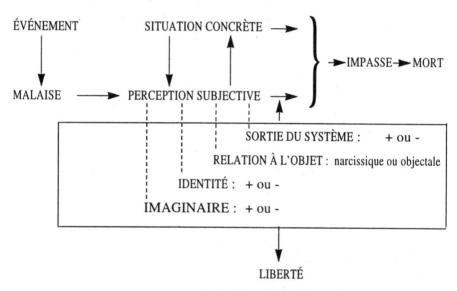

La psychanalyse s'est attachée à travailler sur les facteurs de vulnérabilité (encadrés dans le tableau précédent) : les origines du désespoir, les deuils non réalisés, les intentions idéales. Nous verrons comment et pourquoi ECHO ne travaille pas exactement de la même façon vis-à-vis des causes et des origines. Les contenus conflictuels, les aplatissements émotionnels et les carences mentales seront abordés indirectement, accessoirement, plutôt que directement, comme s'il s'agissait d'une difficulté à résoudre[112].

La désorganisation

Le délaissement et le désespoir

Le phénomène d'impasse nous mène à la deuxième notion majeure en psychosomatique, soit la désorganisation[113]. L'individu ne peut plus se sortir d'une situation piégeante pour toutes sortes de raisons dont celles déjà évoquées ; son action est inhibée et il subit progressivement une détérioration. Les états de désorganisation constituent, on l'a vu, une étape dans l'apparition de maladies ainsi que dans leur aggravation ou dans l'adjonction de complications ; nous les désignerons globalement sous le terme d'*état-malade*. Ces états bloquent ou ralentissent les processus de guérison.

On peut en distinguer deux aspects : l'éclatement et l'affaissement, ou, en termes plus communs, l'anxiété et la dépression[114]. L'impasse n'est pas uniquement la cause d'une souffrance psychologique mais aussi d'une souffrance biologique : le corps se décompose. Après avoir franchi plusieurs étapes physiologiques, la désorganisation amène une dégradation qui ressemble à celle de cadavres dans leurs tombes. Cependant, dans ce cas, cette décomposition se produira aux yeux de tous, ici et maintenant :

IMPASSE → DÉSORGANISATION → MORT

La désorganisation physique et psychique passe par deux stades : le délaissement et le désespoir[115]. Le délaissement se caractérise par une réquisition éperdue puis un rejet enragé des

---

112. Car directement, c'est la liberté psychique et somatique qui sera abordée. Ceci touche à nouveau à la notion de fantasia de Castoriadis. CASTORIADIS, Cornelius, « La découverte de l'imagination », *Libre*, 78-3, Petite bibliothèque Payot, 340, Paris, Payot, 1978, p. 161.

113. MARTY, P., « A major process of somatization : the progressive disorganization », *Intern. J. Psych.*, 49, 1968, pp. 246-249.

114. On retrouve chez Kübler Ross la description d'états qui rejoignent ces observations. KÜBLER-ROSS, Elisabeth, *La mort, dernière étape de la croissance*, Montréal, Éd. Québec-Amérique, 1977.

115. ENGEL, G.L., SCHMALE, A.H.Jr., « Psychoanalytic Theory of Somatic Disorder », *J. Amer. Psychoanal. Assoc.*, 15 : 2, April 1967.

aides possibles[116], une sorte de lutte finale puis de retraite. L'individu y abandonne la partie : il se sépare. Dans le désespoir, l'affect principal est la perte d'espoir[117], une sorte de rétraction. L'individu s'abandonne, se sent abandonné par lui-même, il se meurt[118] :

$$IMPASSE \rightarrow DÉSORGANISATION \rightarrow MORT$$

Délaissement ¦ Désespoir

La perte d'un passé ou d'un futur

Nous avons parlé précédemment des pertes vécues comme importantes par les gens comme étant des sources possibles d'impasses et des facteurs déclenchants de glissements mortifères[119]. Au contraire, l'utilisation de relations interpersonnelles profondes reste le meilleur traitement de cette condition. Par leur apport narcissique, elles peuvent contrebalancer en quelque sorte les pertes insupportables. Comprendre un tel syndrome de désorganisation permet de le différencier de l'autre syndrome, courant en psychiatrie, soit la dépression[120]. On peut insister sur le caractère psycho-physiologique de la désagrégation, en faire un phénomène psychosomatique.

Certaines désorganisations ne sont pas nécessairement le produit de situations dramatiques avec impasse conséquente, mais parfois celui d'une situation sans perspective. Ce qui peut ressembler à une réalisation narcissique absolue[121], une sorte de liberté totale. Il suffit de penser à ces femmes nobles ou ces rentiers qui, n'ayant soudain plus rien à faire, se retrouvent sans aucun des objectifs les ayant jadis orientés. C'est la désorganisation généra-

---

116. « Giving-up » et « helplessness », selon les termes donnés par Engel et Schmale.

117. « Given-up » et « hopelessness », selon Engel et Schmale.

118. On peut éclairer cet abandon par la notion d'envie chez Mélanie Klein : KLEIN, Mélanie, *Envie et gratitude et autres essais*, 1957.

119. LEFEBVRE, Paul, NOBERT, André, CROMBEZ, J.-Charles, « Psychological and Psychopathological Reactions in relation to Chronic Hemodialysis », *Can. Psych. Ass. J.*, vol. 17, 1972, pp. SS9-SS13.

120. MARTY, P., « La dépression essentielle », *Rev. Fr. Psych.*, 32, 1968, pp. 594-599.

121. FREUD, S., « Pour introduire le narcissisme » in *La vie sexuelle*, Paris, P.U.F., 1969, pp. 81-105.

le, l'illusion de l'atteinte d'un nirvana terrestre[122] et la disparition de liens humains féconds : une dissolution.

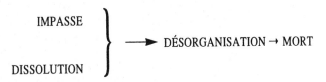

IMPASSE

DISSOLUTION

⟶ DÉSORGANISATION → MORT

Un rapport à la liberté

On se retrouve ainsi devant deux voies de désorganisation : l'une centripète, l'autre centrifuge.

La première oblige à un repli mortifère : une réduction de la liberté qui joue dans l'apparition de désorganisations liées à des impasses. Sur un plan sociologique, elle est le propre de cultures ou de milieux à forte composante répressive.

La deuxième provoque une expansion tout aussi mortifère : une trop grande liberté joue dans l'apparition de maladies psychosomatiques de type centrifuge. Les esclaves ne peuvent guère se permettre ce genre de luxe[123], si bien que cette voie se retrouve plutôt dans les sociétés d'abondance et dans des secteurs protégés.

Tout cela n'est pas nouveau, contrairement à ce que pourraient le laisser entendre certains passéistes de la psychosomatique. En d'autres termes, les accidents somatiques ne datent pas de la révolution industrielle ou de la société de consommation. Ils existent bel et bien, même si on en était moins conscients auparavant. La religion pouvait offrir une solution aux impasses et aux dispersions, en même temps qu'elle représentait un instrument privilégié d'impasse par ses interdictions ou ses répressions. On peut donc rapprocher le questionnement psychosomatique d'une réflexion sociale et politique.

D'une manière centripète ou centrifuge, un processus entropique s'installe et s'accentue, sorte de démantèlement généralisé où tout prend la même valeur, où les hiérarchies s'estom-

---

122. Dans la sagesse bouddhique, le nirvana est l'anéantissement suprême. Ici nous utilisons ce mot pour désigner un anéantissement terrestre. C'est une dissolution, au sens de mœurs dissolues.

123. TOUSIGNANT, Michel, « La construction culturelle des émotions », *Regards anthropologiques en psychiatrie*, Montréal, Éd. du GIRAME, 1987.

pent : une dispersion de chaleur diraient les physiciens[124], une dispersion d'énergie comme on le dit communément. On passe d'un état de néguentropie dirigé vers une certaine construction à celui d'une entropie glissant vers un démantèlement ; il n'y a plus d'organisation structurelle, les énergies diffusent, les connexions lâchent.

Chaque partie part à son compte, comme elle le peut, plus ou moins vulnérable, plus ou moins fragile, plus ou moins handicapée. Il n'est plus question de désordres psychosomatiques focalisés mais de plaintes et de signes somatiques variés, généralisés. On y trouve surtout des symptômes dits *fonctionnels*, c'est-à-dire essentiellement subjectifs sans base anatomique évidente ou à forme anatomique variable – ce qui rappelle exactement l'état-malade. On peut utiliser la comparaison d'un loup pris au piège, se débattant et s'agitant : désorganisé, affolé.

La vie se déroule entre ces trois risques : être perdu dans une liberté où l'on se disperse, être étranglé dans des restrictions qui étouffent, être soumis à des idéaux qui épuisent. Entre la mort centrifuge et aiguë de l'entropie, la mort centripète et chronique de la néguentropie et la mort happée « push-pull » de l'idéalisation.

Le piège

On sait fort bien ce qui arrivera au loup : il se sectionnera la patte pour pouvoir se libérer. Ce qui amène notre troisième concept majeur en psychosomatique : la *coupure*.

Le corps abandonné

Pris dans une situation d'impasse et ne pouvant s'en dégager indemne, on fait face à un choix : s'y perdre et ne pas s'en sortir ou perdre quelque chose pour en sortir. Mourir ou laisser aller une partie de soi.

Certains choisissent la mort, une sorte de mort aiguë, l'état-malade dont nous avons déjà parlé. En somme, plutôt mourir que de perdre une partie de soi : disparaître en toute intégrité.

---

124. L'entropie est une « grandeur qui, en thermodynamique, permet d'évaluer la dégradation d'énergie d'un système » (*Petit Larousse Illustré*, 1993). Hubert Reeves en fait cependant une analyse plus complexe dans un de ses livres (REEVES, Hubert, *L'heure de s'enivrer*, Paris, Éd. du Seuil, 1986, pp. 89-106).

D'autres choisissent la vie au prix d'une perte : plutôt s'échapper, fût-ce en y laissant une partie de soi. Plutôt la coupure, un morceau de corps laissé pour compte, pour régler le compte. En termes cybernétiques, une partie du corps servira de lieu d'entropie, tandis que le reste de la personne retrouvera sa position néguentropique.

Le corps coupé, c'est une façon de parler, car il peut s'agir d'autres éléments corporels, d'une fonction physiologique par exemple ou d'un canal énergétique[125]. Comme analogie, sans obligatoirement les considérer pour autant comme des malades psychosomatiques, mentionnons cette découverte au sujet de certains obèses : on dit qu'ils ne possèdent pas d'horloge interne quant à leurs besoins nutritifs. Contrairement aux autres, ils sont incapables de se fier à leur perception de faim et doivent se repérer uniquement à l'aide de signes extérieurs, comme l'heure indiquée par une horloge. Sinon, ils se laissent entraîner par la seule vue de la nourriture.

IMPASSE
→ DÉSORGANISATION → MORT DE LA PERSONNE

→ COUPURE → MORT D'UNE PARTIE

Le corps de personne

Un morceau de corps abandonné, esseulé, part à la dérive : il n'est plus le corps de personne[126]. Tandis que le mental lui-même se détache et fonctionne comme isolé, désincarné, le bout de corps perd ses communications avec l'ensemble ; c'est le vestige d'un corps entier, le reliquat d'une personne, le reste du monde.

Séparé et oublié, il en devient plus vulnérable. Soumis à des événements pathogènes, il ne peut plus se défendre aussi bien, n'ayant plus à sa disposition les mécanismes complexes de l'ensemble de l'organisme dont il s'est coupé : l'intendance ne

---

125. *Précis d'Acupuncture chinoise*, Pékin, Académie de Médecine traditionnelle chinoise, Édition en langue étrangère, 1977.

126. CROMBEZ, J-Charles, « Le corps de personne », *Psychologie médicale*, 12, 2, 1980, pp. 307-309.

suit plus. C'est là que se développe la maladie. Selon cette conception, la maladie dans sa dimension psychosomatique se situe au bout d'une longue chaîne de situations et de limites conjuguées.

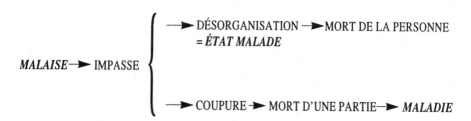

Cette élaboration sur la psychosomatique a préparé la voie à la construction d'Echo. La méthode opère au niveau du terrain, ce terrain intérieur que nous avons représenté dans le schéma suivant en vis-à-vis de l'environnement extérieur, aux facteurs antécédents de vulnérabilité et aux maladies conséquentes. Or, l'impasse, la désorganisation et la coupure sont quelques repères de ce drame vécu par un sujet pris au piège des événements et de ses limites :

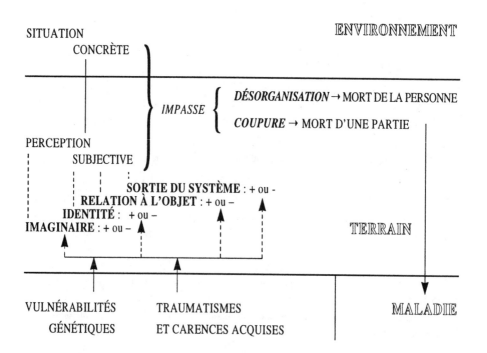

L'action d'écho se fera vis-à-vis de la levée de l'impasse et de la réorganisation, par un travail sur la récupération narcissique, sur l'imaginaire et le jeu. Résultat : un effet sur la coupure et la reprise de corps, une possibilité d'émergence dans d'autres systèmes.

LE CORPS SAUVAGE

Le corps de famille

Le corps de personne représente aussi un corps refusé comme corps d'une personne. Autrement dit, des parties de corps ou des fonctions corporelles peuvent être « proscrites », pour différences raisons[127], par les environnements nourriciers. Ils enrichissent alors le lot des secrets de famille. Au pôle silencieux, on reconnaît les familles qui semblent normales mais où tout le monde meurt à petit feu ; au pôle dramatique ont lieu de véritables meurtres de corps[128]. D'où l'hypothèse qu'il est nécessaire qu'un réseau reconnaisse le corps pour que celui-ci puisse exister, un peu comme le langage exige un milieu adéquat pour son développement. Sinon un *corps sauvage* apparaît, l'équivalent de l'enfant sauvage[129].

Traversant le temps et l'espace, sortons temporairement de cette « préhistoire » d'Echo pour prendre connaissance d'un échange qui a eu lieu récemment. On y voit comment des préoccupations d'ordre psychosomatique apparaissent en toile de fond dans la pratique des échos. Ceci cadre tout à fait avec la question de la transmission du corps par un réseau, et montre aussi la façon dont on y traite ces choses psychosomatiques[130] :

---

127. GUIR, Jean, *Psychosomatique et cancer*, Paris, Point Hors Ligne, 1983.

128. À rapprocher la question du meurtre des sœurs Papin analysé par Lacan. Et lire : LACAN, Jacques, « La psychose paranoïaque dans ses rapports avec la personnalité », *Le François*, 1932.

129. MALSON, Lucien, *Les enfants sauvages*, 10/18, Paris, Union Générale d'Éditions, 1964.

130. « Pour nous, il existe un événement, lorsqu'il fait partie d'une chaîne dite symbolique ou magique ». HUMBERT, Nago, *La douleur : un cri du corps et de l'âme*, Neuchâtel (Suisse), Éd. Victor Attinger, p. 51.

P : – *Dans ma famille, des deux côtés, les gens font du rhumatisme et j'en ai fait quand j'étais petite. Cela a disparu un moment puis est revenu quand j'étais enceinte. Mon bébé a commencé à avoir mal aux jambes à l'âge de 2 ou 3 ans, ce que la famille interpréta comme normal. Alors, ulcérée, j'ai décidé de couper avec cette fatalité générationnelle. Depuis lors, mon fils ne s'est jamais plus lamenté du mal de jambe, et ça a été terminé.*

I : – Cela me fait penser à deux choses :

D'abord l'interaction de deux éléments : les vulnérabilités et les circonstances. Au lieu de définir des maladies génétiques ou somatiques, il vaudrait mieux, pour être plus souple, parler de vulnérabilités. Ces vulnérabilités sont plus ou moins lourdes, et ce terme permet de ne pas enchâsser le mal dans une forme statique.

D'une part, les vulnérabilités génétiques issues de notre enfance et celles provoquées par l'environnement préparent un certain terrain.

D'autre part, des circonstances supplémentaires et particulières amènent à une limite qui ne peut être dépassée : c'est alors qu'une maladie se déclare.

Ensuite, parler de vulnérabilités, c'est une astuce de langage, mais cela permet d'ouvrir à des interventions telles que celle que vous avez utilisé pour moduler la vulnérabilité en question. L'action de guérison n'a pas agi sur la vulnérabilité génétique elle-même, cela prend beaucoup plus de temps et de générations pour en modifier les inscriptions. Mais la force de votre conviction a suffisament joué dans un équilibre assez complexe pour en modifier le résultat. C'est, à proprement parler, un processus de guérison selon notre conception ; non pas une action miraculeuse mais le remaniement global d'un système, ce qui par contraste modifie l'impact de cette vulnérabilité.

Ainsi, cette description d'une inter-relation entre des vulnérabilités inscrites et des circonstances révélantes n'aboutit pas seulement à une synthèse théorique[131]. Elle pose les jalons d'une action possible. Pour illustrer davantage ce cheminement, on peut utiliser deux exemples : celle d'une balance à peu près équilibrée que le dépôt d'une légère tare dans l'un des plateaux fait pencher d'un côté ; celle d'une surface marine avec un sol qui y affleure, apparaissant sous forme d'îles ou disparaissant quand le niveau d'eau monte.

---

131. ANCELIN SCHÜTZENBERGER, Anne, *Aïe, mes aïeux*, Paris, EPI et la Méridienne, 1993.

La conviction que l'on remarque dans le témoignage qui précède illustre non seulement un état de pensée mais aussi une modification corporelle, le lien étant assuré par ce que nous avons nommé plus haut la matière fluide[132] : une évidence sentie et non une croyance sans fondement. Les interprétations de cette transformation peuvent être très variées sans que cela pose un problème pratique. Certains parlent alors de pouvoir divin, d'autres de pouvoir intérieur. Peu importe la façon dont chacun reconnaît et utilise ces énergies, le principal, c'est le comment de l'utilisation et l'effet de l'application, comme nous le verrons dans la troisième partie.

Autour de cette vulnérabilité familiale se construit la situation que nous avons décrite au plan individuel à propos de l'état-malade[133] : les gens tournent autour de cette fatalité, la déclarent inaltérable et y centrent leur existence.

Le corps de culture

Le corps psychosomatique pourrait tout aussi bien s'appeler la psyché interdite, puisque celle-ci n'est pas au rendez-vous du corps, n'est pas ou n'est plus. L'objet d'intérêt de la psychosomatique pourrait donc se définir comme la rupture de la personne dans le biologique. Il s'agit d'un mouvement régressif ou de l'échec d'un mouvement progressif.

Dans une perspective plus anthropologique ou phylogénétique, on peut concevoir le psychosomatique comme le somatique non encore ouvert au psychologique ; selon cette optique, l'humain d'autrefois devait être potentiellement beaucoup plus psychosomatique. Par contre, certaines transformations de société ont peut-être exigé des personnes beaucoup plus qu'elles n'en étaient capables d'après leurs limites d'intégration psyché-soma[134]. Le développement de phénomènes psychosomatiques en tant que tels se situe non dans l'élargissement d'un champ corporel étranger à la psyché, mais dans l'explosion des ruptures et des

---

132. Voir « Le corps décrit », p. 138.

133. Voir « Le mal-être », p. 44.

134 . DEJOURS, Christophe, *Le corps entre biologie et psychanalyse*, Paris, Payot, 1986.

échecs ; non dans un mouvement régressif global, mais dans l'effet d'un changement trop rapide.

Le corps ouvert à la psyché se révèle beaucoup plus libre de ses fatalismes héréditaires et fonctionnels. Cependant, il n'est pas sauvé pour autant de toutes les transactions frauduleuses dont il sera l'objet. Certains, comme parents, pourraient ainsi sacrifier au profit de leur propre survie et de celle de leur enfant, une partie du corps de ce dernier, comme tribut pour la liberté du reste. Le fait même de pouvoir nommer les choses, et donc les réalités corporelles, permet des transactions de mots plutôt que des transactions de corps – comme les transactions électroniques de banque remplacent des transferts d'argent.

L'accession de la psyché dans le corps ou l'accession du corps à la psyché représente ainsi un mouvement progressif phylogénétiquement et ontogénétiquement[135]. Comme tout mouvement humain, il n'est jamais acquis définitivement, ni jamais totalement oublié. À la faveur d'impasses diverses, se révèlent ses limites et ses conséquences dites psychosomatiques.

Les études psychosomatiques tentent de comprendre les origines de ces fonctionnements permanents : sont-ils génétiques, traumatiques, carentiels ? Elles tentent de mettre en cause les relations parent-enfant[136], les différents besoins de contrôle externe ou interne[137], les questions de dépendance et de soumission, d'autonomie et de rébellion. Par exemple, les problèmes d'identité et de relations d'objets sont-ils secondaires aux influences du milieu, à ses interdits, à ses ignorances, à une transmission familiale de dépossessions corporelles ?

---

135. Ces mouvements se retrouvent dans les écrits de spiritualité. Ainsi, dans l'Évangile, les phases d'incarnation et d'ascension.

136. Guyotat élabore sur les problèmes de filiation : « De cet enchaînement d'événements, il ne faut pas parler... C'est un corps à corps, une guérison pour une maladie, une mort pour une naissance », GUYOTAT, J., « Traumatisme psychique et événement », *Psychologie médicale*, 8, 1984, pp. 1363-1367.

137. ROTTER, J.B., « Generalized Expectancies for Internal versus External Control of Reinforcement », *Psychological Monographs*, 80, 609, 1966.

La greffe

Le champ de la psychosomatique est en fait bien plus vaste qu'il n'y paraît et ne recouvre pas que la réflexion et les applications et que l'on peut faire sur les maladies. Il comprend aussi de façon plus générale toute une conception des relations au corps, de la place de la pensée et des émotions dans la dynamique et la structure des personnes. Causes ou conséquences de cette conception élargie de la psychosomatique, les circonstances de notre parcours nous mènent alors en un lieu limitrophe de la pathologie, dans un domaine relativement nouveau des rapports de corps et de pensée. Ce lieu est celui de la greffe d'organes.

La greffe nous permet d'approfondir les questions posées au chapitre précédent. Celles d'un langage du corps, de la dynamique et de la fonction des significations corporelles. Toutes les transactions que nous avons décrites (le corps abandonné, le corps de personne, le corps de famille, le corps de culture) se déroulent ici de façon manifeste. Les coupures y sont concrètes, elles sont du domaine de la chirurgie. Les corps étrangers, des greffons d'origine humaine, se font évidents. Les impasses sont biologiques puisqu'il n'y a plus ou peu d'espoir de continuer à vivre avec le délabrement de certains organes. Le désarroi est intense. Les échanges sont familiaux car tous les proches seront sollicités ou offriront eux-mêmes un don d'organe, une partie de leur corps.

Même évidentes, ces transactions se déroulent pourtant de façon bien différente de ce que nous avons dit de la psychosomatique, car la coupure survient en conséquence de la maladie plutôt que d'en constituer la prémisse. Elle y est décidée d'avance et n'est pas une éventualité, elle introduit un morceau de corps nouveau, celui d'une autre personne, et elle annonce le début, par la transplantation qui s'ensuit, d'une nouvelle aventure.

Il y a, par contre, plusieurs similitudes entre le lieu psychosomatique et l'action de greffe – c'est d'ailleurs ce qui en fait ici le premier intérêt. Parce que cette coupure arrive au terme d'une longue affection, affection que nous avons située comme prémices de la maladie. La greffe, dans un premier temps d'ablation, exclut la maladie avec le corps qui en est le support. La dépossession et l'acquisition d'un organe révèle toute la question des attachements narcissiques, des arrachements et des intrusions.

Il est donc important d'en parler, non seulement en rapport avec la psychosomatique, mais aussi avec la méthode Echo puisque le mécanisme de la greffe l'a influencée et qu'on en retrouve les traces dans certaines façons de procéder. L'écho ressemble en effet à une transplantation où le donneur et le receveur sont la même personne : il s'agit de se pencher sur des rejets, de réinsérer du corps, d'en relier des morceaux, de réintroduire de l'esprit.

La greffe représente un maillon important dans la mise en place d'Echo, car elle pose le corps comme situé entre les faits objectifs de la maladie et les interventions d'une part, et des perceptions subjectives impressionnantes d'autre part. Les échos empruntent ce passage des faits aux perceptions pour pouvoir ouvrir, en retour, le chemin des perceptions aux faits.

Enfin, nous verrons que la conception de la greffe comme mécanisme général peut avoir une autre portée : celle d'une réflexion sur les applications de sens, « application » avec la signification du dépôt d'une substance sur une matière. La question de la transplantation d'un sens devient frappante dans ce que nous avons découvert concernant les greffons et ce dont ils sont porteurs. Du coup, elle peut être interrogée quant à sa présence et sa fonction dans toute maladie. En d'autres termes, lorsqu'on cherche et qu'on trouve du sens dans les pathologies, s'agirait-il d'une greffe de sens ?

L'AVENTURE

Du domaine des altérations corporelles par maladie, passons à celui des modifications corporelles que constituent les transplantations d'organes. Parallèlement à l'opération chirurgicale qui est préparée, pratiquée puis surveillée, on nous demande de nous intéresser aux dimensions psychiques et psycho-dynamiques de ces transactions corporelles puis de les faciliter. C'est donc admettre que deux actes se font conjointement : une intervention chirurgicale et une action psychologique, toutes deux complexes. Il est intéressant de noter qu'à ce niveau de haute spécialité médicale, incluant plusieurs corps et disciplines, l'ouverture à un champ phénoménologique s'impose naturellement.

Nous rencontrons les personnes devant subir la greffe et celles qui donnent une partie de leur corps non à cause de troubles mentaux, mais bien pour les accompagner dans une aventure corporelle délicate[138]. Nous avons donc l'occasion d'étudier ce qui se vit intérieurement lors de la greffe d'organe : comment le changement de corps est perçu, comment le greffon est reçu. C'est ce versant interne de la transplantation qui entre en rapport avec notre propos, et plus précisément avec ce qui est dit de la démarche concrète d'Echo : une mise en objets intérieurs, puis un travail sur les objets.

L'annonce

Il arrive[139] qu'une personne consulte son médecin pour un examen de routine, peut-être pour quelques symptômes. Il arrive que ce praticien lui annonce, avec toute la délicatesse qu'il a su développer, que l'affection est grave, et qu'un jour ou l'autre, une transplantation sera nécessaire, quelquefois le plus tôt possible. Vlan ! Si nous partons de cette histoire qui n'est pas artificielle, c'est qu'elle évoque un moment important dont il a été

---

138. LEFEBVRE, P., CROMBEZ, J.-Charles, LEBEUF, J., « Psychological dimension and psychopathological potential of acquiring a kidney », *Can. Psychiatr. Assoc. J.*, Vol. 18, 1973, pp. 495-500.

139. Le matériel suivant est tiré d'un ouvrage sur la greffe qui est déposé à la bibliothèque de l'Hôpital Notre-Dame à Montréal. CROMBEZ, J.-Charles, *Étude de la fantasmatique au sujet de la greffe rénale* », Montréal, Bibliothèque de l'Hôpital Notre-Dame, 1970. 214 p.

peu question jusqu'à présent : l'explosion, la soudaineté, l'intrusion d'une maladie qui se déclare et le bouleversement qui s'ensuit. Chacun a déjà vécu ce genre de situation, même de façon moins spectaculaire.

La personne sort de cette consultation toute retournée. Maladie, greffe, mort, car si l'on parle de la maladie et de son traitement, c'est bien de la mort dont il s'agit, n'est-ce pas ? On ne l'a pas vraiment nommée, mais l'individu se retrouve seul avec un arrêt de mort, somme toute. Il est donc confronté avec la mort et ses atours : régimes, règles, limites, interdictions.

Par contre on lui a promis un traitement exceptionnel, spectaculaire, presque magique. Bien sûr le médecin lui en a indiqué les limitations, les étapes et les obstacles, mais ce qui surnage c'est l'espoir immense de pouvoir en sortir. Moment fragile où l'on est prêt à tout, prêt à se jeter dans les bras de la première délivrance et de son *maître-sauveur*[140] patenté. Voilà l'un des facteurs qui a préludé à la forme de l'Écho : protéger les personnes de leur recherche éperdue de techniques bouleversantes, à la mesure et à l'encontre de leur propre bouleversement.

L'opération chirurgicale représente donc un point tournant tout aussi attirant que dangereux : point de non-retour, décision de vie ou de mort. On peut y voir la démonstration spectaculaire du paradigme médical : l'intervention d'un tiers qui tente de modifier dramatiquement une évolution inéluctable. L'intervention pose en contrepoint, quant au cheminement de guérison, la question d'utiliser ou non l'appel à « l'exceptionnel ». On sait bien qu'on ne peut contrôler l'avenir, quel que soit le paradigme, mais il est important que la maîtrise de la démarche se trouve plutôt du côté de la personne, dans la guérison, que du côté de l'événement, comme dans la médecine.

L'épreuve corporelle et vitale devient parfois une occasion de croissance, d'ouverture, de maturation, permettant à la personne d'appréhender son corps avec une intensité jamais connue, lui offrant la possibilité d'un échange, d'une nouvelle vie. C'est du moins ce qu'elle se répète à l'aube de ses décisions. C'est ce que se disent les gens à la veille d'entreprendre le traitement d'une grave maladie. C'est aussi ce dont ils tentent de se

---

140. Une sorte de maître-nageur !

convaincre à l'amorce d'une démarche de guérison qu'ils décident d'entreprendre.

Le chemin

Devant le désastre de la déclaration soudaine de maladie, pendant l'attente d'un traitement miraculeux, tout au long des multiples épisodes qui ponctuent le décours de l'intervention[141], chacun se débrouille comme il le peut[142]. Comme on le disait à cette époque, certains refusent d'être malades et continuent de vivre comme si de rien n'était, au jour le jour. Aujourd'hui, pour être plus précis, nous utiliserons le vocabulaire proposé dans la première partie[143]. Nous dirons donc que les personnes, pour éviter d'être malades, c'est-à-dire submergées, se défendent d'avoir une maladie.

Cette manière de faire peut poser problème lorsque le refus d'une réalité difficilement supportable entraîne dans son sillage l'interruption de certaines précautions ou de certains traitements visant la maladie. Par contre, cette façon de faire a pour fonction de permettre à la personne de survivre, c'est-à-dire de ne pas être malade. Solution imparfaite que l'individu choisit pour son bien, au moins à court terme[144]. Le déni, souvent décrié par les tiers observateurs, offre ainsi une fonction salvatrice. On peut le comprendre, mais la question est de savoir sous quelles conditions cette prudence salvatrice pourrait faire place à un mouvement de reconnaissance supportable de la maladie. Nous verrons d'autres solutions de survie qui peuvent permettre de ne pas expulser la réalité pour autant. En tous cas, ce n'est certainement pas la confrontation aux faits, le passage aux aveux qui constitue la solution.

---

141. Après la greffe, les receveurs doivent continuer à revenir à l'hôpital pour recevoir des médications, pour surveiller leur greffon, pour déceler et traiter des complications.

142. LEFEBVRE, P., CROMBEZ, J.-Charles, « The one-day-at-a-time syndrome in post-transplant evolution : the regressive-megalomanic model versus the progressive hypomanic-model », *Can. Psychiatry Ass. J.*, Juin 1980.

143. Voir « Malaises, mal-être et maladies », p. 42.

144. Dans l'article déjà cité (*cf* note 1 : LEFEBVRE, P., CROMBEZ, J.-Charles, LEBEUF, J., « Psychological dimension and psychopathological potential of acquiring a kidney », *Can. Psychiatr. Assoc. J.*, Vol. 18, 1973), un des auteurs donne à cette libération défensive le nom de « syndrome de Lazare » (p. 496).

En général, l'attitude privilégiée d'échappatoire est plus nuancée, moins absolue. L'attention sera concentrée sur des accidents mineurs qui ne comportent pas de danger mortel. Parfois, dans le cas où le rejet possible n'est pas considéré comme une issue fatale, il devient lui-même l'objet majeur de l'intérêt. Parfois la maladie est reconnue mais les gens refusent d'y penser davantage. Ils acceptent de faire traiter leur corps, mais ils n'envisagent mentalement ni le mal, ni les soins : ne pas en parler, ne pas y songer et, si possible, ne pas en rêver[145]. L'un d'eux dira qu'il a « *de la difficulté à entendre ce qu'on lui sous-entend* ». Il tentera de retenir ses émotions, ses désirs et ses craintes : une strangulation affective.

> P : – *Il s'en passe des choses dans ma tête... c'est « jonglant », je vous assure !*
>
> I : – Quelles affaires ? Vous « jonglez » à quoi ?
>
> P : – *Ah, des folies... des folies !*

Le déni de la maladie et des affects est un procédé fragile, surtout en regard de l'accentuation des symptômes, de l'imminence des interventions et de la menace de mort. Alors, à l'occasion de ces événements brusquement révélateurs, les personnes peuvent se jeter à corps perdu dans les traitements, « *le tout pour le tout* », « *pour en finir au plus vite* ». Un saut dans le vide, un abandon à la providence, à l'aube d'une désorganisation. Des adhésions à des techniques salutaires se font parfois lors de ce bond.

Certaines demandes d'Echo se manifestent dans cet élan d'adhésion. Cependant, la facture de la méthode révèle bientôt le paradoxe piégeant : comment peut-on se vouer à une méthode qui propose au contraire la maîtrise d'un processus par un sujet !

Et si, au contraire, une personne ne veut pas être malade au prix de ne pas percevoir de maladie, qu'elle s'accroche désespérément à la vie, qu'elle tente de rester dans le monde des vivants, elle considérera alors tous les autres, soignants et proches, comme désirant la rejeter dans le monde des morts. *Elle ne fait plus du tout confiance à aucun médecin.*

---

145. CROMBEZ, J.-Charles, LEFEBVRE, P., « The behavioural responses of those concerned in renal transplantation as seen through their fantasy life », *Can. Psychiatr. Assoc. J.*, Special Supplement II, 1972, pp. 19-23.

C'est ainsi que certains arrivent en écho parce que la médecine « n'a rien pu faire pour eux ». Il y a là une confusion et un
malentendu, car on interprète la guérison comme une discipline
médicale particulièrement nouvelle et puissante, alors qu'elle est
un fait non médical, ancien comme le monde et qu'elle n'agit pas
directement sur les maladies.

Les rencontres

La greffe crée une expérience de rencontre, un lieu
d'échange où la maladie ne met pas en cause un individu mais
une collectivité. En ce sens, elle met en évidence ce qui reste souvent caché : qu'un mal n'est pas seulement individuel mais aussi
collectif, c'est-à-dire qu'il met toujours en cause le collectif.

Nous avons vu précédemment[146] que les représentations
corporelles pouvaient se transmettre de génération en génération,
avec des effets à différents niveaux. La transmission de corps
très concrète dont il est maintenant question permet d'en préciser
les caractères. Il peut s'agir de la question d'une greffe interfa-
miliale, mais le même problème se pose quand le greffon provient d'une autre personne, même décédée. En réalité, toute la
question du *corps familial* est à nouveau posée, quant à l'origine
de la maladie, quant à la responsabilité dans sa manifestation,
quant à l'implication dans les échanges de soins. La rencontre
obligée de deux corps distincts ramène à l'histoire des rencontres
corporelles familiales précédentes, et à leurs absences[147].

Le travail sur la greffe montre que la transaction corporelle, même avec un étranger met en cause le corps familial. Ce qui
était admis des représentations communes à cette structure sera
mis en danger, à tel point d'ailleurs que le conjoint de la personne est parfois mis à l'écart de cette remise en question, car il ne
fait pas génétiquement partie de la famille. L'échange de cellules
implique la cellule familiale.

---

146. Voir « Le corps de famille », p. 169.

147. MCDOUGALL, Joyce, *Théâtres du corps*, Paris, Paris, NRF, Ed. Gallimard,
1989. Nous faisons ici notamment référence au chapitre intitulé « Un corps pour deux »,
pp. 179-204.

En Echo, cette dimension collective s'appelle le *réseau*. On le retrouve dans l'interaction continuelle avec la maladie individuelle. Certes les coupures inaugurent les maladies, qu'elles soient corporelles ou sociales. Des ruptures de réseau entraînent des impasses et des atteintes narcissiques.

Par leur existence et par leur signification, les maladies peuvent à leur tour entraîner des ruptures sociales. À leur apparition, à leur contact, le corps social se disloque. Or, ces ruptures de réseau concernent au plus haut point la guérison, car elles la mettent en péril[148]. Dès lors apparaissent toutes les conséquences d'un apartheid. Un apartheid « externe » vis-à-vis de certaines maladies considérées comme graves par leur potentiel d'extermination (sida) ou de déstabilisation (maladies mentales). Et aussi un apartheid « interne » beaucoup plus habituel. Le terme apartheid est ici employé pour signifier que l'individu devient secondaire par rapport à la maladie, et que la personne se trouve paradoxalement exclue de sa propre maladie.

Un cercle vicieux s'établit ainsi de coupure en rupture, et de rupture en coupure.

Ainsi, le processus de guérison ne peut s'envisager uniquement du point de vue individuel. Ce qui se présente en négatif comme interaction dans la maladie doit se retrouver en positif comme interaction dans la guérison. Il s'agit d'inverser une épreuve, de la développer comme on le fait en photographie. Un processus de guérison implique un ensemble ; nous en verrons les conséquences pratiques[149] par rapport à l'environnement et à ses effets.

L'ÉCHANGE

Le sens de l'organe

Dans l'acte chirurgical les organes en jeu sont tout à fait définis. Le chirurgien peut donc les repérer précisément et les

---

148. EISENDRATH, R.M., « The Role of Grief and Fear in the Death of Kidney Transplant Patients », *Amer. J. Psychiat.*, 126, Sept. 1969, pp. 381-387.

149. Nous élaborerons plus loin (Voir, dans cet ouvrage « Une complicité », p. 372) l'importance que nous accordons à impliquer un médecin dans toute demande d'Echo. Le médecin représente en effet une partie de ce réseau dans lequel la personne se situe. Voir aussi l'histoire de la démarche d'une personne à travers les traitements : « La réalité de la guérison », p. 85.

interchanger exactement, au-delà des particularités individuelles. Il fait ainsi de son métier un art, notamment dans ce type d'interventions délicates[150].

Mais notre découverte – en est-ce vraiment une ? – a été de constater que, sous le nom habituel d'une partie de corps, se rassemblent des réalités fort diverses, subjectives celles-là. Les caractéristiques intérieures de ces organes apparaissent différemment selon les gens, et bien au-delà des idiosyncrasies anatomiques que le médecin peut découvrir. « Mon » cœur, « mon » foie n'ont pas toujours à voir avec « le » cœur ou « le » foie. On peut même dire qu'ils n'ont rien à voir essentiellement[151]. Cela donne lieu à de curieux dilemmes dans les arrangements du schéma corporel lorsque cet univers intérieur rencontre des anatomies définies dans une réalité extérieure :

> P : – *Je croyais que cet organe était en arrière, et je vois que l'opération se fait en avant ; mais c'est peut-être à cause de cela que c'est en avant, enfin je ne sais plus !*

Les limites des anatomies subjectives sont floues, les localisations tout autant, les maladies encore plus[152]. Ce qui importe, c'est que ces descriptions ne sont pas fausses mais vraies et adéquates selon une autre réalité. Elles ne peuvent généralement pas guider le bistouri du chirurgien, mais elles demeurent nettement pertinentes quant à un travail intérieur. Alors, les confusions entre la fonction d'un organe viscéral et celle d'un autre, musculaire ou squelettique, peuvent être utilisées précisément dans ce travail. On ne les considère plus comme des erreurs mais comme des révélateurs.

Les limites évoquent des descriptions de bordure : pas assez vraies objectivement pour être utilisées pour un acte médical précis, mais pas tout à fait fausses pour autant – même au point de vue de l'objectivité, se révélant parfois d'une curieuse

---

150. DEBRAY, J.R., *Le malade et son médecin*, Paris, Flammarion, 1965.

151. A la suite d'Husserl, on peut reprendre la distinction établie par deux mots différents de la langue allemande : *Korper*, qui est le corps organique perceptible par observation ; *Leib*, qui est le corps-sujet, uniquement appréhendable par a-perception.

152. SONTAG, Susan, *La maladie comme métaphore*, Fiction & Cie, Paris, Éd. du Seuil, 1979.

intelligence. Il convient donc de ne pas les considérer *a priori* comme insensées.

Toujours à propos de bordure et de limites, on constate qu'elles rejoignent – et cela les rend d'autant plus complexes – des éléments relevant de la maladie concrète et des impressions qui concernent la totalité de la personne. Ces perceptions réunissent des observations objectives et des impressions subjectives vis-à-vis des perceptions corporelles, de la vision personnelle de la maladie et des dangers en cause, de ses capacités de guérison.

Ainsi, il n'est plus anecdotique qu'une personne ressente, par exemple, que la perte d'un de ses reins va lui enlever de la force, lui briser la colonne vertébrale, l'empêcher de conduire un camion ou même de se tenir debout. Qu'une autre personne soit désolée du fait que le rein lui ait été greffé à droite car, « *en tant que gaucher, il aurait mieux valu avoir la force à gauche* ». Qu'une autre encore soit ravie que ce rein soit greffé en avant, puisque « *les efforts se font toujours par l'avant* ». Ces manières de penser le corps feront toute la différence dans la manière de le vivre.

Le débordement psychique des limites anatomiques et physiologique d'un organe est un fait généralisé dans le domaine. Il prend de l'importance au niveau de la rétraction et de l'expansion corporelles[153]. L'organe amputé entraîne une rétraction de l'ensemble de l'image du corps ; l'organe ajouté, au contraire, en gonfle la représentation.

Le sens du greffon

Les représentations corporelles des organes sont donc subjectives et ne suivent pas les lignes de démarcation anatomiques et les fonctions physiologiques admises. De plus, elles ne se rapportent pas à l'organe précis, mais plutôt à l'ensemble de la perception du corps, avec l'intégralité de l'esprit et la totalité de l'histoire. Il en est de même de l'objet de la greffe : le greffon.

Le greffon n'est pas une chose purement objective, on l'investit de qualités supplémentaires. Sa limite déborde les cri-

---

153. CASTELNUOVO-TEDESCO, P., « Psychoanalytic Considerations of cardiac Transplantation », New-York, *Annual Meeting of Amer. Psychiat. Ass.*, Dec. 1969.

tères anatomiques, il est doté des caractères du donneur. Ainsi, il importe pour la personne qu'elle sache que le donneur soit jeune, fort, en santé, maigre, homme ou femme[154] et même bon... Ces qualités subjectivement attenantes au greffon seront perçues comme essentielles puisqu'elles font partie de celui-ci. La transplantation consiste en l'introduction non seulement de l'organe, mais aussi des caractères impliqués. Une greffe est autant psychologique que physique mais, plus littéralement, la greffe concerne autant un objet psychologique que physique.

En conséquence, les hommes peuvent craindre ne plus pouvoir boire d'alcool avec un rein de femme, de recevoir la mort par un rein de cadavre ou d'attraper certains défauts du donneur. Par contre, d'autres désireront recevoir un rein d'homme pour profiter de sa force virile. Il y a quelques années, on pratiquait des greffes de rein entre vivants de même famille ; il n'était pas rare d'observer, bien après l'intervention, ce que l'on a pu appeler le syndrome des siamois[155] : toute maladie de l'un déclenchait la perception de la même maladie chez l'autre.

À l'époque de ce travail sur la greffe, nous avons été particulièrement attentifs à déceler les significations données au greffon[156] et leur influence sur le comportement psychique : l'impression d'avoir quelqu'un d'autre en soi, ou au moins certaines influences internes. Nous avons pu constater que le corps ne fait pas de différence entre une réalité objective et une réalité subjective. Il était donc important de faire, littéralement, la part des choses, c'est-à-dire de libérer le greffon de son poids de fantasmes. À première vue, ce travail semble un peu curieux – surtout pour un psychanalyste – mais peut-être comporte-t-il, au

---

154. KEMPH, J.P., « Renal Failure, Artificial Kidney and Kidney Transplant », *Amer. J. Psychiat.*, 122, 1966, p. 1270.

155. MUSLIN, H.L., « On acquiring a Kidney », *Am. J. Psychiatry.*, 127 : 9, 1971.

156. Nous avions à reconnaître les sens donnés par le patient à sa maladie et à les faire reconnaître au chirurgien comme éléments personnels dont il fallait tenir compte. Nous avions en même temps à reconnaître les actes posés par le chirurgien, et à les faire reconnaître par le patient comme réalité à tenir en compte. Double décodage dans les deux plans parallèles de l'objectif et du subjectif, pour que les deux personnes puissent « s'entendre ». CROMBEZ, J.-Charles, Table ronde sur « Le corps modifié : exérèses, transplantation et réparation », *Psychologie Médicale*, 6, 6, 1974, pp. 1113-1128.

contraire, une véritable fonction analytique. Ainsi, la greffe psychique peut se faire plus facilement[157].

Le sens de la greffe

La transplantation se réalise tout autant sur des entités psychiques que physiques. L'organe est introduit dans le corps et des sutures y sont pratiquées, mais sur le plan psychologique, la greffe se suffit-elle de l'intervention ? Quelle que soit sa signification, cadeau ou détritus, l'organe est-il intégré automatiquement, est-il psychologiquement intériorisé en même temps ? Il se révèle que non.

Il existe différentes études sur les phénomènes psychiques accompagnant l'acquisition d'un organe, quant à la transplantation psychologique parallèle à la transplantation chirurgicale[158]. Elles ont permis d'observer trois stades concernant l'internalisation du nouvel organe et sa représentation mentale. Dans un premier temps, l'organe est perçu comme un élément étranger dans le corps ; la greffe paraît fragile et on redoute le rejet. Dans un deuxième temps, il est davantage appréhendé comme faisant partie de la représentation de soi : c'est d'une incorporation partielle. Dans un troisième temps, l'incorporation est totale et le nouvel organe est accepté mentalement comme faisant partie du corps propre. La progression d'un stade à l'autre n'est pas continue et des régressions peuvent se produire temporairement, lors d'un rappel de la qualité étrangère de l'organe, par exemple lors des examens médicaux de contrôle, même s'ils ont lieu une année après l'intervention.

Si la greffe psychologique ne se suffit pas de l'intervention chirurgicale, elle ne lui est pas non plus obligatoirement synchrone. Le processus d'internalisation est certes déclenché par la réalité de la greffe, mais il débute néanmoins dès son annonce et pas seulement à partir de l'intervention. Tant que celle-ci est attendue, l'introduction se réalise lentement ; quand l'espoir de la greffe diminue, à cause de la réalité d'un recul ou à cause d'une autre perte, le processus se ralentit et régresse.

---

157. CROMBEZ, J.-Charles, LEFEBVRE, P., « La fantasmatique des greffés rénaux », *Rev. Fr. Psychanalyse*, vol. 37, 1-2, 1973, pp. 95-107.

158. MUSLIN, H.L., « On acquiring a Kidney », *Am. J. Psychiatry.*, 127 : 9, 1971.

Ainsi, cette personne devant subir une transplantation rénale, intériorise la situation au cours de ses fantasmes et ses rêves. Au début, elle parle du « *rein artificiel* » qui doit lui être greffé, ce qui évoque une perception de la nature non humaine de cet élément à transplanter. Puis, elle se représente ses reins qui volent dans l'air. Tout se passe comme si le corps et le rein étaient d'abord perçus comme des éléments éloignés, hors de portée, presque hors de vue. Peu à peu, les deux éléments que sont l'organe et la personne se rapprochent, tandis que le rein prend corps, c'est-à-dire prend un corps. Cette personne rêve alors qu'elle va chercher les reins d'un homme mort allongé sur le dos :

> P : – *Avec un couteau, je lui découpe le ventre et trouve deux reins ronds et gros comme des prunes. Alors je me les place dans le fond de mon ventre en les entrant par en avant.*

Elle considère ainsi cette possibilité qu'un organe étranger puisse être greffé en elle : la transplantation est donc envisagée, tout comme le protocole opératoire d'ailleurs. On retrouvera plus loin dans l'Echo ces propositions de scénarios d'intervention qui constituent une des techniques de la méthode. Lorsqu'elle se réveille, après le rêve, elle s'aperçoit qu'elle n'est pas encore greffée : « *et je me réveille sans rein* ». Il s'agit bien là d'une intériorisation anticipée psychiquement.

Une autre personne se réveille de son opération de greffe et cherche à palper la masse oblongue du rein dans un de ses creux inguinaux pour vérifier si elle y est ou non. Ce geste peut sembler banal et plein de bon sens, mais justement il rejoint une attitude humaine généralisée vis-à-vis des changements corporels. L'organe est encore tellement étranger et extérieur que la personne doute de sa présence, ne le considère pas comme « à soi ». Une autre personne opérée annonce : « *C'est comme avant, ça ne me fait rien.* » Le rein est déjà rejeté avant d'être intériorisé ; en effet ce « rien » est assez curieux, vu les circonstances d'alitement, de traitements et de soins intensifs qui l'accompagnent. « *C'est comme s'il n'était pas là* », ajoute-t-elle, confirmant le caractère très externe de l'organe. On a pu observer que juste après la transplantation, le processus d'internalisation psychique prend un recul : l'inexistence de l'organe greffé. La greffe fait donc reculer le processus d'intériorisation ! Dans les temps qui suivent, le processus reprend et le premier temps qui suit cette sensation d'inexistence est à nouveau celle de l'étrangeté :

> P : – *Des greffes, on m'en avait parlé, mais l'expérience, c'est différent : je ressens la moitié d'un autre dans mon corps.*

L'« accorporation »

Pour souligner ce travail d'intériorisation dans la greffe, il nous a semblé propice de créer un terme nouveau. Il s'agit de l'*accorporation*. Cela désigne le phénomène mental par lequel un organe greffé passe du caractère d'être étranger à celui d'être propre, au sens d'être à soi.

On utilisait déjà le mot internalisation pour regrouper les différentes modalités de choses et d'événements d'une situation externe à la personne à une position interne en elle[159]. Il décrivait mal la particularité de cet échange de corps, où un morceau de chair doit se fondre avec le nouveau porteur, tout en laissant au dehors les caractéristiques particulières au donneur.

Le terme d'introjection décrit une modalité d'internalisation où l'« objet » qui est mis à l'intérieur reste indépendant de soi ; en d'autres termes, cet objet est *du non-soi*. Il désigne donc mal un processus qui doit aboutir à l'assimilation d'un greffon. Quant au terme d'incorporation, on l'utilisait pour le passage d'objets par des orifices naturels[160] et pour décrire un état intérieur où la représentation des choses se confond avec celle de la personne ; en d'autres termes, cet objet est comme *du soi*. Il était donc mal adapté car le receveur doit justement se dégager des caractéristiques du donneur.

La greffe concerne des morceaux de corps à recevoir, des morceaux de plus en plus greffés, de moins en moins étrangers. Ils sont cependant reçus d'un autre qui, lui, doit être de moins en moins attaché et de plus en plus étranger. On voit donc un double mouvement contraire « à réussir » : introduire le greffon en laissant le donneur, posséder le corps en n'étant pas possédé par le donneur. La manœuvre se révèle délicate.

---

159. Ceci se compare à une définition de l'acculturation.
160. SCHAFER, R., *Aspects of Internalisation*, New-York, Int. Univ. Press, 1968.

> **Nous pouvons définir l'accorporation comme l'intériorisation progressive d'un objet sur un plan somatique et mental. Cette appropriation nécessite à la fois une intégration à soi et une renonciation à l'autre.**

Le préfixe utilisé dans la formation de ce mot rend compte de la fusion progressive durant laquelle les frontières s'estompent entre l'organe greffé et la personne. Du même coup il renvoie à son autre pôle : le dégagement dont il provient.

Ainsi, l'accorporation représente un processus psychologique qui débute lors de l'introduction d'un élément étranger dans le corps, mais qui peut s'amorcer avant l'introduction réelle de cet élément. L'intervention chirurgicale de greffe se situe à un moment du processus d'accorporation, moment différent pour chaque personne. En d'autres termes, l'accorporation n'est jamais nulle ni totale au moment de l'intervention.

La dynamique d'intériorisation ne s'applique pas seulement à des greffons, mais à tout objet véhiculé dans des échanges interpersonnels. En somme, tout objet appartient à quelqu'un jusqu'au moment de devenir nôtre, ce qui réintroduit activement et absolument la composante collective dans tout processus intérieur[161].

Cette dynamique d'appartenance se manifeste dans l'évocation des échos. L'univers intérieur ne révèle pas que des objets, mais aussi des propriétaires, immanquablement. À tout objet se relie un droit de propriété et nombre de ces contrats n'ont jamais été clairement signés[162]. Ceci a pour conséquence l'existence de corps non « appartenus » par leur propriétaire actuel : des corps étrangers à qui ils ne peuvent recourir en cas de nécessité. On se retrouve à nouveau au cœur des processus de guérison et de leurs conditions de fonctionnement.

---

161. STOLOROW, Robert D., « The Unconscious and Unconscious Fantasy : An Intersubjective Developmental Perspective », *Psychoanalytic Inquiry*, 9, 1989, pp. 369-374.

162. Paul Lefebvre a utilisé le terme de « contrat faustien ». LEFEBVRE, Paul, « Psychanalyse d'une patiente atteinte d'une rectocolite hémorragique », *Revue française de Psychanalyse*, 54, 1990, pp. 809-825.

LA GREFFE DE SENS

Les greffons qui, d'un point de vue extérieur, paraissent neutres, peuvent en fait être doués de propriétés nombreuses et plus vastes, ceci parce que des sens multiples leur sont donnés. Ainsi est rappelé le problème de l'origine du sens : immanente ou appliquée ? La question de la greffe de sens. S'il y a un sens préexistant, d'où vient-il : d'une signification innée, qui date de l'origine, ou d'une signification apposée antérieurement et qui depuis lors est attachée au greffon ? Le cercle est vicieux.

Pour en revenir à ce greffon, on constate que la greffe de sens – en acceptant l'hypothèse que le sens n'est pas dans le greffon – est un processus actif. Il provient de celui qui reçoit, ce qui n'est pas sans importance. Si l'on peut dire, il y a greffe de sens par le receveur sur le greffon qui lui est ensuite donné. Une sorte de prêté pour un rendu.

On ne met pas en doute que des événements, des êtres et des éléments puissent avoir du sens en eux-mêmes, mais on remet en question l'affirmation que le sens trouvé aux choses proviendrait uniquement d'elles, et non de soi-même. Ce problème est au centre des significations trouvées dans les maladies, ou plutôt données à ces maladies.

La nécessité du sens

Nous proposons qu'un sens sera accordé précipitamment à quelque chose qui a trop de sens, pas assez de sens ou pas du tout de sens. Ainsi, le greffon vient de l'extérieur ; on peut supposer qu'il n'a pas de sens en soi et qu'on lui en attribue. On peut aussi penser que des choses ont déjà un sens, ce qui n'empêche pas de pouvoir leur en procurer de nouveaux.

La maladie, elle, arrive de l'intérieur, mais, elle est inattendue et apparaît tout aussi étrangère et absurde que la mort ; d'ailleurs, n'est-elle pas le signe d'une mort locale et particulière ? Dans le chapitre sur la coupure, nous avons vu que le symptôme somatique résulte fatalement, biologiquement, d'une coupure : il se développe sur du corps mort. On pourrait presque dire qu'il se greffe sur du corps mort. La maladie est donc une formation étrange, une création dans un *no man's land* : elle n'est le corps de personne. Devant cette chose incroyable qui apparaît en soi[163], une des premières réaction est d'y mettre un sens. Tout comme les futurs greffés, les blessés disent par exemple : « *Je me suis cassé la jambe car je ne voulais pas voir cette personne.* » Éperdus, ils demandent alors « *le pardon de Dieu, en promettant prières et pèlerinages* », en se persuadant de ne plus fumer. Ils décident de changer leur existence d'une manière ou d'une autre, de « faire une vie pleine de bien » pour se faire pardonner, de « *se marier avec une femme dure* » pour expier.

La venue de la maladie est dévastatrice sur le plan biologique, ce qui provoque une demande urgente de soins, et sur le plan psychologique, car elle n'a aucun sens. Du même élan, un sens doit lui être donné. Les personnes cherchent d'abord des explications à l'apparition de leur maladie, « *la prise d'une quantité trop importante de boissons alcoolisées* », « *l'oubli d'avoir déposé du papier aseptique sur les bols de toilette, ceci à l'encontre des conseils maternels* », « *d'avoir trop travaillé* », « *d'avoir vécu en ville* », « *de s'être marié trop jeune* ».

> P :- *C'était trop beau ; je me doutais bien que quelque chose m'arriverait. Je suis punie parce que j'ai été méchante avec ma mère.*

La maladie qui s'ensuit, de ce morceau de corps esseulé, n'a pas de sens : elle est d'ailleurs perçue comme n'ayant pas de bon sens. Cette maladie peut se déclarer sous l'aspect d'un moins : littéralement une dé-gradation, c'est-à-dire l'inversion d'un mouvement de croissance. Elle peut se déclarer sous l'aspect d'un plus : littéralement une ex-croissance, c'est-à-dire une matière qui se développe en dehors d'un lieu. Les scénarios qui tentent de l'expliquer utilisent comme matériaux ces profils différents : par exemple la destruction de pulsions inavouables, l'explosion de vies interdites. Mais d'une manière ou d'une autre, la maladie reste étrangère.

Ainsi, remplir ce non-sens de sens est tout à fait compréhensible[164]. Mais ce n'est parce qu'on met un sens sur une maladie qu'on peut dire pour autant que la maladie a du sens, sinon le sens qu'on y a mis. Il y est donc apposé, comme il pourrait l'être sur toute autre chose.

---

163. Tout à fait à la manière d'un « alien », au sens anglais différent de celui de « stranger ».

164. GERGEN, Kenneth J., « The Social Constructionist Movement in Modern Psychology », *American Psychologist*, Vol. 4, no 3, Mars 1985, pp. 266-275.

Ainsi, une personne qui a subi un accident cérébral est devenue anosognosique[165], sans perception d'une partie de son corps. Ce symptôme représente l'exemple parfait, analogiquement, du résultat d'une coupure somatique : un morceau de corps devenu perceptuellement étranger. Cette femme a l'impression que son bras appartient à son mari et qu'il va venir le chercher à Noël ; puis, un peu plus tard, elle le prend pour son enfant. Ce corps rendu neurologiquement étranger sert de lieu de projection de ses désirs[166].

L'abus de sens

Les maladies graves sont le lieu privilégié de tels sens surajoutés. « Graves » selon deux points de vue : objectivement, à cause de leur prévalence de morbidité et de leur incidence de mortalité, subjectivement, par les significations dramatiques qui leur sont appliquées. Ce dernier point d'ordre psychique aura des conséquences somatiques quant à la guérison. Les significations ajoutées se construisent comme une autre maladie qui alourdit la première de ses sens surajoutés.

Cette deuxième maladie prend une forme beaucoup plus générale et peut même devenir plus importante que l'individu. La personne devient la maladie ; « être cancéreux » sera alors comme être lépreux ou syphilitique. Plus une maladie est écrasée par des pronostics de mort, chargée sur le plan social, lourde de significations, plus elle a tendance à surpasser la personne en importance.

Dans ce contexte, on peut se questionner sur ces groupements qui font leur cheval de bataille de la recherche de significations dans les maladies. Ils diront par exemple que l'otite d'un enfant est secondaire à son incapacité à supporter les engueulades de ses parents[167]. Il existe ainsi des explications pour les

---

165. « Au sens littéral du mot, anosognosie signifie méconnaissance d'une maladie (« nosos ») ou d'une infirmité (déficit moteur ou sensoriel) ». POROT, Antoine, *Manuel alphabétique de psychiatrie*, Paris, P.U.F., 1960.

166. Voir aussi : SACHS, Oliver, « *L'homme qui prenait sa femme pour un chapeau*, Paris, Éd. du Seuil, 1988.

167. Cette manière de catégoriser du symbolique se retrouve dans de nombreux ouvrages. Certains traitent de la signification des rêves ; d'autres reprennent des catégorisations semblables pour aborder les maladies. BOURBEAU, Lise, *Écoute ton corps*, Ste-Marguerite (Québec), Éd. ETC., 1987.

différentes localisations des maladies : proposées, et parfois
même proférées. À part le fait que ces explications risquent
d'être trop simplistes, univoques ou allégoriques, elles ne donnent pas d'outils précis aux personnes et laissent trop de champ à
l'intervenant pour utiliser cette hypothèse intéressante comme
une vérité aliénante[168].

À partir de là, il faut réviser la formule habituelle qui
consiste à dire que la personne est « responsable »[169] de sa maladie. Nous pensons justement qu'elle n'en est pas du tout responsable, en ce sens que cela se passe à un moment où il faut qu'elle
sauve sa peau, qu'elle n'a pas le temps d'y penser ni de prendre
de décisions, et que son corps est obligatoirement coupé, sans
responsabilité personnelle à proprement parler. Par ailleurs, on
peut comprendre pourquoi il est question de responsabilité personnelle : pour couvrir l'horreur de l'impression de non-respon-
sabilité, de non-contrôle, de non-maîtrise. On couvre le désespoir
de ce moment qui a forcé à la coupure et qui renvoie au désespoir de toute la vie humaine.

Le lieu du sens

Si la maladie n'a de sens que par les projections qu'on y
envoie, on ne peut en dire autant de la coupure. Celle-ci est por-
teuse d'histoire[170], ou plutôt elle en est maintenant la fin
puisqu'elle en a été la fin un jour ; et le corps coupé en est la trace
silencieuse. La distinction peut paraître académique mais elle
reste essentielle à plusieurs titres. D'abord parce que la recherche
de sens dans la maladie peut être vaine : un *no meaning's land*[171]

---

168. Ainsi toute interprétation peut devenir violente, non par son contenu puissant, mais par son caractère insistant et définitif. L'intervenant impose alors son imaginaire, ce qui empêche la personne de reconnaître son symbolique et de se reconnaître comme
sujet. Voir à ce sujet : AULAGNIER, Piera, *La violence de l'interprétation*, Collection « Le
Fil rouge », Paris, P.U.F., 1975.

169. STONE, Donald, « Les oncles d'Amérique » in « A corps et à cris », Paris,
Autrement, no 43, octobre 1982, pp. 107-129.

170. Engel différencie la lésion d'ordre non symbolique du site à caractère symbolique. ENGEL, G.L., SCHMALE, A.H. Jr., « Psychoanalytic theory of somatic disorder :
conversion, specificity and the disease onset situation », *J. Am. Psychoanal. Assoc.*, 15,
1967, pp. 344-360.

171. Comme on dit « no man's land ».

avec un sentiment d'échec très profond. Ensuite, parce qu'évoquant beaucoup de responsabilité personnelle dans son origine alors qu'elle est issue d'ailleurs, elle amplifie une culpabilité sans bornes. Enfin et surtout, à cause de ses aspects primitifs, déments et morbides, cette découverte évoque immanquablement des images d'horreur qui sont dès lors attribuées au caractère même de la personne.

Cette coupure du sens est tue car elle est liée à l'échappée de la mort ; son évocation possible est pressentie comme synonyme de mort. C'est pourquoi tant de sens sont posés en avant, comme des garde-fous. Qu'on se rappelle l'histoire du loup qui se coupe la patte : on préfère rester en aval de la coupure, analyser le bout de patte restant, la maladie, que de remonter en amont. Revenir en amont, remonter dans l'histoire, dans le malaise, oblige à traverser l'horreur de la section : l'état-malade. Et cette section n'a pas plus de sens en soi, elle constitue la fin de l'entendement, la fin du sens.

Ceci étant dit, la recherche de sens dans la maladie, plus que la pose de sens qui s'ensuit, demeure utile. On peut en effet se questionner sur les avantages d'un tel procédé : non seulement les avantages de protection vis-à-vis de recherches plus dangereuses ou plus difficiles, mais des avantages tenant à sa recherche même.

D'une part, en tant que ce sens, dans la projection d'une réalité à soi, c'est soi-même qu'on rejoint, ce qui n'est pas vain. À défaut de retrouver la maladie perdue, on y récupère le sens exclu. En tentant de rejoindre la maladie, on rejoindra sa propre existence.

D'autre part, en touchant à la maladie, il est possible que l'on touche au corps qui en est le lieu, ce corps mort, ce corps porteur de coupure, ce corps détenteur d'histoire[172].

---

172. NATHAN, Tobie, *Le sperme du diable*, Coll. Champs de la santé, Paris, PUF, 1988.

L'équipe

Nous approchons maintenant de la fin du périple et de la réalisation d'Echo, mais avant d'y arriver et après toutes les explorations préliminaires dont il a été question, il aura fallu bien d'autres étapes : celles d'une croissance progressive et d'échanges multiples. Un peu comme l'embryon en voie de développement et en contact étroit avec son milieu nutritif : une croissance individuelle et des échanges collectifs. C'est en témoignage de cette construction commune que nous intitulons ce chapitre : « L'équipe ».

Tout le travail accompli eût été irréalisable sans un groupe d'hommes et de femmes qui purent se réunir au cours des ans et œuvrer ensemble. De fil en aiguille, alors que nous cheminions dans notre démarche, des gens se sont joints à nous, à l'occasion du partage de nos découvertes et de rencontres menant à des dialogues riches de créations. Ensemble nous avons poursuivi notre exploration. Ce cheminement de plus en plus profond amenait d'autres étonnements passionnés et attirait d'autres personnes. Une spirale dont le rayon grandissait peu à peu resta toujours une aventure hasardeuse, remplie de flou, d'incertitudes, d'hésitations. Cela tient au domaine abordé, au caractère précaire de toute recherche ainsi qu'à notre manière de cheminer pas à pas, d'évoluer peu à peu.

À partir du mime, le désir de mettre en scène le corps persistait ; de pouvoir le faire dans le cadre même de notre profession nous attirait, mais, comment mettre en scène sans les rideaux et tout l'attirail scénique des salles de spectacle ?

À partir de la psychosomatique, l'intention de s'approcher du corps mort était posée ; les outils relationnels (la pratique clinique), les institutionnels (le service hospitalier) étaient accessibles, mais comment s'approcher sans devoir se conformer à la maladie ou au fantasme, sans être assujetti au traitement du mal ou à l'interprétation de ce mal ?

À partir de la greffe, finalement, il devenait possible de jouer du corps subjectivement. Mais comment le faire habituellement, c'est-à-dire comme une habitude, sans la nécessité presque absolue et les circonstances exceptionnelles qui avaient motivé notre présence auprès de ces personnes ?

Il a fallu créer un lieu de croissance, comme un jardin, une zone où pouvaient se développer une idée, une méthode. Il a fallu créer une éprouvette, lieu de synthèse assez bienveillant pour accepter les contradictions et doutes inévitables.

Ces lieux ont été un hôpital universitaire et l'expérience du corps. Un hôpital comme cadre de science et une expérience comme toile de recherche.

UNE CONCEPTION

Les ateliers

L'expérience du corps a pris plusieurs formes au cours des années[173].

Elle fut d'abord questionnement sur le vécu intérieur des thérapeutes, dans la fonction de leur art[174]. Nous avons cherché à trouver des moyens cliniques et pédagogiques par lesquels les intervenants pourraient prendre en compte les perceptions subjectives qui survenaient en eux-mêmes alors qu'ils étaient en relation d'écoute avec leurs clients. Ces sensations, parfois considérées comme étrangères, distrayantes, sinon inavouables,

---

173. « L'expression d'une subjectivité à tête multiple aux prolongements indécidables », in DELEUZE, Gilles, GUATTARI, Félix, *L'Anti-Œdipe*, Paris, Éd. de Minuit, 1972.

174. Le terme de « vécu » est malheureusement très galvaudé dans les milieux de thérapie humaniste. Nous l'utilisons ici pour désigner l'ensemble des événements perçus subjectivement, donc la réalité telle que reconnue existentiellement. CROMBEZ, J.-Charles, « Changement des contrôles et contrôle d'échange », *Cahiers de Santé Mentale du Québec*, Vol. 3 no 2, Nov. 1978.

nous semblaient au contraire très significatives. Non pas significatives d'un égarement de l'intervenant[175], mais d'une intelligence profonde des dynamiques en présence[176].

Cette position permettait en conséquence d'utiliser les perceptions comme matériel d'information sur ce qui pouvait se produire dans la relation thérapeutique. On sortait ainsi du dilemme, au moins théorique, de deux consignes contradictoires et pourtant parfois exigées côte à côte : rester neutre vis-à-vis de l'autre personne tout en étant profondément sensible à ce qu'elle peut éprouver[177]. Bien des caractéristiques des expérientiels que nous avons décrit plus haut[178] ont été élaborées lors de cette étude, car nous avions trouvé des outils pédagogiques permettant de préparer et de simuler l'attitude intérieure que les intervenants prenaient lors de leurs rencontres avec leurs clients[179].

Voici l'annonce d'un atelier qui invitait à cet apprentissage :

ATELIER SUR LE VÉCU DU THÉRAPEUTE
Hôpital Notre-Dame, Montréal
Département de psychiatrie, 1973.

Lors de rencontres avec des patients, nous vivons, comme thérapeutes, beaucoup d'impressions et d'événements en nous-mêmes. Ces réalités intérieures ont pu être tantôt considérées comme indésirables, tantôt comme étranges ou sans intérêt. L'atelier vise, au contraire, à les reconnaître inévitables, essentielles, et utilisables comme outil de compréhension et d'efficience dans la rencontre thérapeutique.

---

175. C'est une des conceptions du contre-transfert qui, si elle n'est plus partagée par tous, reste cependant une des lois de l'interprétation.

176. Plus tard, nous avons intitulé cela le « co-transfert » par opposition au concept de contre-transfert dans son utilisation restreinte. Nous voulions de plus signaler ainsi la participation étroite en cause entre les deux protagonistes œuvrant au sein d'une psychanalyse.

177. La neutralité « comme une observation de soi-même en situation, comme un regard posé sur ce qui se passe dans la rencontre... et non pas comme un flegme ou une impénétrabilité légendaires », CROMBEZ, J.-Charles, « La rencontre : créditable ou discréditée ? », *Can. Psychiatry Ass. J.*, Vol. 25, no 5, Août 1980, pp. 381-385.

178. Voir « Les expérientiels », p. 104.

179. CROMBEZ, J.-Charles, « *L'issue de l'insu* », *Transition*, mars 1988.

Nous tenterons, pour ce faire, de découvrir ou/et d'élargir les possibilités perceptuelles et imaginaires, de tenir compte du vécu corporel, et d'étudier une position permettant à la fois d'être impliqué dans la relation tout en observant une neutralité vis-à-vis cette résonnance personnelle.

L'autre forme d'expérience du corps s'est réalisée à partir de notre travail sur le corps psychosomatique et sur le corps greffé. Notre objectif était de rapprocher des phénomènes énergétiques et des systèmes de représentations, ce qui a amené des hypothèses sur leurs correspondances. Nous nous demandions, d'une part, en quoi les représentations mentales sont des formes d'énergie, et, d'autre part, en quoi les énergies peuvent être influencées par la pensée. Nous avons donc été amenés à concevoir les représentations comme des localisations d'énergie jouant deux rôles. Un rôle de « repaires », lieux où les énergies sont liées, sortes d'énergies liées au sens où il y a dans l'organisme de l'eau libre qui circule et de l'eau liée qui n'est pas visible directement, car elle est présente sous forme moléculaire à l'intérieur des cellules. Puis, un autre rôle de « repères », c'est-à-dire prenant la forme d'énergies informées. Nous pratiquions diverses expériences entre nous pour mieux saisir les différents aspects des influences interpersonnelles dans certains états de conscience, les manières de les percevoir et d'en contrer éventuellement les effets.

Voici l'annonce de cet atelier de travail tel qu'il fut publié :

ATELIER SUR LE VÉCU CORPOREL
Hôpital Notre-Dame, Montréal
Département de psychiatrie, 1978.

Cet atelier vise à étudier les phénomènes corporels et leur fonction ou leur signification dans le réseau d'humanité qui les comprend. Débordant une tentative de « lire le langage du corps », il procède ainsi de deux alibis contradictoires, le premier que ce qui est du corps pourrait être étudié isolément du reste, le deuxième que ce qui est du corps est indissociable de l'ensemble.

La méthodologie de travail comprend une démarche expérientielle systématique, un style de recherche-action, un point de vue processuel. Pour rendre ceci plus clair, il peut être utile de l'opposer à un autre type d'enseignement qui serait didactique, diagnostique et référant à une information déjà colligée.

Cette méthode amène à découvrir un champ où les points de repère habituels s'estompent ou s'inversent. Par points de repère habituels, nous voulons parler du cartésianisme, de la causalité linéaire, de la compréhension logique et contemporaine de l'acte, des formes fixées et repérables, des distinctions, de la concentration, de l'effort... Ce qui arrive quand les points de repère habituels s'estompent ou s'inversent, nous n'en dirons rien ici... Sachez cependant que cela recoupe parfois ce qui est connu sous les noms de bio-énergétique, d'états de conscience « autres », d'associations libres, de relaxation, de psychosomatique, de stress, de formes de respiration, de langage du corps...

Il s'agit donc d'un enseignement tout particulier, non seulement par son contenu mais aussi par sa forme. Et c'est le but de cette présentation que de mettre cela en évidence afin de « prévenir ».

L'outil

Peu à peu, tous ces intérêts et ces apprentissages se sont tournés et concentrés vers les maladies, ou plutôt vers les personnes atteintes de maladies : comment certaines pathologies peuvent être lues comme des configurations énergétiques particulières et ce dans la plus pure tradition bioénergétique ; comment les mêmes ou d'autres peuvent être influencées par des représentations et ce dans la plus pure tradition psychanalytique.

Deux traditions qu'on connaît bien ressurgissaient sous des atours nouveaux : le fonds humaniste, la forme expérientielle, l'aspect pratique, l'élan créateur. Et surtout elles réapparaissaient ensemble, jointes, ce qui peut étonner étant donné leurs caractéristiques respectives le plus souvent contradictoires.

Ce qui semble curieux dans ce parcours, c'est qu'il n'a jamais été question d'imagerie mentale ou de visualisation. Il ne s'agissait pas de représenter des organes ou des maladies, mais des énergies, qu'elles soient originaires ou significatives de pathologies existantes. On comprend mieux certains aspects de l'Echo, qui n'utilisent ces techniques de visualisation de maladies et d'imagerie mentale de réparation que de façon tout à fait accessoire, alors qu'elles sont souvent la caractéristique centrale des techniques qui portent leurs noms : « visualisation », « imagerie mentale »... Bien après avoir débuté l'application de cette approche, alors désignée sous le nom de *Healing*[180], nous avons pris connaissance des études et des livres qui procédaient d'autres trajectoires et soutenaient d'autres conceptions[181]. On commençait à les publier et à les connaître, et nous avons pu voir comment leurs idées se rapprochaient ou différaient des nôtres.

UNE GESTATION

C'est au sein d'un hôpital universitaire que se créa la méthode, non par volonté délibérée, bien que le site eut une influence cruciale sur le développement et la teneur de la méthode.

La liaison

L'hôpital était l'endroit d'un travail d'ordre psychiatrique avec des personnes hospitalisées dans des départements de médecine et de chirurgie. C'est ce qu'on appelle la consultation-liaison[182]. Consultation, car ce sont des professionnels qui demandent de l'aide au sujet de leurs patients ; liaison, car cette demande entraîne une série de rencontres avec les différents intéressés, étant entendu qu'un problème n'est jamais simple. Suivant les circonstances, des médecins, des chirurgiens, des travailleurs sociaux, des infirmières et des ergothérapeutes se retrouvaient pour partager sur des conjonctures embarrassantes. Le regroupement de différents points de vue, la clarification des enjeux, la réunion des personnes impliquées permet à des situations conflictuelles de se résoudre.

---

180. *Healing* signifie guérison, et s'oppose dans la conception américaine au *curing* qui s'approche davantage de la signification que nous avons donné à traitement (Voir « La recherche de causes », p. 51).

181. SIMONTON, Carl S. M., *Guérir envers et contre tous*, Paris, E.P.I., 1982.

182. LIPOWSKI, Z. J., « Consultation-Liaison Psychiatry : an overview », *Am. J. Psychiatry*, 131, 6, June 1974, pp. 623-630.

Bien plus qu'un travail qui aurait pu se limiter à être strictement psychiatrique, il s'est enrichi d'une perspective humaniste, de remises en question d'ordre déontologique, de réflexions touchant à l'éthique. Une position fondamentale était mise en plan, celle de « tiers ». Le tiers c'est quelqu'un de présent dans une relation mais qui n'y est pas impliqué directement. Quelqu'un qui crée un lieu particulier d'échange, sans but spécifique, contrairement à ce que doivent être les zones cliniques orientées vers des tâches précises. Un mi-lieu, un lieu médian, un lieu de médiation, de traduction. Cette disposition tierce, nous la retrouverons d'une certaine manière dans le travail d'écho.

Le contact avec les clients, leurs demandes et leurs intérêts particuliers dont nous avons parlé en première partie[183], ont constitué le terrain de notre élaboration finale. L'approche est donc née naturellement, de l'intérieur d'un lieu de travail, du milieu des rencontres et des besoins des gens. Il n'y a pas eu d'intromission forcée d'une technique à suivre, avec toutes les possibilités de rejet propres à l'introduction d'un corps étranger : pas de greffe sauvage en somme.

Nous avons fait en sorte d'éviter tout prosélytisme. D'ailleurs, le travail même de consultant nous y avait préparé — et ceci s'applique à tout notre travail de consultation-liaison auprès de collègues. Que ce soit dans le champ de la santé ou dans d'autres champs comme l'industrie ou l'éducation, il apparaît important que le consultant ne se comporte pas comme s'il possédait la vérité absolue, vérité inscrite et finale. Selon l'aphorisme connu, les trois impératifs d'un consultant sont d'écouter, d'écouter et d'écouter ! Cela suffit, plus souvent qu'on ne le pense, à résoudre des problèmes, à laisser émerger des solutions, à initier une nouvelle dynamique. Parfois, les gens en témoignent : après que le consultant ait si bien entendu et si peu répondu, quelle ne sera pas sa surprise de se faire dire que ses idées ont été très intéressantes et fort utiles !

C'est ainsi qu'on accompagne la trajectoire des demandes : demandes de la part de personnes malades pour une écoute de leur maladie ; demandes des cliniciens pour une participation à leurs

---

183. Nous référons à la position de l'écho par rapport à la médecine et à la psychothérapie : Voir « Un apprentissage », p. 102.

interrogations. Ces demandes, souvent non formelles, suivent une course fort irrégulière à la faveur de témoignages de clients qui font du bouche à oreille lors de discussions fortuites avec des soignants, au hasard des rencontres. Il fut toujours important pour nous de ne point forcer ce processus, pour nous assurer de l'adhésion naturelle des personnes, pour être certains que les désirs ne soient pas soutenus par des espoirs grandioses. Une sorte de prévention contre la mystification. En même temps nous étions parfois déçus de ne pas être reconnus : l'ambivalence à son meilleur. Un confrère oncologue à qui nous avions parfois parlé – peut-être vaguement – de nos recherches tenaces et de ce que nous trouvions peu à peu, nous annonça victorieusement qu'il venait de découvrir l'imagerie mentale et qu'un livre avait même été écrit à ce sujet[184] : c'est ainsi qu'il nous a fait découvrir l'imagerie mentale. Ce qui n'est d'ailleurs pas si faux puisque, comme nous le notions plus haut, nous n'en connaissions pas l'existence !

Le rayonnement

Ces ouvrages[185] eurent eu un impact majeur sur notre travail. Non par leur contenu, qui demeura parallèle plutôt qu'au centre de notre recherche, mais par la publicité qui les entoura. Ils ont fait connaître la notion de guérison en la démystifiant, en la banalisant. Le public, mieux averti, a pu y trouver une réponse à certaines de ses intuitions. Les médecins, au moins certains d'entre eux, ont pu trouver même sans les avoir lus, une certaine rationalité à ce champ différent. Ils pouvaient nous envoyer des clients volontaires pour *healing* ou autoguérison, sans se sentir renégats quant à leur profession. Ils utilisaient d'ailleurs ces termes à notre corps défendant, étant donné que nous n'étions plus prêts, ou pas encore, à les utiliser – trop spectaculaires ou trop suspects à notre avis.

Une autre découverte, dans un tout autre domaine, nous a beaucoup servi : celui de la biologie neuro-endocrinienne. Il

---

184. SIMONTON, O. Carl, MATTHEWS-SIMONTON, Stephanie, CREIGHTON, James L., *Getting Well Again*, Toronto, Bantam Books, 1980.

185. Celui des Simonton, cité plus haut et cet autre : SIEGEL, Bernie S., *Love, Medicine and Miracles*, New York, Harper and Row, 1986. Le sous-titre indique « Lessons about Self-Healing from a Surgeon's Experience with Exceptional Patients ».

s'agissait des découvertes récentes de l'immuno-neuro-endocrino-
logie[186]. Cette science commençait à démontrer que le système
immunologique fonctionne comme un sixième sens, comme un
système nerveux cohérent bien que diffusé dans l'ensemble de
l'organisme, comme un ensemble multidisciplinaire par son articulation fine avec ses nombreux transmetteurs neuronaux et hor-
monaux. Les moyens modernes utilisés pour étudier ce système
permettaient d'admettre ses influences psychiques et ses capacités
de conditionnement[187]. Il servait au moins de support raisonnable
à l'affirmation de l'influence de la psyché sur la vulnérabilité aux
infections, et à l'importance de tenir compte de l'ensemble de
l'humain pour comprendre les processus de guérison.

Nous avons souvent ramené ces recherches pour étayer les
raisons de nos interventions auprès des observateurs extérieurs,
mais non auprès des personnes malades elles-mêmes : cette réti-
cence est liée au problème de l'utilisation de la science comme
moyen de suggestion, sinon comme outil de séduction.

Peu à peu, d'un client qui travaillait avec nous à un praticien qui l'écoutait en témoigner, d'un intervenant qui nous le
référait à un client qui nous découvrait, le cercle s'est agrandi.
Certains clients en ont discuté avec leurs proches et certains
intervenants se sont mis à parler de notre approche à leurs
patients. Façon de parler que de dire « patients », car justement
ces intervenants étaient particulièrement sensibles à ne pas considérer les gens dont ils s'occupaient uniquement comme des
patients.

Les intervenants n'avaient pas la tâche facile pour présenter une méthode qui portait mal son nom – *healing* faisant plutôt
penser aux phénomènes miraculeux – qui se prêtait mal à une
description et qui ne pouvait être prescrite de la façon coutumière à la médecine. Des malades en firent directement la demande à
leur médecin, les informant de l'existence de tels procédés ou
leur demandant de trouver les endroits où ces procédés étaient
disponibles.

---

186. BAKER, G.H.B., « Psychological Factors and Immunity », *Journal of Psychosomatics*, Vol. 31, 1, 1987, pp. 1-10.

187. ADER, R., Cohen N., « CNS-Immune System Interactions : Conditioning Phenomena », *The Behavioral and Brain Sciences*, Vol. 8, 1985, pp. 379-394.

UNE NAISSANCE

L'équipe de recherche et d'intervention sur les processus de guérison s'est constituée dans un contexte de synthèse et de synergie. Une synthèse entre des phénomènes énergétiques et des formes représentatives a abouti à une étude sur les représentations énergétiques pour les personnes atteintes de troubles somatiques. Une synergie entre différentes approches a permis une attitude plus ouverte des intervenants et des clients vis-à-vis d'un travail complémentaire à celui des soins médicaux, travail qui n'est pas obligatoirement une démarche psychothérapeutique.

L'installation

Au petit groupe de départ issu des ateliers sur le vécu corporel, se sont joints peu à peu d'autres membres. Au début, le seul intérêt suffisait pour pouvoir se joindre au groupe. Ensemble, nous élaborions des hypothèses, pratiquions des expérientiels, rapportions nos premières expériences cliniques. Entendons-nous : il s'agissait de premières expériences cliniques spécifiquement dans ce qui allait devenir Echo, de nombreuses années plus tard ; car tous les premiers participants avaient déjà leur propre pratique en tant que thérapeute. Heureusement d'ailleurs, car nous étions moins enclins à verser dans des techniques à la mode ou séduisantes. Le travail de thérapeute, dans sa définition psychanalytique, implique nécesairement un questionnement sur la fonction de l'intervenant, la place de ses désirs, son effet sur la personne en position de client et les effets de cette personne sur lui. Ce travail implique donc un regard sur la réalité interpersonnelle : la psychodynamique de la relation est primordiale dans toute intervention thérapeutique[188].

Par la suite certaines règles d'admission furent élaborées. Nous n'en détaillerons pas les étapes pour en venir tout de suite à la disposition actuelle. Aujourd'hui, toute personne désirant faire partie de l'équipe doit d'abord et avant tout expérimenter la méthode Echo avec l'un des anciens membres. Quand elle arrive ensuite dans le groupe, elle est censée connaître de l'intérieur ce

188. BROMBERG, Philip M., « Sullivan's Concept of Consensual Validation and the Therapeutic Action of Psychoanalysis », *Contemporary Psychoanalysis*, Vol. 16, No. 2, 1980.

qui fait l'objet de notre travail. Cet enseignement est pourtant différent au fur et à mesure des années car la méthode évolue constamment. Comme c'est à un moment précis qu'une personne veut participer, c'est la méthode dans sa forme contemporaine qui lui est proposée. Ce qui est enseigné est donc toujours un portrait de ce qui est partagé à un moment particulier. Ce que nous en exposerons ici variera encore ultérieurement.

Les personnes qui entrent dans l'équipe ont des statuts différents selon leurs qualifications antérieures. Certains, déjà thérapeutes, peuvent assurer un travail clinique auprès d'autres personnes. D'autres qui ne le sont pas ont des rôles distincts : d'aucuns ont fait de la recherche, d'autres s'occupent de rayonnement...

L'objet du travail de l'équipe consiste simplement à offrir l'enseignement de la méthode à toute personne qui en fait la demande. Tâche centrale qui sous-tend toutes les autres de recherche, de communication, de formation. Au cours des premières années, l'enseignement aux clients s'est fait dans le cadre d'une relation individuelle. Ensuite, en raison des qualifications de certains et surtout de l'augmentation de la demande, nous avons été amenés à créer des groupes d'apprentissage. Deux des intervenants de l'équipe travaillaient ainsi avec huit participants. C'est cette dernière formule que nous privilégions actuellement.

À la fin de l'entraînement des clients, un bilan est réalisé avec leur participation. Il ne s'agit pas d'une évaluation de la personne, ce qui aurait une saveur médicale, mais d'une réflexion sur le parcours. Dans le bilan tout est mis en cause : les cheminements des gens, les attitudes des intervenants, la pertinence de la méthode. Utilisé comme source de réflexion et de changement importants, le bilan fait varier la méthode souvent insensiblement, parfois spectaculairement, car ces bilans sont ensuite rapportés à l'équipe.

Les retouches

La réflexion continuelle, nourrie des évaluations, a permis de clarifier plusieurs éléments constituants de l'approche, de mieux les communiquer et de lever les malentendus qui apparaissaient. Il peut s'agir de principes de base, mais aussi de caractéristiques liées au cadre de travail.

Une des précisions que nous devons faire est de souligner parfois la différence entre ces groupes et les réunions dans d'autres organismes qui visent à supporter les participants. Comme nous l'avons déjà souligné, l'apprentissage est proposé en tant qu'outil pour les participants. Il n'est donc pas question de les prendre en charge ; chacun est présent volontairement et activement. Les apprentissages ont une durée limitée d'une douzaine de semaines. Les gens pourront se réinscrire à des sessions ultérieures pour compléter ou approfondir leur apprentissage.

Une autre précision tient à la particularité du rapport avec le domaine médical. Nous avons toujours voulu que les volontaires nous soient référés par un médecin, avec la raison explicite de leur démarche. Cette sorte de référence a d'abord pour fonction d'impliquer le client par une demande ouverte, à la fois personnelle et publique. De plus, elle l'implique de façon particulière dans l'Echo, car elle indique qu'il n'y a pas de rupture entre cette méthode et l'usage de soins. Ce qui est souligné d'entrée, c'est que la guérison constitue un domaine complémentaire à celui de la médecine, et non alternatif.

Ce type de référence engage tout autant le médecin, et c'en est aussi l'objectif, afin d'assurer la sérénité du client, car la guérison ne peut se faire dans un contexte d'opposition. Il faut une certaine complicité entre les différentes interventions et entre les praticiens :

> **Les déchirures n'ont jamais arrangé les coupures ! En d'autres termes, les rivalités entre corps de métier ne servent pas les ruptures corporelles.**

Pourtant, cette demande demeure un peu particulière, car habituellement, lorsqu'on fait une requête de consultation, c'est d'abord pour le compte du requérant, pour l'informer et lui donner la possibilité de prendre des dispositions en conséquence. Or, ce qui nous importe ici, c'est l'acte de référence lui-même ; on ne l'envisage pas comme une demande d'informations et il ne sera suivi d'aucune requête singulière auprès du médecin ou d'aucun geste particulier de sa part.

Il est bien entendu que l'intervenant ne cherchera pas à établir lui même de liens privilégiés avec le praticien. Il n'y a donc pas de relation directe entre les deux intervenants. La personne, au delà de sa maladie, est la seule habilitée à pouvoir faire le lien entre les deux et à pouvoir communiquer les informations qui en ressortent. Il est important qu'elle aussi construise le pont entre ces différents domaines et que ce ne soit pas les intervenants qui le fassent pour elle. Si elle ne veut ou ne peut le faire, les intervenants ne pourront compenser ce manque de communication, car il s'agit moins d'un échange extérieur d'informations – qui pourrait à la rigueur être réalisé par un autre – que d'une capacité intérieure à les rassembler.

Cet engagement n'a rien à voir avec une quelconque obligation de responsabilité vis-à-vis de ce qui pourra se passer, tant de la part du client que du médecin. Le requérant n'est pas forcé de faire faire une démarche à son patient, encore moins de l'obliger à réussir. En ce sens, la personne change de statut : de patient attentif, elle devient acteur participant. Elle n'est pas soumise au praticien et ne doit pas suivre une procédure ordonnée ou obtenir des résultats prévus. Toutes ces obligations n'auraient aucun sens par rapport à la guérison et aux principes que nous avons développés en première partie.

UNE RECHERCHE

Dans la conjonction de la formation de l'équipe, de l'apparition des techniques de visualisation, de découvertes immunologiques qui donnaient du sérieux à l'aventure et de notre désir d'affirmer notre présence au sein de l'Université, nous avons pensé formaliser notre démarche. Pour ce faire, nous avons accueilli un chercheur qui évaluerait l'effet de la technique d'alors. Nous verrons plus loin en quoi la technique a évolué mais pour le propos actuel ces différences ne sont pas vraiment pertinentes.

Des schémas expérimentaux furent élaborés pour montrer comment la méthode Echo, appliquée durant un temps limité, pouvait atténuer ou faire disparaître des symptômes somatiques chroniques. Il ne s'agissait pas de prouver une guérison, mais, plus humblement et plus réalistement, de montrer l'effet d'une approche subjective sur la diminution d'une maladie objective. Nous voulions voir les chiffres confirmer ce que notre expérience clinique nous démontrait depuis longtemps, et nous désirions que cela soit connu.

Les protocoles

Une première recherche sur un individu[189] fut entreprise à titre d'essai préliminaire, tant pour vérifier la pertinence de l'évaluation que pour tester les instruments méthodologiques. Il fallait en effet construire et utiliser des outils compatibles avec l'étude de la transformation d'un symptôme chez une personne en évolution. L'efficacité de la méthode était évaluée globalement, sans qu'on différencie l'efficacité particulière de ses composants. Pour l'occasion, nous avions décrit la méthode comme une combinaison de deux dimensions : une méditation de type « ouvert »[190] et une visualisation de type spontané.

La méditation était évaluée par rapport à la conscience, à la perception et à l'image du corps, données qui étaient déjà validées[191]. On l'évaluait aussi selon ce qui était désigné sous le terme de « sensations », en rapport avec les sensations fluides dont nous avons déjà parlé : une sensation de mobilité de toutes les parties corporelles[192].

La visualisation spontanée signifie que les images surviennent d'elles-mêmes, qu'elles sont déterminées par la personne et non par l'intervenant. Cette imagerie était cependant dirigée vers les symptômes, en vue de leur guérison ; ce dernier élément a été changé dans la méthode actuelle. Nous reproduisons ici le sommaire de l'article[193] qui donne aussi le résumé des conclusions :

> L'étude consiste à examiner les effets possibles d'une technique de méditation et de visualisation sur la réduction de symptômes de psoriasis. L'évaluation porte sur un sujet unique dans un schéma expérimental A-B-A. Pendant 15 semaines de traitement, le sujet pratique

---

189. Recherche dite « à sujet unique ».

190. GOLEMAN, D., *The varieties of meditative experiences*, New York, Dutton, 1977.

191. PEKELA, R.J., LEVINE, R.L., « Mapping consciousness : development of an empirical-phenomenological approach », *Imag., cogn., and Pers.*, 1(1), 1981, pp. 29-47.

192. Voir « Les représentations en scène », p. 125. Nous utiliserons plus loin la notion d'état-fluide (« L'état-fluide », p. 253.)

193. GASTON, L., CROMBEZ, J.-Charles, DUPUIS, G., « A Meditative and Imagery Technique as Treatment of Psoriasis : A Clinical Case Study in a A-B-A. Design », *J. Ment. Imagery*, 13, 1989, pp. 31-38.

cette technique pour guérir le psoriasis de son cuir chevelu. Celui-ci est chronique et ne régresse pas durant l'été. Des examens de contrôle sont pratiqués quatre semaines avant et après l'application de la technique. Deux dermatologues vérifient la sévérité du psoriasis ; la fidélité entre ces deux examinateurs fut bonne (r=.91, p<.01).

Les symptômes de psoriasis s'amendent durant les trois dernières semaines de traitement. L'impact des événements de vie, la détresse psychologique et l'anxiété situationnelle ne sont pas corrélées à la sévérité du psoriasis.

À la suite de cette première expérience, une deuxième phase est entreprise avec une vingtaine de personnes pour vérifier si une méthode psychologique peut influencer des processus physiologiques anormaux. On étudie deux groupes témoins parallèlement à ceux qui suivent la méthode. Il s'agit de différencier les deux composantes nommées méditation et visualisation, en les étalant selon deux phases successives. Ces deux composantes n'avaient pas été analysées séparément dans la première recherche. Comme cela n'est pas étudié fréquemment[194], il était d'autant plus important d'étudier l'impact différentiel de différents composants de la technique :

« Afin d'évaluer l'efficacité d'une intervention psychologique dans le traitement d'une maladie physique, un schème démantelé à séries chronologiques est employé. Des sujets souffrant de psoriasis sont répartis au hasard entre trois groupes : une technique méditative puis d'imagerie (n=4), une technique méditative seulement (n=5), et une liste d'attente (n=5). Un second groupe témoin est formé : les sujets croient participer à une étude portant sur le stress et le psoriasis (n=4). Les phases de prise de mesure durent quatre semaines, tandis que la phase de traitement a lieu pendant douze semaines.

La sévérité du psoriasis est mesurée à chaque semaine selon une échelle en 20 points cotée par un dermatologue. Des coefficients d'équivalence acceptables sont obtenus avant l'expérimentation (r=.91, p<.001 ; r=.89, p<.001), ainsi qu'à trois mois (r=.94, p<.001) et six mois (r=.84, p<.05) au cours de l'expérimentation. Les points d'ancrage de cotation des deux juges diffèrent cependant de manière significative à trois mois. Comme les juges sont répartis à travers les groupes, il demeure que des comparaisons inter-groupes pourraient

---

194. AGRAS, W.S., « The behavioral treatment of somatic disorders », in W.D. Gentry (Ed.), *Handbook of behavioral medicine*, New York, Guilford Press, pp. 479-525.

quand même être menées. De plus, comme la moyenne des sujets ne varie pas systématiquement, des comparaisons inter-phases pourraient également être effectuées auprès des sujets expérimentaux »[195].

Cette recherche a été faite[196], mais elle a aussi posé certaines difficultés, car nous entrions dans un autre monde, celui des standards, des preuves, des groupes contrôles, des tests objectifs, des examens répétés et des schémas expérimentaux stricts, tous éléments totalement opposés à certaines caractéristiques de notre démarche : libre, éventuelle et non prévisible. Il a fallu toute la finesse de nouveaux instruments de contrôle et surtout les connaissances de la personne en charge du projet[197] pour trouver des compromis acceptables pour le chercheur et pour le clinicien.

« Selon une analyse statistique de régression généralisée[198], l'intervention pourrait avoir un impact positif sur la sévérité du psoriasis ($r=-.30$, $p<.01$). Lors du post-test, une différence peu importante de 2.5 points est observée entre les moyennes des groupes expérimentaux et témoins. D'autre part, la moyenne des groupes expérimentaux diminuerait de manière relativement importante entre le pré-test et le post-test, soit de 3.5 points ou 28%. Enfin, trois sujets expérimentaux sur neuf pourraient être cliniquement aidés de manière importante par l'intervention.

L'impact observé pourrait être attribuable à la technique méditative puisqu'aucune différence ne ressort entre les groupes expérimentaux ($r=-.06$, $p>.05$). Par ailleurs, un seul sujet du groupe I réussit à élaborer une imagerie conforme au protocole d'intervention. De plus, des hypothèses rivales tel l'effet placebo seraient également plausibles.

---

195. GASTON, L., *Efficacité d'une technique méditative et d'imagerie pour traiter le psoriasis*, Thèse de doctorat présentée à la Faculté des Études supérieures de l'Université de Montréal, Août 1986, p. xii.

196. GASTON, L., LASSONDE, M., BERNIER-BUZZANGA, J., HODGINS, S., CROMBEZ, J.-Charles, « Stress and Psoriasis : A Prospective Study », *J. Amer. Academy of Dermatology*, 17, 1987, pp.82-86.

197. GASTON, Louise, MARMOR, Charles R., « Quantitative and qualitative analysis for psychotherapy research : integration through time-series designs », *Psychotherapy*, Vol. 26, No. 2, Summer 1989, pp. 169-176.

198. GASTON, L., *Efficacité d'une technique méditative et d'imagerie pour traiter le psoriasis*, Thèse de doctorat présentée à la Faculté des Études supérieures de l'Université de Montréal, Août 1986, p. xiii.

Une seconde variable dépendante est mesurée, soit l'attitude des sujets face aux soins apportés à leur santé. Selon une analyse de variance à mesures répétées, seule l'attitude des sujets expérimentaux s'améliorerait entre le début et la fin de l'expérience (F=6.92, p<.05) ».

Les contraintes

Ces difficultés méthodologiques se révèlent dans certains résultats. À cause des conditions expérimentales, les personnes devaient passer d'une étape à l'autre de la démarche à un moment fixe : pas avant et pas après ! Les intervenants avaient la charge, entre autres, de faire respecter cette séquence. Nous ne serons pas étonnés que les clients ne s'y prêtaient guère, et certainement pas par mauvaise volonté ! Ils ne travaillaient pas à la vitesse prévue pour tous : tantôt trop lents, tantôt trop rapides. Mais surtout, ils passaient parfois spontanément à une étape « interdite » pour leur groupe : par exemple, ils visualisaient trop tôt ou trop tard, et généralement pas assez[199]. Il ne pouvait être question, dans le cadre de la méthodologie de recherche, de les faire changer de groupe, mine de rien ! Les personnes se pliaient donc, vaille que vaille et gentiment, aux injonctions formulées, plus gentiment même que les thérapeutes, pour l'amour de la science !

Ce qui nous a beaucoup étonné comme membres de l'équipe, ce n'est pas qu'il y ait eu des résultats positifs, c'est que ces résultats aient pu être positifs dans ce cadre exigeant de recherche – nous pourrions dire malgré la recherche ! Suivant un peu la blague qu'il faut être en bonne santé pour pouvoir survivre aux hospitalisations, il faut être en démarche particulièrement intense pour que celle-ci puisse être découpée par une recherche sans être fondamentalement interrompue. Ceci n'est pas une critique, mais une constatation. Avec la participation de tous, y compris et surtout des clients, le compagnonnage avec la discipline de la recherche a pu se faire, pour le bien de tous, et a

---

199. FINEBERG, E.J., « Psychological Methods of Self-Healing : Relaxation and Relaxation plus Imagery in the Treatment of Essential Hypertension », *Dissertation Abstracts International*, 40, 1979, p. 3391B (University Microfilms No. 80-01,373).

amené une reconnaissance mutuelle, une compréhension des disciplines distinctes, une harmonisation de leurs buts respectifs.

Cependant, nous avons été frappés par certains aspects corollaires à la recherche, qui n'apparaissent peu ou pas dans les résultats ; ceci concerne particulièrement les aspects individuels. Il faut d'abord dire que le nombre et la durée des exercices pratiqués[200] n'était pas significativement important, comme des observateurs extérieurs auraient pu le penser. Même si la recherche pose comme hypothèse que tous se conforment à la consigne de régularité[201], les intervenants étaient au courant de différences individuelles importantes dans la pratique des exercices quotidiens. L'autre hypothèse nous semble plus proche de nos constatations cliniques : que la qualité de l'état méditatif, son intensité, est plus importante que la quantité ou la durée de ces états.

Les différences individuelles pourraient concerner[202] la suggestibilité hypnotique, la capacité à produire des images vivides[203], la prépondérance de l'imagerie sur un mode verbal[204], l'implication personnelle dans l'imagerie[205]. Ces différences nous préoccupaient beaucoup dans notre travail. D'une part, pour les implications pédagogiques, c'est-à-dire comment en tenir compte dans l'enseignement. D'autre part, en analysant qualitativement les évolutions de chaque personne au long des semaines, nous avons confirmé la remarque cliniquement évidente : que les pro-

---

200. C'est-à-dire que certaines personnes faisaient des exercices quotidiennement et régulièrement, alors que d'autres les pratiquaient très rarement.

201. GASTON, L., CROMBEZ, J.-Charles, LASSONDE, M., BERNIER-BUZZANGA, J., HODGINS, S., « Psychological Stress and Psoriasis : Experimental and Correlational Studies », *Acta Derm. Venereol* (Stockh), Supp. 156, 1991, pp. 37-43.

202. GASTON, L., *Efficacité d'une technique méditative et d'imagerie pour traiter le psoriasis*, Thèse de doctorat présentée à la Faculté des Études supérieures de l'Université de Montréal, Août 1986, pp. 250-254.

203. CAROLL, D., BAKER, J., PRENSTON, M., « Individual differences in visual imagining and the volontary control of heart rate », *British journal of psychology*, 70, 1979, pp. 39-49.

204. KUZENDORF, R.G., « Individual differences in imagery and autonomic control », *J. Ment. Imagery*, 5 (2), 1981, pp. 47-60.

205. BREHM, N., « A study of ego strength and field dependance with implications for healing using visualization », *Dissertation Abstracts International*, 43 (9-B), 1982, p. 3023 (University Microfilms No. 8229634).

cessus se font de façon non continue, mais par paliers, par crises pourrait-on dire. L'étude de ces paliers a permis de saisir des séquences entre des expériences et l'amélioration ou la stagnation qui s'ensuivait.

Il n'empêche que nous n'avons plus fait de recherche semblable, faute de subventions. Peut-être aussi parce que les protocoles de recherche étaient un peu faibles, peut-être parce que nous ne disposions plus d'outils assez fins pour analyser certaines hypothèses et certains éléments actifs du processus subjectif de guérison. En somme, au lieu d'observer l'entrée et la sortie de la boîte, nous désirions ouvrir cette boîte noire pour l'inspecter. Le refus des protocoles s'est révélé lié à une autre considération : le champ dans lequel nous travaillions ne se situait ni du côté médical à proprement parler, ni strictement dans le champ du psychologique. C'est, en tout cas, ce qu'on nous laissa entendre.

Nous avons par la suite oublié ce genre de recherche. Nous alimentant des recherches des autres, nous avons plutôt dépensé nos efforts à approfondir la méthode en étudiant avec les personnes leur démarche à travers ce processus. Il semble d'ailleurs que certaines études sur la fidélité des instruments de recherche montrent que l'évaluation de son état par la personne elle-même n'est pas si éloignée que cela d'une vérification objective[206]. Ainsi, après une période d'adaptation, les personnes engagées dans notre recherche évaluaient l'intensité de leur état méditatif de la même manière que les intervenants[207].

Plus nous avancions, plus il devenait difficile de penser chiffrer des évolutions complexes et des directives tout à fait paradoxales. Peut-on dire qu'il y a deux sortes de recherche : l'une où le matériel se plie à la méthode et l'autre où la méthode s'adapte au matériau ? Ou plutôt qu'on doit créer un terrain intermédiaire

---

206. C'est un point particulier de la question des degrés de validité et d'utilité des méthodes objectives versus les méthodes subjectives. Sur le sujet en général : MEEHL, P.E., *Clinical versus Statistical Prediction*, Minneapolis, Minnesota University Press, 1954.

207. GASTON, L., CROMBEZ, J.-Charles, JOLY, J., HODGINS, S., DUMONT, M., « Efficacity of Imagery and Meditation techniques in treating Psoriasis », *Imagination, Cognition and Personality*, Vol 8 (1), 1988-89, pp. 25-38 [p. 33].

d'échanges et construire des méthodologies proches des faits étudiés, laisser les faits se transformer dans les méthodologies[208] ?

***

De l'approfondissement de la méthode, de son évolution et de son aboutissement actuel, c'est ce dont il sera question dans la troisième partie.

---

208. L'étude des problèmes de recherche en anthropologie est d'une grande utilité. D'abord parce qu'il s'agit aussi d'une science humaine, mais plus précisément si l'on fait l'analogie entre les observations du corps perçu et celles de cultures vécues. À partir de la critique d'une recherche épidémiologique, Bibeau montre les difficultés de reconnaître chez soi une entité dans le contexte de l'autre, de la nommer, de la généraliser et de distinguer des voies interactives pour traverser cet écart. BIBEAU, Gilles, « Préalables à une épidémiologie anthropologique de la dépression », *Psychopathologie Africaine*, XVII, 1/2/3, 1981, pp. 96-112.

LA GUÉRISON EN ECHO

« Les années d'hiver sont comme les oiseaux qui frappent du bec à la fenêtre. Il ne s'agit pas de les interpréter. Il s'agit plutôt de repérer leur trajectoire... »[1].

1. BARRAULT, Jean-Louis, *Les années d'hiver 1980/1985*, Paris, Barrault Édit., 1986. Le texte se poursuit ainsi : « ... pour voir s'ils peuvent servir d'indicateurs de nouveaux univers de référence susceptibles d'acquérir une consistance suffisante pour retourner une situation ».

LA GUÉRISON EN ECHO

Nous allons maintenant vous faire participer à un apprentissage complet d'Echo. C'est une façon de parler, car il y manque l'ambiance du groupe, l'interaction entre les personnes, la spontanéité du processus, qui font qu'aucune rencontre n'est jamais semblable. Néanmoins nous ferons en sorte de mettre en relief les moments essentiels de la démarche que nous adoptons : une manière de cheminement par étapes.

Cet apprentissage type se déroulera en quatre phases, qui s'organiseront comme des niveaux. Il s'agit donc plutôt de la construction hiérarchique d'un ensemble que du déroulement linéaire de situations. On peut l'organiser selon des modèles différents, suivant les besoins et les possibilités de chacun. C'est ainsi que des formules de quatre soirées ou de quatre fins de semaine ont pu être utilisées. Généralement, dans le cadre de l'institution hospitalière, nous avons opté pour des séries de dix à quinze rencontres, le plus souvent selon un rythme hebdomadaire. Deux animateurs sont présents, non seulement pour enrichir les échanges et la formation, mais pour permettre ensuite d'ouvrir une discussion sur ce qui s'est produit. Cela permet donc d'avoir un lieu de parole subséquent, ce qui favorise les liens !

Les quatre chapitres suivants, simulant quatre sessions, s'édifient les uns sur les autres, comme s'il s'agissait de niveaux superposés. Durant ces quatre phases seront amenées progressivement les quatre dimensions qui constituent nos points de repère majeurs lors de ce travail. Comme les choses ne peuvent être aussi systématiques, la progression d'une dimension par session est forcément une approximation.

> I : – Dans ce groupe, nous aborderons le champ du corps de façon active et de manière perceptuelle. Cette façon de faire les choses se caractérise par plusieurs aspects : de façon concrète, par une utilisation autonome et par le fait de se dérouler sous votre autorité.

Au début de chaque entraînement, on explique globalement la façon de procéder, puis on amène les premières indications sur les expérientiels, telles que présentées dans la première partie :

> I : – Je vais vous expliquer au fur et à mesure tout ce que je fais. Je vous donne non seulement les consignes, mais aussi les raisons de ces consignes, les « trucs ». Je vous dis pourquoi et comment cela marche, pourquoi tel ou tel détail est important. Bien sûr ce sont des mots, et l'on pourrait se perdre dans ces explications un peu longues, mais cela vous permettra de les comprendre d'avance, de mieux les employer durant les expérientiels et de pouvoir les utiliser ensuite par vous-mêmes.

Nous effectuons ces clarifications avant de faire participer les personnes à un expérientiel, dans le but de mettre en place la possibilité d'une utilisation autonome. Cette autonomie d'utilisation est essentielle[2].

> I : – Au fur et à mesure de la description des étapes, j'associe ce qu'on y trouve à d'autres techniques que vous connaissez peut-être déjà. Ainsi vous pourrez faire des recoupements entre ces autres approches que vous avez pu expérimenter et y retrouver des similitudes troublantes et significatives ou des différences qui peuvent faire réfléchir.

Il nous semble important de rendre les personnes lucides vis-à-vis des diverses techniques afin qu'elles puissent mieux analyser les ingrédients particuliers et communs à celles-ci, ce qui leur évitera de multiplier les démarches dans les nombreuses formes de méthodes utilisées. Cela leur permettra enfin de démystifier les approches et de devenir moins vulnérables à l'influence de certains thaumaturges et à leurs abus de pouvoir[3].

---

2. Voir « Une autonomie », p. 110.

3. Le terme de « gourou » est parfois utilisé dans ce contexte, de façon tout à fait péjorative. Alors il s'éloigne totalement de la définition ancienne d'hommes et de femmes de grande sagesse et de grande clairvoyance. Cet emploi du terme de gourou réfère à son usage populaire actuel. On pourrait en utiliser bien d'autres à la place, par exemple celui de « faux sages ». De toute façon, c'est l'idée, qui est ici importante, d'individus qui utilisent des pouvoirs qui les portent pour poser un pouvoir sur d'autres. Et de ceci, personne n'est tout à fait protégé.

Il est important de faire la différence entre la puissance d'un outil et le pouvoir de celui qui le propose. Cette attitude se situe tout à fait dans l'axe des principes d'autoguérison et permet déjà d'être dans l'Echo, d'être maître de son processus plutôt que de s'en remettre à un « autre » idéalisé.

I : – Cette approche que je vous propose n'élimine aucune autre technique de croissance. Elle les positionne de façon différente et permet de les utiliser aussi de manière distincte. Vous pourrez ainsi les considérer selon la perspective de l'impact qu'elles peuvent avoir sur vous-mêmes[4].

---

4. Les extraits d'échanges verbaux que nous avons choisis pour ce livre sont à la fois conformes à ce qui se dit durant le travail d'écho et infidèles vis-à-vis de ce qui se passe. Conformes à ce qui se dit, car, à part les quelques corrections mineures de répétitions verbales, nous avons choisi de les rapporter tels quels. Infidèles vis-à-vis de ce qui se passe, car ils ne rendent pas compte des silences, des rythmes d'élocution, des gestes : les propos sont « compilés ». En effet, les interventions et les dialogues sont souvent moins rapides et moins soutenus que ne le laisseraient croire ces fragments de rencontres ; mais ils conviennent à leur utilisation à titre d'exemples dans le contexte de cet ouvrage.

L'espace

La première dimension constitue une mise en place de plusieurs éléments primordiaux, comme la construction d'un théâtre et la mise en scène pour le déroulement futur de mouvements variés et d'histoires diverses. Il s'agit d'une espèce d'échafaudage, comme à l'époque du Moyen-Âge où les comédiens montaient leurs tréteaux en arrivant dans un village de campagne ; comme la fondation sur laquelle on installe les autres dimensions.

LA MISE EN SCÈNE

On y installe un sujet, un espace et des objets. Le sujet, c'est le protagoniste, la personne ; l'espace, c'est l'aire de déplacement, ou l'air du souffle ; les objets, ce sont les éléments de l'action, « action » car il ne s'agit pas obligatoirement d'un drame. Cela se passe avant que le rideau ne s'ouvre.

Un sujet

La situation de sujet

Le *sujet* est un terme dont nous ferons grand usage maintenant. Depuis le début, nous utilisons surtout celui de *personne* pour désigner ces gens qui entreprennent la démarche. La personne désigne l'individu dans une acception humaniste, celui ou celle qui a droit de cité, et droit de citer : droit de cité, c'est-à-dire une place au soleil ; droit de citer, c'est-à-dire une parole admise. En adoptant le terme de *sujet*[5], on n'amène pas un syno-

5. CROMBEZ, Jean-Charles, Voyage au pays des selfs, *Revue Québécoise de Psychologie*, vol. 11, nos 1-2, 1990.

nyme du mot *personne* mais on introduit une distinction structurelle.

La personne se caractérise comme un lieu d'événements et un « emplacement » d'identité. Le lieu d'événements[6], c'est ce dont on parle le plus souvent : tout ce qui remplit la vie commune et la vie intérieure, les millions de préoccupations, d'occupations, de rôles et d'idées. En tant qu'emplacement d'identité, on souligne la place spécifique de quelqu'un ; c'est grâce à cette identité qu'on nomme le sujet et qu'on se dénomme comme sujet. L'identité est unique et changeante. Unique en ce sens qu'elle se résume à une impression d'être quelqu'un, une sensation d'exister. Changeante, car les qualités de cette perception varient continuellement. De toute façon, elle est difficilement descriptible.

On peut être ou non en situation de sujet, dépendant de la place qu'on occupe par rapport aux objets environnants. Être en situation de sujet, c'est être au centre de son propre univers, être le centre des choses et des événements qui circulent autour de nous : *être centré*, comme on dit parfois. Ne pas tenir une position de sujet, c'est devenir soi-même secondaire par rapport à chacune des parties, c'est être réduit à l'une des parties de l'univers : être *décentré*, comme on dit aussi.

Une image simple consiste à se représenter le système solaire. Être sujet, c'est être en position de soleil, les objets tournant autour de soi ; ne pas l'être, c'est prendre la place de l'une des planètes et devenir satellite de soi-même. On peut ainsi tourner autour d'un traumatisme, d'un comportement, d'un fantasme, d'une habitude... et les « devenir » en s'y concentrant, au sens d'en être concentrique. Plus particulièrement, concernant notre propos, on peut tourner autour d'une maladie, d'un traitement, d'un diagnostic, d'un médecin ou d'un hôpital.

Le sujet en médecine

Il y a donc deux manières d'être en rapport avec la maladie : avoir une maladie, ce qui veut dire que l'on est encore un sujet par rapport à elle, ou être réduit à celle-ci, ce qui corres-

---

6. GUYOTAT, J., FEDIDA, P., *Événement et psychopathologie*, Lyon, S.I.M.E.P., 1985.

pond exactement à la définition de malade que nous avons donnée dans la première partie[7]. Ne pas être en position de sujet, être malade, même si cela ne change pas grand chose à la maladie, voilà qui est extrêmement nocif en ce qui concerne les processus de guérison. C'est pourquoi la première étape importante pour la personne en proie à la maladie est de se remettre en position de sujet.

Il y a mille et une raisons qui font qu'on devient satellite d'une maladie[8] et qu'elle prend plus d'importance que soi. Et il y aussi mille et une conséquences. La maladie peut être soudaine, comme on l'a vu lorsqu'un patient sans plaintes particulières se fait dire qu'il souffre d'une insuffisance organique majeure nécessitant des traitements tout aussi majeurs. La maladie peut être grave, comme ces grandes maladies à signification mortelle. Elle peut aussi être intense, rendant les symptômes tout à fait insupportables. Soudaine, grave ou intense, elle submerge l'individu. Il devient victime de la maladie, de la douleur ou du handicap : il est malade[9] :

> P : – *La vie me rappelle tous les jours que j'ai le cancer. Je suis concentré sur la maladie ; cela prend la place de tout le reste. Du coup, je pense que la maladie augmente. C'est un cercle vicieux.*

Quant à la découverte d'un diagnostic médical, elle peut rassurer la personne de tous les maux possibles qui ont ainsi été éliminés. Mais elle peut aussi avoir des effets funestes sur le sujet. Un diagnostic cristallise les symptômes comme un système cristallise les idées, et cette cristallisation amène d'autres symptômes comme par floculation ou agglomération. Même si cela n'est pas intentionnel, le diagnostic se « pose » non seulement sur la maladie, mais sur l'individu. Posé sur la maladie, il est un objet utile au médecin et au patient. Mais posé sur l'individu, il devient un piège assez massif pour devenir central et forcer la satellisation du sujet.

---

7. Voir « Le mal-être », p. 44.

8. Chopra donne un bon exemple d'une situation où une personne est « dirigée » par sa maladie. CHOPRA, Deepak, *Quantum Healing*, Bantam Books, 1989, pp. 207 et 213.

9. Cette situation dramatique pourra devenir elle-même une façon de contrôler le destin, le présent masquant le futur. HAYNAL, A., ROSATTI, P., « Psychologie de la douleur », in « Douleur et Cancer », *Méd. et Hygiène*, 1982.

Les traitements, s'ils sont un tant soit peu répétitifs, malaisés ou épeurants, jouent exactement et paradoxalement le même rôle de submergement, ainsi que des délais trop courts pour des décisions ou trop longs pour des attentes ; des pronostics trop précis pour être rejetés ou trop flous pour être vrais. Ici, il y a bouleversement complet et point de sujet : renvoyé !

On peut aussi choisir ses médecins comme centres de l'univers personnel. Les patients se perçoivent alors comme des satellites de l'intervenant, lui vouant leur temps, leurs plaintes et leurs désirs[10]. Il en est de même de l'hôpital qui peut se révéler excellent pour la maladie mais complètement désorganisant pour le patient, ce qui amène une diminution de la maladie mais, paradoxalement, une détérioration des processus de guérison. Encore une fois, « il faut être en bonne santé pour supporter l'hôpital ». Or l'institution hospitalière et la médecine ont pour but de travailler sur la maladie ; qu'on le leur reproche ou non, elles en tirent leur légitimité. Du séjour à l'hôpital comme de l'acte médical, il est à la fois illusoire de leur en demander plus et dangereux qu'ils se prennent comme ressources suffisantes. Plutôt que de culpabiliser les médecins en leur reprochant de ne s'occuper que des maladies, il vaut mieux proposer que la médecine ne s'occupe que des maladies, et le mieux possible ; c'est déjà beaucoup. À d'autres de s'occuper du reste, dont les médecins qui peuvent d'ailleurs prendre d'autres rôles dans leurs interventions que d'exercer uniquement la médecine.

Le sujet en Echo

On travaillera d'abord la position de sujet. Dans un travail d'autoguérison, il est très important, pour les porteurs de maladies comme pour les intervenants, de vérifier d'abord qu'une position de sujet est tenue : on reconnaît un sujet, on respecte ses rythmes, on entend ses demandes. Sinon, même les meilleures méthodes, qui opèrent des changements majeurs et qui amènent des résultats exceptionnels, risquent de déstabiliser les personnes encore plus. Et puis, dès que l'intervention est retirée, le sujet dépossédé d'abord de lui-même puis de sa béquille, s'effondre.

---

10. GUEX, Patrice, « Douleur chronique et relation médecin-malade : la fonction du symptôme-douleur », *Rev. médicale de la Suisse romande*, 106, 1986, pp. 1031-1034.

Le syndrome de sevrage, souvent attribué à la seule dépendance vis-à-vis de l'intervenant, cache sa cause complémentaire et justement invisible : l'absence de sujet autonome, éliminé par l'intervention elle-même. En d'autres termes, l'intervention a diminué la maladie et augmenté l'état-malade ! C'est un fait bien connu dans le domaine de la médecine, d'où la boutade tragique : « L'ablation chirurgicale a fort bien réussi, mais le patient est mort ! » Le phénomène est moins évident quand il s'agit de démarches psychologiques ou parallèles, mais le danger existe tout autant.

> P : – *Je pratique cette méthode deux fois par jour, vingt minutes à chaque fois, parce qu'on me l'a prescrit, que c'est ainsi que ça doit se faire, que c'est décrit comme cela dans les livres, que des savants l'affirment....*

> I : – Est-ce que vous êtes d'accord avec cette manière ? Cela concorde-t-il avec vous-mêmes quand vous commencez, quand vous continuez, quand vous terminez ?

On s'aperçoit que l'accord n'est pas toujours réalisé, que des tensions existent ; des *forçages*, des contraintes sont appliqués, s'appuyant sur le respect de lois, l'adéquation à des normes, l'obtention de résultats. À travers tous les traitements et thérapies que les gens essaient de suivre – qu'il s'agisse de psychanalyse, de bioénergétique, de méditation, d'un régime au pamplemousse –, on retrouve souvent l'aliénation du sujet à ces dictacts. C'est pourquoi il faut d'abord revenir à la question de base, essentielle, puisqu'elle pose un sujet. Cette question est : « Est-ce que vous êtes d'accord avec cette manière ? »

Par contre, dans le cas où la personne n'a pas d'idée ou de sensation particulière vis-à-vis de la forme d'une technique, il est envisageable qu'elle en adopte le style.

> **Dans une philosophie d'autoguérison, il est important que l'utilisation d'une certaine technique, comme une sorte de véhicule, amène les gens à se situer par rapport à celle-ci, à la remodeler dès que possible, en reconnaissant leurs perceptions et en respectant les significations qu'ils y trouvent.**

D'où l'importance de considérer les techniques comme des véhicules, de les modeler selon les besoins et d'en rester maître. D'ailleurs on ne porte aucun jugement sur les valeurs intrinsèques des différentes techniques, c'est-à-dire en tant qu'elles sont des lieux d'apprentissage, des outils de pratique ou des instruments de traitement. On veut simplement noter que ce qui est valable pour acquérir une connaissance ou éradiquer une maladie peut ne pas être bénéfique quant aux processus de guérison : ceux-ci répondent à des critères différents.

Ainsi tous les moyens, que ce soit l'alimentation, le sport, la méditation, ou la visualisation d'ailleurs, peuvent être utilisés de façon médicale ou globale : médicale vis-à-vis d'un symptôme et globale vis-à-vis d'une personne. Les médications peuvent aussi être utilisées de façon personnelle : on a pu le faire avec les traitements d'insuline, d'hémodialyse[11] et pour contrer la douleur[12]. La chimiothérapie pourrait-elle l'être aussi ?

Analyser ce qui nous déplace d'une position de sujet, préciser les besoins personnels et les valider ; puis proposer une technique qui ne soit pas elle-même facteur de soumission et maintenir cette position dans un univers où l'on risquerait d'être débordé.

L'écho du sujet

P : – *Mon médecin m'a donné six mois à vivre.*

Cette affirmation, en dehors de sa valeur scientifique ou statistique, devient une injonction au plan individuel[13]. Elle fixe une durée qui, dès lors, échappe à la personne. Cette prescription de durée, on doit la dénommer et la *démonter* pour retrouver une durée propre à la personne, une durée subjective même si elle peut n'être qu'imprécise. Nous vérifions si la personne le pense pour elle, ou si un autre l'a pensé à sa place. On met ainsi la personne en position de sujet, par exemple par rapport à l'affirmation de ce pronostic, car tant que la personne se fixe dans le programme de l'autre, aucun processus de guérison n'est possible. Il

---

11. CROMBEZ, J-C : *Rapport du voyage d'études dans divers centres d'hémodialyse en France (Lille, Paris, Lyon, Montpellier)*, Montréal, Bibliothèque, Hôpital Notre-Dame, Octobre 1974.

12. WHITE, Paul F., « Use of Patient-Controlled Analgesia for Management of Acute Pain ». *J.A.M.A.*, Vol. 259, no 2, Janv. 8 1968, pp. 243-247.

13. Sur les effets d'imposer une durée de vie : KÜBLER-ROSS, Elizabeth, *Les derniers instants de la vie* », Éditions Labor et Fides, Genève, 1975, p.38.

faut sortir de la statistique et de la prédiction qui sont des points de référence extérieurs, mais des poids qui sont lourds à porter intérieurement.

Peut-être aboutit-on au même résultat : soit que ce sujet convient lui-même d'une durée similaire, soit qu'il ne puisse se définir qu'en fonction de ce temps extérieur. On n'a pas à le forcer à adopter un temps *personnel* s'il ne le peut pas. Mais il y a dès lors signe d'une difficulté à faire le travail d'autoguérison, où les consignes sont prises comme des ordres à suivre vers un but à atteindre absolument : un sujet absent.

Le premier objectif de la première dimension est de sortir le sujet des pièges dans lesquels il est pris, dont les diagnostics : redevenir différent et centré, avoir un cancer versus être cancéreux. Ce décollage est parfois difficile à faire pour certaines personnes, par exemple après un accident du travail. Elles clament alors qu'elles sont malades et « veulent bien essayer, mais seulement pour nous faire plaisir » ! Tant qu'un décollage n'existe pas, il est inutile d'essayer des techniques, en tout cas pas dans un but d'obtenir des résultats, mais plutôt alors dans celui de procurer simplement un certain support.

Puis, pour que le sujet puisse continuer d'être, il faut proposer une technique qui ne soit pas facteur de soumission. Ce qui importe, c'est de donner aux gens un outil dont ils seront maîtres et dont ils seront le centre. Ceci d'une part en ce qui concerne son contenu, et d'autre part en ce qui a trait à son processus.

En ce qui a trait au contenu de la maladie et à ses caractéristiques, les personnes peuvent vouloir rassembler des informations à partir de sources extérieures. Concrètement, elles le font à partir de fonds très variés : du dernier livre de médecine au guérisseur d'un autre continent, selon leurs convictions et leurs perceptions. Cela ne pose pas de problème dans le cadre d'Echo en tant que tel. Le plus important cependant est la façon avec laquelle ces renseignements sont gérés. On a vu que l'application aveugle de traitements peut engendrer le submergement : les gens se font « donner la vérité », autant par des procédures « orthodoxes » que par des consignes « alternatives ».

En ce qui concerne le processus, il s'agit de la maîtrise de la démarche, à la mesure de chacun. Il est possible, en consé-

quence et dans ces conditions, que cet outil leur permette
d'entrer en contact avec différents niveaux de réalité sans qu'ils
y soient jamais perdus. Il est essentiel dans l'apprentissage de ne
jamais perdre de vue que notre orientation première est de positionner un sujet et que notre *a priori* est humaniste. Alors le
point de repère primordial est que « tout ce qui se passe doit être
supportable », c'est-à-dire que la personne s'y trouve assez[14]
confortable.

D'où un second niveau de signification du terme ECHO :
une « E »xploration « C »orporelle « H »umaniste.

> I : – Vous pouvez vous placer dans une position commode et changer
> pour une position plus confortable chaque fois que vous y pensez et
> que vous le désirez.
>
> Vous pouvez sortir à tout moment de l'expérience, soit parce qu'elle
> est insupportable, soit parce que vous en décidez ainsi. Comme cela,
> vous êtes toujours maîtres d'être et de rester dans l'expérience.
>
> Les consignes que je vais vous donner sont des véhicules. Vous pouvez
> les suivre ou ne pas les suivre : les deux solutions sont correctes, car
> elles ne sont que des véhicules. Vous pouvez même ne pas les entendre.
>
> Le point de départ est très simple : c'est d'être là.
>
> Il n'est pas nécessaire que vous fassiez d'effort. Il n'est pas nécessai-
> re de juger, de comparer ou d'analyser.
>
> Un sujet étant présent, pour lui et en tant qu'il est présent, ce qui
> n'est jamais un absolu, le travail de mise en scène, c'est-à-dire de
> mise en place, peut continuer.

Un espace

Après le sujet c'est l'espace qui suggère le titre de ce chapitre. L'espace est le lieu primordial du travail, un lieu ouvert,
indéterminé, hors du temps extérieur. On a vu que les consignes
d'échos délimitent un certain terrain et une certaine durée. Ce
dont il est question maintenant, c'est ce qui se passe à l'intérieur
de ces limites, à l'intérieur de ce lieu. Et là, l'espace est libre,
libre d'être rempli, libre d'être vide. Lieu de possibles, car il faut
que le possible existe. L'espace est un lieu d'espoir : le contraire
de l'impasse et de la coupure dont nous avons parlé.

---

14. « Assez » au sens winicottien de « enough » dans good enough mother.
WINNICOTT, D.W., *The Maturational Processes and the Facilitating Environment*, New
York, International University Press, 1965.

Nombre de consignes incitent à la création de l'espace. On indique qu'aucune norme n'est exigée, que les propositions sont paradoxales en ce sens qu'elles s'accompagnent toujours de leur contraire ; enfin il s'agit de la place du *rien*.

Donc on a d'abord une possibilité de cheminer sans préavis, sans prévision et sans prétention. Un univers sphérique est créé, où toutes les directions sont permises. La seule référence donnée, et ceci nous ramène au sujet, c'est que tout ce qui survient doit être supportable.

> I : – Vous entrez maintenant en travail intérieur. À partir de cet instant et jusqu'à la fin de l'expérientiel, toutes les règles habituelles et utiles peuvent être laissées de côté, si vous le voulez. Vous n'êtes obligés à rien, à moins que vous ne le désiriez.
>
> Vous n'êtes pas obligés d'avoir de but. Mais si vous voulez aller dans une direction particulière, c'est correct aussi.
>
> Il n'est pas nécessaire de vouloir ni de comprendre. Mais si vous vous apercevez que vous avez des objectifs, des volontés ou des questions, c'est convenable aussi.
>
> Il est possible que des choses surviennent ; il est possible que rien ne survienne : les deux possibilités sont convenables.

Ensuite peut commencer une longue litanie de propositions systématiquement contraires les unes aux autres mais toutes acceptables. Elles visent à ouvrir un champ dont la teneur dépasse tout à fait le contenu des propositions utilisées :

> I : – Dans les consignes que nous vous donnons, nous proposons toujours la consigne et l'inverse, ce qui peut produire des effets très puissants. En ironisant à peine, on pourrait ajouter que si cela entraîne des résultats trop rapides, il suffit que vous vous donniez une règle contraignante pour ralentir le processus !
>
> Si vous êtes détendus, c'est bien ; si vous êtes tendus, c'est bien aussi. Si votre respiration est rapide, c'est bien ; si votre respiration est calme, c'est bien aussi. Si des mouvements surviennent, c'est bien ; si vous êtes immobiles, c'est bien aussi...

Enfin, le « rien » représente aussi un élément significatif du travail. Il peut ne rien se passer et le « rien » est aussi important que « quelque chose ». Cette astuce produit aussi des résultats puissants dans le travail intérieur : la compétition, la volonté de réussir deviennent obsolètes. Comparons les éléments qui flottent à la surface du psychisme aux icebergs qui dérivent sur un océan : il faut nécessairement tenir compte des distances entre les icebergs pour que ceux-ci puissent être perçus et se mouvoir. Les distances, ce sont les « riens », et ces riens sont importants[15]. Ce ne sont pas que des distances entre des objets, mais aussi des objets en soi. Pour l'instant la conception des distances suffit à imager leur importance dans le processus :

> I : – Si l'un d'entre vous sort d'une expérience en disant qu'il ne s'est rien passé, nous répondrons systématiquement que cela est fort bien, à l'encontre de toute autre réponse qui chercherait par dépit un autre contenu supposément plus précieux.
>
> On permet ainsi au rien d'être en attente d'autres objets, dans la conception où il faut bien des distances entre des éléments pour que ceux-ci se meuvent.
>
> Par le fait même, le rien peut exister parmi d'autres objets, dans la conception où « rien ne dit que rien », c'est du rien : bien des choses, et des choses importantes, peuvent se passer dans ce que l'on considère comme du rien !

D'ailleurs à certains moments, ceux qui, dans un premier temps, affirment qu'il n'y a rien prennent peu à peu conscience que certains objets sont présents, mais qu'auparavant, ils ne les considéraient pas dignes d'être reconnus. À d'autres moments, reconnaissant qu'il n'y a rien, d'autres deviennent attentifs à la moindre apparition d'un événement quelconque. Ainsi on peut dire qu'il ne s'est rien passé, puis, parlant de tout autre chose, on se rappelera qu'on a ressenti des fourmillements au pied droit. Il n'est pas important de savoir si cet élément a été perçu comme du rien et oublié momentanément ou s'il provient de la capacité de percevoir plus finement des choses à partir du rien. Le principal est que cette façon de mettre en place du rien affine les perceptions et les déploiements.

L'espace est un lieu d'union où tout événement qui s'y déroule est issu à la fois du sujet et du monde. L'écho transforme le corps en espace transitionnel, en lieu perceptuel où se trouvent le sujet et l'autre[16] réunis dans le même événement, objet de leur

---

15. Raymond Devos a construit des monologues qui touchent à la question et au problème de la rencontre avec des « riens ». Par exemple, dans : DEVOS, Raymond, « Ça peut se dire, ça ne peut pas se faire » in *Matière à rire*, Paris, Éd. Olivier Orban, 1991.

16. Nous désignons par autre ce qui est considéré, vécu ou établi comme différent de soi. Il est moins défini par une observation extérieure et n'est même pas vraiment réductible à des impressions subjectives ; il est en polarité avec le terme de sujet.

réunion et de leur désunion, lieu topologique des mouvements de la bobine[17], de cette chose qu'on envoie et qu'on ramène pour apprivoiser sa distance et sa proximité. Dans cet espace, le corps (c'est-à-dire telle partie, telle fonction, tel mouvement, telle expression) devient le lieu de soi et du monde.

Ceci rappellerait que toute chose intérieure est à la fois individuelle et sociale, qu'elle « appartient » autant au sujet qu'au réseau, tant dans ses origines que dans son statut actuel. Le phénomène de l'espace transitionnel[18] permet de jouer cette double appartenance pour la dénouer, pour en libérer les deux sujets, celui de la personne dans son monde intérieur et celui de l'autre dans son monde extérieur. Tout morceau de corps, toute fonction, tout langage est le fruit d'une création entre un individu et son contexte ; ils ne peuvent exister en eux-mêmes a priori mais naissent dans une interaction et portent nécessairement la marque de l'autre.

Des objets

Après le sujet et l'espace, il y a la mise en place des objets. Est considéré comme objet tout ce qui advient à la conscience, qu'il s'agisse de perceptions externes ou d'impressions internes, de sensations corporelles ou d'idées. Ce sont tous des objets qui sont vécus intérieurement, selon les règles inhérentes au travail intérieur[19]. La formule abrégée et lapidaire est la suivante : « Tout est correct ». Déclaration qui ne serait pas soutenable dans une réalité extérieure. Rappelons que l'on ne propose pas que « tout soit correct » par moralisme, mais par astuce technique, une prise de position pour un travail intérieur.

Là encore, il n'y a pas de but obligatoire, l'absence d'objets étant tout aussi correcte que la présence. Par exemple, la relaxation n'est pas exigée ou attendue. D'ailleurs est-il prouvé que la relaxation totale soit plus bénéfique que la tension active vis-à-vis des processus de guérison ? On peut faire référence à

---

17. Au sujet du jeu de la bobine : FREUD, S., « Au delà du principe de plaisir » in *Essais de Psychanalyse*, Paris, coll. Petite Bibliothèque Payot, 1970, pp. 15-20.

18. WINNICOTT, D.W., « Transitional Objects and Transitional Phenomena ». *Int. J. of Psychoanalysis*, Vol. XXIV, 2, 1953.

19. Tel que présenté dans « Les règles intérieures », p. 111.

l'ouvrage sur le « stress sans détresse »[20], en le paraphrasant laconiquement par la tension sans impasse ! Il semble que la tension et la détente soient deux fonctions de l'organisme qui existent en polarité. L'oublier aboutirait à des conséquences fâcheuses, on pourrait vouloir systématiquement se relaxer alors qu'on est en proie à des colères justifiables.

> I : – Des événements intérieurs peuvent survenir et cela aura de l'importance. Mais il est possible aussi que rien ne se produise, et ceci est aussi important. En autant que c'est supportable.
>
> Tout ce qui va se passer a de la valeur, que ce soit des pensées, des perceptions, des sensations, des couleurs, des sons, des odeurs, des masses, des tensions, des mouvements... ou rien de tout cela, ce qui a autant de valeur. En autant que « tout cela » reste supportable.
>
> Sans forcer, sans retenir, des choses apparaissent, prennent place, disparaissent.

Tous les objets ont la même valeur, même si certains événements sont ressentis comme plus importants que d'autres ou inopportuns. Parfois une idée ou une sensation furtives, considérées insignifiantes ou importunes, prennent plus de place dès qu'on veut les chasser. Ainsi toute perception est valable, tout autant qu'une pensée. Et puis l'absence d'idées n'est pas répréhensible, ce qui est en général considéré comme suspect dans les milieux de thérapie conventionnelle bien qu'accepté dans les mouvements de croissance non conventionnels ; la présence de pensées sans sensation n'est pas plus condamnable, ce qui est souvent mal vu dans ces mouvements.

Dans le travail intérieur, il est important de négliger la dichotomie entre pensée et perception. On ne pose aucune différence qualitative entre le « biologique » et le « psychologique ».

La mise en objets sera une base importante pour le travail qui va suivre. Il peut être évident de considérer comme objets un son, une couleur, un mouvement ; cela peut l'être moins pour des émotions, des impressions vagues. Or il est nécessaire de les concrétiser pour une utilisation future. Ainsi, à l'occasion, les personnes seront amenées à *mettre en objets* une peur, un mal à l'aise, une perplexité, un espoir, un doute... pour que ces notions, ces mots prennent forme en eux.

---

20. SELYE, H., *Stress sans détresse*, Montréal, Éd. La Presse, 1974.

Quand on annonce une maladie à quelqu'un, la personne peut se concentrer complètement sur cette chose, tourner autour d'elle : seule existe alors la maladie, plus que l'individu lui-même. C'est une situation compréhensible, mais piégeante : la maladie devient centrale, elle obture et occlut la conscience ; l'individu devient de plus en plus malade. Dans la mesure où l'on sent ce piège et où l'on désire au contraire rester au centre de son existence, on peut réouvrir le champ intérieur avant qu'il ne se rétrécisse jusqu'à l'impasse.

Il peut s'agir de réouvrir un espace dans lequel la maladie redevient ou devient une partie parmi d'autres parties tout aussi importantes. Remarquons que nous ne posons, encore une fois, aucun jugement de valeur qui sous-entendrait que la maladie est moins bonne que d'autres objets, qu'il faudrait la détruire ou la remplacer par des créations plus souhaitables. Nous ne faisons que noter le fait que la maladie, par sa densité phénoménologique peut, comme un trou noir, attirer totalement le sujet, et le gober[21]. Le travail intérieur ne consiste pas à éliminer la maladie mais à la resituer en périphérie d'une part et, d'autre part, à la ramener parmi les autres objets. Il est important de redonner une place à un sujet de la maladie ainsi que des places à d'autres objets existant à côté d'elle : une sorte d'idéal démocratique intérieur. Celui-ci est d'ailleurs moins utopique et plus facile à gérer que celui de l'ordre politique !

LE TÉMOIN

Le mot-clé qui identifie la situation de sujet, la sensation d'espace et la perception d'objets dans le travail d'écho, est le *témoin*. Être témoin, c'est prendre une position de sujet par rapport à des objets dans un espace possible.

Il ne s'agit pas d'une position intellectuelle, mais perceptuelle, pas d'une position d'observateur externe, objectif, mais de présence interne, subjective. Comme témoin, on se sent en même temps inclus, mais sans le submergement aveuglé ou l'aveuglement antérieur. La position de témoin rappelle d'une part ce que nous avons dit de l'importance de la maîtrise, en ce sens qu'elle

---

21. ASIMOV, Isaac, *Trous noirs*, Montréal, Éd. L'Étincelle, 1978.

met en scène une personne, un sujet comme point de référence indispensable. D'autre part, elle rejoint *a contrario* la notion d'impasse, car elle construit une situation qui permet la mise en place d'un espace intérieur. Plus précisément encore, elle rend compte d'une réalité importante de la dynamique de tout changement.

> I : – Il est possible que quelque chose se passe dans le corps et que vous en soyez témoin : c'est correct.
>
> Il est possible que vous vous aperceviez tout à coup que vous n'étiez pas témoin de ce qui se passait : c'est correct. Quand vous vous en apercevez, vous avez la possibilité d'être à nouveau témoin, si vous le désirez.

La position témoin indique la permutation du sujet et de l'objet, la remise en place d'un sujet central par rapport à des objets périphériques. Cela vaut autant pour des symptômes somatiques que pour des événements émotionnels.

> P : – *J'ai pris la position de témoin par rapport à un événement de mon passé. Auparavant, il était central, avec la conséquence que j'essayais de le régler, de le comprendre, de l'expulser.*
>
> *Il est devenu périphérique. D'envahissant, il est devenu comme circonscrit, comme un objet travaillable.*

La tentative d'analyser, de comprendre, de réagir, d'agir sur tel objet, une colère par exemple, risque de le rendre de plus en plus envahissant. D'être encore satellite de cette colère et de vouloir y intervenir fait qu'on s'y brûle de plus en plus. Il faut d'abord permuter le rapport à l'objet pour ensuite y travailler. Sortir de la situation pour pouvoir la régler ! Nous y reviendrons.

La stabilité

La position de témoin permet à une dynamique intérieure de s'amorcer, ce qui nous amène à aborder les facteurs de la dynamique des changements de deux points de vue : systémique et structurel.

Pour présenter l'aspect structurel on peut se servir de l'analogie de la danse. Avant de faire tout geste, de se déplacer d'un endroit à un autre, le danseur a besoin de situer son déplacement par rapport à un point fixe de référence. S'il ne le fait pas, il est emporté par son mouvement et perd l'équilibre. En poussant l'analogie à l'absolu, on peut dire qu'il meurt de son mouvement. Ainsi derrière son geste se cache une stabilité ; en d'autres termes, ce qui permet de faire des mouvements spectaculaires, c'est la stabilité implicite. Cela nous conduit à une règle majeure : il ne peut y avoir de mouvement sans stabilité ! Un autre exemple provient de la pratique de l'escalade : une position de stabilité est toujours créée par trois points fixes tandis que l'alpiniste déplace un quatrième point, et ainsi de suite. Dès lors, pour bouger une main d'un endroit de la paroi à un autre, il faut que les deux pieds et l'autre bras soient bien assurés. Tout changement exige un lieu de référence. Ainsi en est-il aussi du domaine du développement humain et psychique.

On doit respecter cette stabilité comme une intelligence, et non pas l'interpréter comme une résistance. Si l'on fait fi de cette nécessité, toute modification est perçue comme dangereuse pour l'identité et la vie de la personne : c'est à ce moment qu'une résistance salutaire s'ensuit[22]. On rejoint la notion courante qu'il faut parfois « abandonner », cesser de forcer les choses pour qu'elles se réalisent[23].

La position de témoin est donc la position de stabilité par rapport à un changement. Une sorte d'œil de cyclone[24] : l'immobilité au centre du mouvement.

Cette notion nous amène, en Echo, à mettre en place un lieu stable dans le corps pour que des changements y surviennent éventuellement ; une opération qui doit être réalisée avant toute transformation autoritaire. Faire l'inverse, c'est lutter contre soi-même, forcer un vécu, orienter un processus dans une direction déterminée, et finalement « entrer » en résistance.

La position de témoin devient contrôlable ; le changement, lui, se fait tout seul. Pour savoir maîtriser ce changement naturel on doit n'y exercer aucun effort direct. Voilà l'un des nombreux paradoxes que l'on rencontre tout au long de l'appren-

---

22. On pourrait longuement élargir cette réflexion en ce qu'elle est applicable à la conduite des thérapies. Elle y est souvent mésestimée, ce qui entraîne un certain nombre de problèmes iatrogéniques.

23. Encore que cette expression rend compte de la difficulté même de laisser aller le contrôle avant d'en arriver à un échec qui force « à un abandon ».

24. LILLY, John, *The Center of the Cyclone*, Bantam Books, 1972. GENDLIN, E.T., *Au centre de soi*, Québec, Le Jour, 1982.

tissage de la méthode : on ne pose pas d'effort là où l'on pensait, ni pour vouloir changer mais plutôt pour veiller à demeurer stable en vue d'une transformation ultérieure.

La manière la plus rapide de permettre un changement est de respecter la stabilité, l'inertie.

En début de changement, il faut beaucoup d'énergie pour maintenir la stabilité. Puis peu à peu, il en faut moins : les centres de gravité deviennent de plus en plus subtils. Comme un vélo d'enfant dont on enlève progressivement certaines roues : de quatre à deux, ou à une peut-être ! On a besoin de moins en moins d'éléments pour être stable et en même temps la mobilité s'accentue. Mais forcer le changement au-delà du contact avec la stabilité devient pathogène : à vouloir changer, on se rend malade. Il s'agit donc pour chacun d'apprendre à exister sans être submergé, de percevoir le submergement s'il survient et d'intervenir pour amender la situation. Le mot de passe : « supportable ».

Le changement

Sur les processus de changement on peut réfléchir de façon systémique, en poussant un peu plus loin la conception d'une double situation par rapport à la maladie ou à tout événement problématique. Nous avons amorcé cette conception en parlant de la position de sujet. Si l'on reprend la distinction entre extérieur et intérieur, on peut alors se référer aux théories de la communication.

Un auteur de l'école de la thérapie familiale[25] a distingué deux ordres de changement :

Le premier ordre s'applique à des situations simples, avec action directe d'une force sur un objet, ce qui le modifie. Par exemple, si l'on envoie une boule sur une quille, elle tombe. Le plus souvent, les événements humains constituent des systèmes trop complexes pour qu'une telle action soit effective ; alors, « la solution devient le problème » en renforçant la situation au lieu de l'amoindrir. Comme cet individu qui tente de forcer un âne à bouger alors que celui-ci résiste à la traction ; la situation est

---

25. WATZLAWICK, Paul, WEAKLAND, J., FISH, R., *Changements : paradoxes et psychothérapie*, Paris, Éd. du Seuil, 1975.

sans fin, sinon par la mort ou le déséquilibre de l'un des protagonistes.

Le deuxième ordre de changement nécessite un passage à un autre niveau logique. En l'occurrence, dans le scénario précédent, l'individu doit sortir de cette situation en précédant l'âne ou en l'attirant pour que celui-ci le suive. Peu importe pour le moment le réalisme de cet exemple, plus parabole que preuve ; ce qu'on veut démontrer, c'est que les méthodes volontaires et dirigées vers un but précis se classent souvent dans le premier ordre, alors que les méthodes faisant appel à des mécanismes globaux (sans cible précise) et « processuels » (sans but précis)[26] font appel à des changements de deuxième ordre.

Les traitements médicaux appartiennent à un système simple de cause à effet (premier ordre), alors que le domaine de la guérison implique des mécanismes plus complexes et moins linéaires, plus mouvants et moins explicables (second ordre). En médecine, la structure d'intervention de premier ordre est tout à fait articulable ; par contre, elle devient inopérante et même nuisible dans le domaine de la guérison où il faut plutôt une structure d'intervention de deuxième ordre.

C'est ainsi que la proposition de la position de témoin permet de sortir du système de la maladie. On ne tente plus de la résoudre en y orientant ses efforts, ce qui représente l'inverse du schéma médical où le symptôme constitue le centre et l'attachement de l'univers personnel.

Prenons la situation d'une personne atteinte de cancer. La vie de tous les jours lui rappelle sa maladie : douleur, traitements, perte de travail et tous les deuils qui s'ensuivent. Elle devient satellite de sa maladie ou, selon nos termes, malade. En ayant une maladie, on se concentre sur celle-ci ; en y étant concentré, on désorganise les processus de guérison ; en les désorganisant, on les diminue et on renforce la maladie. Le cercle vicieux est enclenché. Tout changement de deuxième ordre devient impossible, c'est une impasse méta-dynamique qui rejoint le concept décrit plus haut, dans une acception plus phé-

---

26. Nous désignons par « processuel » une attention spécifique à la succession des événements plus qu'à leur contenu particulier. Cette attention se porte autant sur la perception d'une suite d'événements que sur leur production.

noménologique. Ainsi, la maladie par ce mécanisme général amoindrit les capacités de guérison !

Paradoxalement, les traitements ne feront que renforcer la situation. Il est plus facile de reconnaître uniquement une action directe sur la maladie, car même si elle a pour objectif un changement, elle permet de demeurer au sein d'un même système et de faire l'économie d'un changement de deuxième ordre.

Parfois l'intervention de premier ordre suffit et vient briser le cercle vicieux « maladie-malade-maladie », à l'articulation « maladie-malade » ; la maladie disparaît et, éventuellement, l'individu ne se sent plus malade. C'est ce qu'on voit dans des cas de maladies relativement bénignes ou pour lesquelles des traitements spécifiques existent.

Parfois on doit rompre le cercle vicieux. Il faut plutôt une intervention sur les processus de guérison, donc à l'articulation « malade-maladie », pour pouvoir agir indirectement sur la maladie. Cela arrive notamment dans le cas des maladies chroniques, graves, ou de celles qui ont un sens dramatique et dont le nom seul rend malade en évoquant la mort ou l'incapacité (sida, cancer).

Bien sûr, ces interventions de premier et de deuxième ordres peuvent être conjointes et devraient toujours l'être. Mais leur conjonction n'est pas simple, tout comme les relations des traitements et de la pratique des échos.

LA MÉTHODE

La réalisation

Les moyens

L'enseignement de la position témoin se réalise avec des médiums[27] divers. Par médiums, nous voulons dire des outils particuliers.

En général on utilise la posture couchée. Les personnes s'allongent dans une position qu'elles trouvent confortable et l'animateur, lui même en position assise mais en position témoin

---

27. On utilise ce terme dans le sens d'un moyen terme, intermédiaire, et non pas dans sa signification occulte.

néanmoins, exprime des consignes telles que décrites plus haut. Celles-ci ne sont jamais tout à fait les mêmes, car l'animateur les invente au fur et à mesure, en suivant le canevas général et son inspiration particulière. Dès lors, les personnes peuvent être présentes aux différents événements qui surviennent. C'est le médium le plus simple parce qu'il n'est pas spectaculaire, et que certains en ont pris l'habitude avec d'autres entraînements antérieurs, comme la relaxation ou la psychothérapie.

On peut aussi utiliser la posture debout, avec la même consigne générale de « laisser venir » ou une consigne plus particulière de faire des mouvements, ou plutôt de laisser des mouvements se faire. Tous les mouvements sont possibles : amples ou minuscules, connus ou nouveaux, copiés ou inventés, différents ou répétitifs... sans jamais forcer, sans nécessité de retenir. Et surtout avec la possibilité de l'absence de mouvements qui est, comme on l'a vu, tout aussi importante que leur présence dans le cadre de ce travail.

On peut se servir des déplacements dans une pièce avec les mêmes principes, ou du dessin, de l'écriture... :

I : – Vous pouvez écrire quelque chose sur une feuille blanche.

Et nous complétons cette consigne par plusieurs repères : que cela peut consister en un seul mot comme en des phrases entières, que l'absence de mots sera tout aussi valable.

Donc aucun jugement de valeur ne peut être porté vis-à-vis de celui qui n'a rien écrit ou qui écrit beaucoup, ni vis-à-vis de soi-même. Ce genre de consigne inclut toutes les possibilités et exclut tout échec.

L'autonomie et l'abandon

Le choix et la succession des différents médiums ne sont pas gratuits. Comme on l'a suggéré, on commence avec les plus simples, mais en l'occurrence que veut dire « plus simples » ? La simplicité fait référence à ce qui a été décrit concernant l'enseignement d'Echo : une acquisition autonome pour une utilisation autonome[28]. Les premiers exercices donnent d'emblée une certaine place à l'autonomie tout en laissant les gens travailler pour eux-mêmes, avec eux-mêmes. C'est pourquoi on ne favorise pas l'utilisation d'instruments extérieurs ou le toucher entre partici-

---

28. Voir « Une autonomie », p. 110.

pants. L'acquisition de la méthode demande un certain abandon, ce que les premiers exercices favorisent par la position couchée, par la présence de l'animateur et par l'énonciation de consignes.

Peu à peu, on utilise des médiums où la personne doit elle-même assurer davantage les deux pôles de la démarche : l'autonomie et l'abandon. Par des exercices debout, des exercices plus actifs qui sont plus difficiles car ils exigent que la personne soit en même temps active et passive, autonome et abandonnée, intérieure et extérieure. Que l'on pense un instant à la difficulté et au danger d'être à la fois en profonde relaxation et au volant d'une voiture. Mais il y a justement, dans cet enseignement, le désir d'arriver à intégrer ces deux pôles jusqu'à son point de capacité.

Si les premiers exercices sont plus simples, ils restent inutilisables dans la vie quotidienne. Comme nous le disions au début, on ne voit guère comment on pourrait se coucher dans la rue pour faire son expérientiel ! L'apprentissage progressif permet de trouver une voie pour l'application subtile d'échos dans la vie de tous les jours. L'astuce est que les expérientiels ne sont pas des exercices dont la forme demeure coulée dans le béton, avec des consignes strictes et inébranlables. Le modèle même de véhicules souples suggère l'aspect secondaire de leur forme et l'emphase sur leur fonction.

Les variantes

Lorsque les participants sont un peu plus avancés dans la méthode, des variantes peuvent être intégrées. On propose des modifications à la proposition du « tout peut survenir ».

Par exemple, certaines personnes voudront accorder plus d'importance à certains objets qui sont présents. Elles choisiront de les privilégier en leur donnant plus de place. Un objet survient qui est considéré comme intéressant et cet intérêt ne demande pas à être forcé ni compris. Son existence est alors accentuée : la position qu'il occupe, sa surface, son volume, telle ou telle de ses caractéristiques. On pourrait dire qu'il est « gonflé », mais ceci sans effort et sans difficulté. Et, à tout moment, il pourra laisser sa place à d'autres.

D'autres participants voudront explorer ce qui se passe en excluant certains objets du champ des possibles, Par exemple, ils décideront d'interdire les mouvements. « Interdit » d'un certain point de vue, car l'exercice est toujours réalisé selon la limite du supportable et la maîtrise du processus. Par différentes consignes, on peut ainsi exclure du champ de « possibles » des pensées, des choses du passé, des images, ou toute autre classe d'objets. On voit tout le paradoxe de la chose puisque ce qui est involontaire sera de toute façon présent, décidé ou non, et ce qui est le plus important est encore ici bien plus l'effet de ces propositions que leur réalisation.

L'intérêt des modifications n'est pas arbitraire. Elles permettent de se préparer à l'application d'écho dans les environnements coutumiers, là où il est le plus souvent indispensable de limiter l'expression de certains événements intérieurs.

Nous avons dit « plus avancés », mais il n'en est pas toujours ainsi. Certaines personnes, en début de travail, préfèrent restreindre l'éventail des possibilités, par exemple d'éliminer toute possibilité d'*endormissement*. Dans la méthode, il n'y a pas d'obligation à être dans tel ou tel état de conscience ; on peut être éveillé ou endormi et se laisser aller dans la séquence de ces niveaux, de leur observation. Mais si certains n'aiment pas venir dormir dans les sessions, nous n'avons pas à juger ou à interpréter cette décision. Il est donc important de trouver des solutions appropriées, de faire le travail assis, par exemple. D'autres désirent pour des raisons d'intimité ne pas bouger ou ne pas dessiner... Tout cela est acceptable.

L'effet de sécurité

Enfin, les consignes peuvent limiter encore plus le champ des possibles en orientant le processus dans une direction particulière. On se retrouve en terrain connu : faire de la relaxation, suivre des exercices de yoga, parler comme en psychothérapie... Ce qui est intéressant, c'est la raison de cette restriction dans le cadre d'Echo. En position de client ou dans celle d'intervenant, on peut parfois devenir confus devant la possibilité que tout peut survenir, qu'il n'y a pas de direction ou d'objectif, qu'il n'y a pas de limite imposée.

De ce fait, rétrécir le champ peut rassurer et la réassurance permet l'amorce d'un mouvement plutôt que l'installation d'une stupeur. Que l'on restreigne l'éventail des consignes ou que les gens proposent eux-mêmes des techniques similaires qu'ils connaissent, cela importe peu. N'importe quelle limitation peut être inventée ou reprise. Le principal, c'est l'effet de sécurité.

Un autre type de restriction est parfois nécessaire quand les personnes se sentent désespérées. L'accès dans le processus peut s'accompagner alors d'une profonde conscience de vulnérabilité et de précarité. Le sujet est absent et la personne ressent cruellement cette absence à l'intérieur d'elle-même. On peut alors inventer un lieu central, ce qui peut se faire à l'aide d'incitations diverses. Un lieu calme, serein...

On retrouve, là encore, des techniques connues utilisées depuis fort longtemps ou depuis peu. On fait allusion à toutes les techniques de pensée positive « *Je vais bien, et je vais aller de mieux en mieux !* », à celles des « lieux de rêve »[29] où il s'agit d'imaginer un lieu intérieur parfait et de s'imaginer à cette place « *Je vois une rivière calme et un arbre puissant sur son rivage ; je suis au pied de cet arbre et je contemple cette eau qui va... »*

Les objectifs et les lieux sont fort importants car ils redonnent assurance et confiance aux personnes. On prévoit un contenu, ce qui garantit l'avènement de quelque chose. C'est peut-être le début d'une communication entre le corps et l'esprit, comme l'amorçage d'un siphon, une solution intermédiaire d'une grande utilité dans des moments de submergement causé par une souffrance morale ou une douleur physique intense.

Et puis, on crée des sujets auxiliaires alors que les gens ont la sensation de se disperser dans le vide ou de tomber dans le trou. Une limite de secours se construit, une solution de rattrapage en cas de panique, comme ces barrières que les ouvriers des ponts et chaussées mettent sur les routes pour écarter d'un danger, ou ces plaques de métal qui bouchent temporairement des trous et permettent aux voitures de passer. Une barre de soutien ou un plancher de sauvegarde, provisoirement nécessaires pour éviter de se tuer.

Ces consignes, ces techniques et ces auxiliaires représentent cependant un problème, selon nous, quand ils constituent une fin en soi – tout en s'imposant d'ailleurs comme un début

---

29. LEVEY, Joel, *The fine Arts of Relaxation, Concentration and Meditation*, London, Wisdom Publications, 1987, p. 51. .

obligatoire. S'ils sont employés comme solution habituelle et automatique, ils empêchent les personnes de se laisser aller profondément, de se déposer. Dans le cadre d'Echo, on les utilise lorsque nécessaires mais de façon temporaire, exactement comme des béquilles.

Les témoignages

Les personnes installent donc leurs tréteaux intérieurs, avec facilité ou avec difficulté. On vient de voir que certains souffrent de l'absence de sujet et se créent – ou l'on crée avec eux – un centre idéal, grandiose et transitoire. Mais tous recherchent peu à peu cette position de témoin et, comme la consigne suggérant cette position est souple, la forme et la découverte en sont d'autant plus nouvelles chaque fois :

> P : – *Comme je me sentais faible, je me suis cherché un point d'ancrage dans le corps, même si rien n'avait été demandé dans ce sens, pour être solide au départ. J'ai choisi d'avoir les deux pieds dans le sol.*

> I : – Comment avez-vous su, senti, que vous aviez trouvé cet ancrage ?

> P : – *Avec mes jambes, je sais que je suis solide. Et avec mon intuition : le sol m'amenait de l'énergie. J'ai cherché d'autres points, comme l'âme, avant de trouver celui-là, mais ça ne me convenait pas.*

> I : – Ce qui est en particulier intéressant, c'est tout le parcours et la recherche que vous avez faits pour trouver ce point. Il est entendu qu'il ne vaut que pour l'instant, et qu'il n'y a pas de jugement à poser sur le choix que vous avez fait des pieds plutôt que de l'âme. Il y a justement des éminences qui ne seraient pas d'accord car, comme chacun le sait, choisir les pieds c'est beaucoup moins bien que choisir l'âme ! Pourtant même si les choix que l'on fait peuvent sembler curieux, ils sont justement réfléchis dans le sens où ils suivent une intelligence du corps et de ce que l'on est.

Le guide, le point de repère est toujours ce que la personne est capable de supporter puisqu'une fonction majeure, primant sur tout but focalisé, est de se sentir en maîtrise. Cette fonction prime aussi sur toute conception d'une certaine classification des objets intérieurs, qui en ferait prévaloir certains sur d'autres :

> P : – *J'ai ressenti des tensions qui ont augmenté.*

> I : – Est-ce que cela vous a fait peur ?

P : – *Non.*

I : – Ainsi, ma question implique que je suis moins intéressé aux tensions qui se sont éventuellement accentuées que de savoir si la personne supporte ce qui est en train de se passer. L'idée de suspecter ces tensions ne devrait pas être appuyée sur un quelconque jugement de valeur vis-à-vis d'elles, tel que : « une tension est un symptôme morbide ». Il devrait ici être seulement fondé sur l'incapacité éventuelle de la personne à les gérer, même si on trouve, de l'extérieur, « qu'elles ne sont pas si graves ».

Si la personne ne les supporte pas, c'est une bonne raison de les diminuer ; si elle les supporte, c'est une excellente raison pour les laisser exister.

Protégées et soutenues, les personnes peuvent alors ouvrir un espace et laisser apparaître des objets :

P : – *Je suis à l'aise avec les consignes. Les sensations peuvent prendre de l'espace. Car dans cet espace, elles seront correctes.*

Ici donc tout est permis, sans obligation de conformité. On ouvre dans toutes les directions, « à 360 degrés ». Le principal est que ce qui se passe soit naturel plutôt que forcé :

P : – *Quand je fais ce genre d'exercice, je plante le corps là et je pars en imagination. Je n'avais pas de tension, mon corps était étendu paisiblement.*

I : – En ce qui me concerne, cela ne pose aucun problème, car ces imaginations ont autant de valeur que des perceptions corporelles. Vous auriez dit que vous n'aviez eu que des perceptions, sans aucune imagination, j'aurais répondu exactement de la même manière : « correct ».

Ce faisant, certaines personnes, pourtant bien ancrées comme sujets, rencontrent cependant des difficultés, à cause des jugements de valeur. En effet, le déroulement des événements est tout à fait particulier, imprévisible, anticonformiste, sans sauf-conduit. De témoin, elles deviennent tout à coup observatrices, externes et objectives :

P : – *Je ne voyais pas d'utilité dans les mouvements, je me sentais « niaiseuse ».*

I : – Ceci est caractéristique quand on entre dans ce champ-là, car il n'y a pas de but, pas de compréhension... indispensables. *The goal is the way.* Pour y être intelligent, il ne faut pas trop avoir d'objectif.

Le terme de *niaiseux* est tout à fait utilisable dans la réalité extérieure, lorsque quelqu'un hésite ou ne respecte pas certaines règles de conduite, par exemple. Mais ce qualificatif n'a aucun sens dans la réalité intérieure, car cela nous empêche d'aller là où on pourrait aller.

C'est pour cela que dans cet exercice de mouvements, j'ai proposé que les gens ne se regardent pas beaucoup, afin de ne pas renforcer « l'observateur extérieur ».

Des changements s'amorcent. Il est important de noter qu'il n'est nullement question d'avoir travaillé sur une quelconque maladie, simplement d'avoir utilisé les ingrédients que nous avons décrits.

> P : – *Comme j'ai une jambe plus courte que l'autre, je ne peux pas me tenir en équilibre. Comme je ne peux me tenir debout, il m'est impossible de faire certains exercices imposés dans des techniques, comme le yoga ou la gymnastique douce[30]. Ici, comme il n'y a pas de norme, j'ai décidé de trouver mon chemin. Je me suis servi du mur comme lieu d'équilibre alternatif en m'appuyant dessus.*

Il s'est alors passé une chose à laquelle je pense depuis le début de ce handicap, il y a vingt ans : que la cheville pourrait un jour débarrer en faisant de grands craquements. Un déblocage a commencé à se produire ; mais j'ai surtout compris qu'il fallait que je me permette d'être debout et que je laisse ces mouvements prendre plus de place, même s'ils sont tout d'abord gauches.

> I : – *On voit que c'est en prenant un lieu de stabilité nouveau que le début d'une transformation se révèle possible, plutôt que de s'attaquer directement au symptôme.*

> P : – *Peu à peu j'ai pu lâcher le mur et être plus stable sur mes pieds, après des dizaines de craquements. J'étais témoin mais c'était assez hasardeux.*
>
> *Sans la balle qui est l'instrument nécessaire d'une de ces techniques que j'utilisais, j'ai eu ici des résultats supérieurs avec seulement le mur et mes pieds. Il faudrait donc que je me donne plus la chance d'expérimenter et de consentir à faire mes exercices debout.*

Ces changements étonnent et l'on participe à cet étonnement, car il ne saurait être question de dire pourquoi cela a changé, puisque fondamentalement on ne le sait pas :

> P : – *Mon point dans la nuque est parti ; je suis tout à fait ravie.*

30. BERTHERAT, Thérèse, *Le corps a ses raisons*, Paris, Éd. du Seuil, 1976.

I : – Comment est-il parti ?

P : – *Je ne sais pas : dans le sommeil, dans la détente. Je me suis aperçue que ce qui m'a beaucoup trotté dans la tête avant de m'endormir, cette nuit et ce matin, est de revenir au point de départ, de simplement « être ».*

LES COMPARAISONS

On peut maintenant mieux considérer les différences de cette méthode avec plusieurs techniques connues, mais on peut s'apercevoir que ces différences ne sont nullement des oppositions dès l'instant où l'on adopte un point de vue suffisamment large. Nous considérerons principalement deux techniques qui se distinguent par rapport à certains aspects que nous avons abordés lors de cette première dimension : ce sont les méditations et les techniques dirigées.

Les méditations

Les méditations se penchent sur le rétablissement ou l'établissement d'un sujet. On peut cependant les catégoriser en deux espèces selon la manière dont est utilisée la conscience pour en arriver à un résultat et, en conséquence, sur leurs consignes différentes. Il y a des méditations fermées et des méditations ouvertes[31]. On a souligné, en parlant des recherches faites sur la méthode[32], que la première phase d'Echo a été qualifiée d'ouverte en termes de méditation.

Dans les méditations fermées, l'ensemble du mental est occupé par un objet (une image, un son). Si l'on concentre son attention sur une bougie, avec la consigne de revenir à la vue (perception extérieure) ou à l'image (perception intérieure) de la bougie chaque fois qu'on s'aperçoit qu'on pense à autre chose, on pratique une méditation de type fermé. Cela ressemble beaucoup aux méthodes hypnotiques, sans en avoir le deuxième temps de mise en place de suggestion, mais l'état de conscience et l'obturation de la pensée sont les mêmes. De la même manière,

---

31. TART, Charles, *States of Consciousness*, Dutton, 1975.
32. Voir « Les protocoles », p. 206.

on peut devenir présent à sa respiration ; comme elle est permanente, elle occupe tout l'espace de conscience. Ce sont des techniques extrêmement rapides, des interventions d'urgence pour retrouver une stabilité intérieure. Notons que les consignes proposant d'être présent au vide sont paradoxalement tout aussi fermées, puisque ce vide occupe toute la pensée. Rappelons que la qualification « fermé » n'est pas un jugement de valeur, mais la description d'une intention.

À l'opposé, les méditations ouvertes laissent le sujet présent mais ne remplissent pas le champ de conscience par un objet. Il n'y est pas proposé explicitement que la personne soit présente à elle-même ; donc, il n'en est justement pas question dans la consigne, même si l'on sait bien *a priori* que c'en est le but. Il y est simplement dit de laisser passer les objets qui peuvent se présenter à la conscience. Il s'agit donc d'une méditation ouverte car des objets peuvent y advenir ; elle reste centrée sur le sujet car elle stipule de laisser aller les objets de conscience au fur et à mesure, c'est-à-dire de ne pas leur laisser prendre la place. Elle permet l'établissement d'un sujet. Ces méditations sont plus complexes et nécessitent qu'un sujet soit déjà un peu présent ; elles ne peuvent donc être utilisées dans les moments de crise. Par contre elles sont plus profondes car elles n'obligent pas à maintenir la présence de l'objet de garde.

L'Echo propose une approche différente. En effet, si l'attention se pose sur le sujet, on accorde aussi de l'importance à l'espace et aux objets : les trois peuvent être maintenus. Dans l'écho, il est important de mettre en place d'emblée un espace (contrairement aux techniques fermées) et des objets (contrairement aux techniques ouvertes). On prépare ainsi le terrain à toutes les interactions avec les objets qui peuvent se faire ultérieurement. Echo n'est pas seulement fait pour travailler « sur soi », sur l'*essence de vie*, ce qui est l'objectif fondamental des méditations, au-delà de leur impact biologique et de leur effet sur la réponse de relaxation[33]. Echo travaille sur « le rapport de soi-même » avec les objets et la réalité intérieure, sur l'*existence*.

---

33. BENSON, H., « The Relaxation Response : Its Subjective and Objective Historical Precedents and Physiology », *Trends Neurosci.*, vol. 6, 1983, pp. 281-284.

La différence majeure avec les méditations, c'est que les objets intérieurs ne sont pas exclus du champ de conscience, puisque le travail avec ces objets constitue une des fonctions manifestes, sinon latentes, de l'écho. Du même coup, le travail est moins aisé, car un équilibre doit être trouvé entre l'envahissement et l'enfermement, mais c'est bien là l'un des buts de cette méthode : survivre dans un environnement réel et non pas accéder à un univers aseptisé. Cette différence n'empêche pour autant personne dans la pratique des échos de laisser sa pensée occupée par un seul objet, si elle le désire ou si cela se présente comme tel.

Les techniques dirigées

Nous avons touché à la différence d'Echo avec des techniques dirigées, tout en montrant comment ces manières directives peuvent servir de garde-fou pour canaliser ou ralentir le processus. Mais ce qui est gagné en protection dans ces dernières peut devenir très astreignant, jusqu'à enfermer la personne. Rien n'est parfait !

> P : – *Dans cette autre technique, je ne pouvais pas faire les exercices sans mettre des souliers orthopédiques ; cela me permettait de ne pas tomber. Mais si je continue de me protéger, je ne pourrai jamais expérimenter autre chose*[34].

Beaucoup de techniques proposent ainsi des parcours organisés. Si l'on prend l'analogie du voyage, on peut dire qu'elles sont prédéterminées non seulement par leurs étapes, c'est-à-dire les durées des visites et les moyens de transport, mais aussi par leur programme, c'est-à-dire la séquence des pays découverts. Leurs étapes sont préparées en regard de leur difficulté, ce qui est tout à fait salutaire pour le sujet, d'autant plus que, souvent, on ne lui a pas proposé au début une maîtrise dans la conduite de sa démarche. Leur programme est aussi établi d'avance et c'est là davantage le problème : l'exploration se fera selon un schéma qui provient probablement de l'expérience des autres.

---

34. On voit ici que l'astreinte à des exercices dirigés oblige à des protections pour compenser les orientations obligées de ces exercices. En Echo, aucun but ou aucune condition n'étant prescrite, il n'est pas nécessaire que la personne se protège de la méthode elle-même.

Les relaxations en sont des exemples typiques. Dans la technique de Jacobson[35], le cheminement à travers les différentes parties du corps se fait dans un ordre précis. Dans celle de Schultz[36], les injonctions suivent un enchaînement qu'il est recommandé de respecter. On retrouve aussi des consignes séquentielles dans les yogas, le *tai-chi*, le *qi-gong*[37] ou nombre de gymnastiques occidentales.

On peut comprendre la fonction d'apprentissage de ces procédures, mais on remarque qu'il y a un amalgame entre le marquage du chemin pour éviter des trébuchements et le choix commandé des routes à suivre. Dans Echo on s'arrange pour garantir le parcours sans en imposer la direction.

Dès que les gens ont moins besoin de leurs protections, ils commencent à apprécier la liberté proposée par les consignes :

> P : – *Ce que j'apprécie dans le processus, c'est qu'il est ouvert à tout ; tu peux tout intégrer dans le processus : images, sons, idées... Ce qui me fascine, ce qui m'impressionne le plus, c'est l'esprit dans lequel s'installe cet outil-là : l'esprit d'ouverture, de positivisme, de non-négation. Celui où tout est correct, où tout est possible, que tu laisses aller, que tu observes.*
>
> *Ce n'est pas une conception que tu t'appropries, que tu t'attribues. Peu importe ce que tu entreprends, il va y avoir quelque chose et cela va te conduire quelque part.*
>
> *C'est une richesse transportable et ceci contrairement à la relaxation où l'on te demande plusieurs choses : devoir d'abord trouver un endroit et une position confortables, utiliser des accessoires précis comme la chaise ou la position allongée, et poursuivre le but ultime de te relaxer n'importe où, n'importe quand. Tout cela est impossible puisque la vie n'offre généralement pas ces conditions optimales.*

35. JACOBSON, E., *Progressive Relaxation*, Chicago, University Chicago Press, 1938.

36. Appelée aussi training autogène. SCHULTZ, J.H., LUTHE, W, « Autogenic Training », *Autogenic Methods*, Vol. 1, New York, Grune and Stratton, 1969.

37. Le *tai-chi* et le *qi-gong* sont des disciplines orientales. Par principe, elles sont considérées autant comme des formes d'art, des techniques de défense, des véhicules de sagesse que comme des méthodes de traitement. Nous insisterons pour l'instant sur leur utilité pour atteindre une maîtrise corporelle. MING-WU, Zhang, XING-YUAN, Sun, *Chinese Qigong Therapy*, Jinan (China), Shandong Science and Technology Press, 1985.

***

Ainsi, la première dimension s'applique à la position témoin vis-à-vis de soi-même. Il s'agit d'ouvrir à l'intérieur de soi un champ subjectif par lequel on est témoin de ce qui y survient. Cela permet de sortir d'abord des situations submergeantes ou envoûtantes ; il ne s'agit pas là de s'abandonner, mais de prendre une distance en regard de ce qui se passe. La position témoin repose sur la nécessité de sortir de l'impasse intérieure, celle qui consiste à être collé au problème et à ne pouvoir le changer.

Cette première dimension représente la base de la méthode Echo ; notamment elle permet la mise en place du système d'écho pour la production d'échos. Elle comprend la possibilité pour la personne de sortir des expérientiels à tout moment, de pouvoir parler ou de laisser le silence présent, et enfin de ne pas être obligé de suivre ou même d'entendre les consignes. On y privilégie la situation de sujet et la possibilité de position de maîtrise.

L'apprentissage est difficile car il faut apprendre à la fois à être participant en soi et à être intervenant sur soi. Beaucoup trouvent l'expérience difficile car ils s'attendent malgré tout à une prise en charge de leurs symptômes, de leur personne ou de leurs objectifs à l'aide de trucs.

Ceci est déjà compris dès le départ ; on part d'un état où la personne et l'expérience sont confondues et, peu à peu, on crée un témoin puis on laisse se produire différents objets : un décollage. Au fur et à mesure, la position de témoin s'approfondit et l'éventail des objets s'agrandit tandis que le sujet se simplifie et que les objets s'affinent.

C'est une zone intermédiaire, un état intermédiaire de conscience : ni de la méditation, qui s'occupe uniquement de la réhabilitation d'un sujet, ni de la vie quotidienne, qui s'occupe des réalités et des choses.

Ces mises en place d'un sujet, d'un espace et d'objets deviennent majeures comme facteurs de guérison. La position témoin est ainsi le premier niveau important pour que des changements soient facilités. Sur ce niveau se construisent les dimensions suivantes.

Le courant

Les tréteaux sont placés, la scène est montée, les accessoires sont prêts. Maintenant, « contact ! lumières ! », car c'est bien de lumière dont il s'agira : d'un certain éclairage. Ce qui se cachait dans l'obscurité est mis au jour, puis mis à jour. Les événements déjà présents sont ici perçus différemment. Les objets vagues deviennent précis, les sensations floues prennent forme ; dans cette deuxième dimension, on passe du latent au manifeste. Il s'agit d'une mise *à la* lumière.

Si le parallèle avec l'éclairage de choses concrètes vaut jusqu'à un certain point pour comprendre la mise en évidence d'objets intérieurs, la disposition et l'effet de l'illumination intérieure sont nettement différents et obligent à une comparaison complémentaire. Les accessoires de scène changent un peu de texture lorsqu'éclairés, mais la nature même des événements de la scène intérieure permet une transformation subjective beaucoup plus radicale, et, à l'inverse de celle que nous venons de décrire, consiste à rendre imprécis plutôt qu'à délimiter. Une lueur semble ainsi venir de l'intérieur des objets, sorte de fréquence ou de vibration ; cette brillance amène des objets précisément circonscrits à devenir mouvants. C'est une description intérieure, intime de la deuxième dimension, en fonction non plus de la forme mais de la substance : du manifeste au latent. Il s'agit d'une mise *en* lumière.

LES MOUVANCES

Il faut, pour saisir cette deuxième dimension, repartir de la conception d'une double perception de la réalité, une double conception de la matière[38]. D'une part, un monde d'objets séparés et individualisés : les insectes sont catégorisés, les choses sont séparées et les individus y ont leur personnalité établie. D'autre part, un univers constitué de rapports, de liens, d'interactions et formé de matière mouvante, bouillonnante, vibrante. Dans cette réalité, aucun événement ne peut exister sans qu'un autre soit influencé par lui[39]; en fait c'est la même matière, mais statique, avec simplement un autre point de vue.

La réalité fluide

Une double réalité physique

En grossissant la matière, en s'y enfonçant et en l'explorant, on arrive à ne plus voir ou à ne plus concevoir qu'un univers de particules ou de vibrations. Pour les sons on le comprend facilement : le chant de la voix peut faire vibrer une corde de guitare à distance ou briser un verre. Pour les ondes radio on s'y entend aussi, puisque le baladeur ou la télévision reçoivent fidèlement les modulations transmises par l'air ou le câble. De plus, on apprivoise de temps à autre de nouveaux systèmes, comme les fours à micro-ondes qui ont transformé nos cuisines.

Parfois, cette « autre réalité » n'est plus aussi simple ou courante. On construit alors des machines énormes pour mettre en évidence la réalité particulaire de la matière à des niveaux de plus en plus subtils : de la molécule à l'atome, de l'atome aux constituants subatomiques... Vue d'une certaine manière, la matière est un immense univers de vibrations, de particules.

À un niveau plus profond, les scientifiques[40] posent alternativement la question de la nature particulaire ou vibratoire de

---

38. Nous avons fait, dans la partie sur « La guérison », une distinction entre l'explicite et l'implicite. Voir « Le terrain de guérison » et La dynamique de la guérison », pp. 73 et 75.

39. La science chinoise, anciennement déjà, était forgée sur ce niveau de réalité et a permis entre autres choses l'observation, la découverte et la construction de lois et d'objets nécessitant la référence à cette réalité, par exemple la théorie des champs et la réalisation de la boussole... « L'attachement des Chinois à une théorie de l'action à distance ou d'un mouvement ondulatoire à travers un continuum, plutôt qu'à l'impulsion mécanique directe des particules ». NEEDHAM, Joseph, *La science chinoise et l'Occident*, Paris, Éditions du Seuil, collection Points, Science, 1969, p. 68.

40. CAPRA, Fritjof, *Tao of physics,* Shambala, 1975.

l'univers : la matière est-elle intimement formée de corpuscules ou d'ondulations ? On sait que des expérimentations prouvent tantôt l'une et tantôt l'autre théorie : les deux sont vraies en même temps, tout en s'opposant. Notre intention n'est pas de lever le voile sur une conception qui intégrerait ces oppositions, ni même d'ailleurs de donner les résultats des dernières recherches qui iraient au-delà de cette double compréhension.

C'est plutôt cette dualité qui nous intéresse, situation d'ouverture à des contraires simultanément présents. Si un jour on clarifie ces deux conceptions de la matière, d'autres contradictions persisteront ou apparaîtront à notre conscience.

Si tout est vibrations ou particules, l'observateur l'est lui aussi, ce qui n'a pas d'importance dans des opérations superficielles comme le fait de compter le nombre de pattes d'une araignée, mais en d'autres circonstances, cette conception devient importante. Les atomistes sont aux prises avec ce fait dans certaines de leurs expérimentations fines : l'influence possible de leur observation sur ce qu'ils observent, non seulement en ce qui concerne l'interprétation d'une réalité mais aussi en ce qui concerne son agencement[41].

Dans une réalité où tout est lié, les questions d'objectivité, de répétabilité et de vérité ne se posent plus de la même manière que dans un monde ordonné et déterminé.

Une double réalité phénoménologique

Nous faisons partie, comme humains, d'un monde de vibrations et de particules, en étant nous-mêmes un ensemble de vibrations et de particules[42]. Quel que soit le niveau où on se place, on retrouve des signes de cette autre réalité. À des niveaux simples on observe la vibration du pouls, l'écoute du sang qui coule dans des vaisseaux proches de l'oreille, peut-être même la conception de l'œil comme un récepteur d'ondes lumineuses. On a l'habitude des électrocardiogrammes et des électroencéphalogrammes qui enregistrent les courants électriques émis par le cœur

---

41. POSTLE, Denis, *Fabrics of the Universe*, Crown, 1976.

42. Cette déclaration, à l'effet que nous puissions être autre chose, n'exclut en rien que nous puissions être aussi une chose, c'est-à-dire observable macroscopiquement.

ou le cerveau. De façon de plus en plus complexe on découvre toute une dynamique de communications et de liaisons dans l'organisme : transmission d'informations, déplacement cohérent de milliards de molécules, transformations qui se font en perma-nence[43].

La nature de cette réalité mouvante est elle-même mouvante. Non seulement « elle contient » ce qui est dynamique et changeant, mais du même coup elle ne peut être conçue comme un domaine fixé, « elle est constituée » de mouvance. Si bien que ce que nous disions de la problématique particule-onde pourrait bien n'être qu'un mince exemple d'autres problématiques beau-coup plus nombreuses et tout aussi insolubles, du point de vue où l'on avait pensé pouvoir étudier un univers fixe. On pourrait même dire que le caractère insoluble de telles contradictions est un bon signe quant à notre proximité avec ces phénomènes essentiels. Notre matière humaine regorge de ces polarités irréso-lues et notre perception sera en conséquence de cette condition.

Quant à la position de l'observateur impliqué par son influence sur le phénomène étudié, cela nous sied fort bien. Au moment où cette question émerge de schémas expérimentaux rigoureux, elle rejoint une évidence intérieure et étaye son usage nécessaire dans des explorations personnelles. Il s'agit d'une dimension systématiquement conceptualisée et questionnée dans certains mécanismes thérapeutiques[44]. La recherche sur soi change ce « soi », ce qui dérange un regard objectif tout en s'arrangeant avec une vision subjective. Loin d'être nuisible, l'influence inévi-table de l'observateur sur l'observé devient ici un outil de travail.

Nous choisissons d'en parler dans le cadre d'une réflexion sur la matière afin de signifier un mécanisme concret de cette influence, plutôt qu'une simple abstraction mentale. Ce

---

43. SAGAN, Carl, *The Dragons of Eden : Speculations on the Evolution of Human Intelligence*, Random House, 1977.

44. Les psychanalyses freudienne et néo-freudienne consacrent une part impor-tante de leurs théories à questionner ces phénomènes et s'attachent à gérer leur utilisation dans leur pratique. FREUD, Sigmund, *La technique psychanalytique*, P.U.F., 1970. De ce qui survient chez l'intervenant en relation clinique, nous avons jugé utile de distinguer le *contre-transfert* et le *co-transfert*. Le premier montre comment l'analyste s'oppose au transfert de l'analysant, alors que le deuxième évoque comment il y participe. Ce dernier sujet intéresse de plus en plus de psychanalystes, THOMSON, P., « On the receptive func-tion of the analyst », *Int. Rev. of Psychoanalysis*, 7, 1980, pp. 183-205.

n'est donc pas qu'une façon de parler mais aussi une façon de rendre compte d'une réalité, d'un plan où les choses ne sont pas séparées et les constituants, pas différents. Ainsi, dans notre travail, une pensée n'est pas de nature différente de celle d'une chose et *vice versa*. La pensée est plus matérielle qu'on ne le croit et la chose plus ineffable qu'on ne le dit.

Nous nommons *fluide*, dans son utilisation subjective, la réalité particulaire ou ondulatoire parce qu'elle correspond à peu près à ce qui est généralement ressenti par les gens : des mouvements, des vibrations, des transformations. Il est important de noter que ces impressions sont souvent considérées comme des phénomènes immatériels, alors que nous les identifions comme des perceptions factuelles. L'instrument d'observation consiste ici dans l'usage du subjectif et l'instrument, comme il a été noté au sujet de la réalité mouvante, est lui-même subjectif. L'observation et l'instrument d'observation se confondent.

Les lieux fluides

La deuxième dimension concerne donc cette approche de la *réalité fluide*, le passage dans cette réalité. D'une certaine manière, c'est un monde fort connu : on en ressent continuellement les impressions, nombre de thérapies et techniques sont fondées sur elle ou l'utilisent implicitement, certaines médecines s'y appuient, certaines recherches s'y penchent.

L'état fluide

Les impressions subjectives auxquelles nous avons fait allusion sont perçues par tous les sens mais d'une manière différente de la *réalité solide*. Floues, variables, transitoires, elles nécessitent un certain regard pour être remarquées, regard ouvert, global et réceptif, à l'opposé d'un regard tendu et concentré. Nous parlons de regard de façon analogique, car bien entendu, il ne s'agit pas seulement ici de la vue.

Les impressions d'une autre réalité apparaissent dans certains états et circonstances où la personne se situe moins dans un univers extérieur et défini. On peut parler de carences sensorielles où l'ensemble ou une bonne partie des perceptions externes sont abolies. Toutes les impressions internes ont alors le champ libre et le prennent. On peut tout à coup percevoir un grand nombre de sons, d'images, de sensations vives très palpables. Il s'agit parfois de systèmes *ad hoc*, tels des caissons de déprivation sensorielle : des bains enfermés où l'on flotte dans l'obscurité. Il s'agit aussi d'événements quotidiens, telles les périodes « d'endormissement » et d'éveil où se mêlent une réalité diurne solide et une réalité nocturne fluide. Des phénomènes apparaissent, qu'on appelle hypnagogiques ou hypnopompiques, qui comprennent en des sautillements musculaires, des vibrations des membres et diverses manifestations d'images et de sons.

Parfois, ces impressions, à l'état d'éveil et même diurnes, surviennent sans circonstances particulières, lorsque la personne n'arrive pas à rester dans la réalité. On parle alors de psychose, non pas dans sa dimension pathologique, avec les causes qui peuvent y être impliquées (génétiques, traumatiques, affectives), mais plutôt dans son aspect phénoménologique d'un envahissement involontaire et insupportable de perceptions fluides. Selon cette conception, les perceptions ressenties dans des moments psychotiques se vérifient au plan énergétique. Elles correspondent à des descriptions de ce qui se passe à ce niveau de réalité ; ce sont l'intrusion et l'explosion qui deviennent pathologiques et morbides, pas ce qui en est témoigné.

Les instruments de fluidité

On les retrouve dans différentes techniques, sur divers continents et dans certaines recherches.

Beaucoup de thérapies et de techniques amènent les gens à connaître le niveau fluide : non seulement les techniques de relaxation, mais aussi les psychothérapies qui favorisent les états de conscience altérée[45]. Ces états sont comme des dissolutions de la pensée logique, claire et orientée et permettent un déploiement de phénomènes grouillants. On pourrait faire le rapprochement avec certains rituels pratiqués dans des temps ou dans des lieux où les thérapies n'existaient pas comme telles nominalement[46].

---

45. TART, Charles, *Altered States of Consciousness*, Anchor, 1969.

46. BIBEAU, Gilles, « L'activation des mécanismes endogènes d'auto-guérison dans les traitements rituels des Angbandi », *Culture*, III, 1, 1983, pp. 33-49.

Ces techniques proposent d'aborder la réalité fluide, parfois explicitement et systématiquement, parfois implicitement et de façon aléatoire. Il est aussi convenu que les expériences se font avec un certain contrôle, c'est-à-dire sans submergement, sans psychose. C'est ce qui se passe le plus souvent, mais ce n'est pas toujours le cas. Parfois certaines conceptions du changement qui se veulent radicales amènent des attitudes ou des manipulations dévastatrices ; aussi des dérapages non contrôlés se produisent parfois involontairement.

Des médecines de divers continents s'appuient sur la réalité fluide ; on fait souvent allusion, avec raison, aux médecines orientales, mais les médecines indiennes d'Amérique ou celtes d'Europe s'inspirent de la même source.

Cette réalité fluide est par exemple figurée par un tableau de forces ou de pouvoirs divers qui se balancent et se contrebalancent. Pour les taoïstes, la santé représente une manifestation de l'harmonie entre les forces externes et internes. Il y a une énergie unique sous-jacente à la diversité de tous les phénomènes : le *qi*. Celui-ci est présent et coule à travers tous les objets et particulièrement à travers les organes du corps. Les taoïstes considèrent qu'un excès ou une déficience de *qi* entraîne le mauvais fonctionnement des organes. Le traitement consiste à corriger les débalancements d'énergie.

Dans un autre exemple, cette description de la réalité fluide est ordonnée selon un système de méridiens, canaux énergétiques qui parcourent le corps, le rassemblent et le ponctuent. Les médecins chinois traditionnels utilisent des instruments d'énergie pour soigner leurs patients ; il peut s'agir d'outils comme les aiguilles d'acupuncture, il peut aussi s'agir d'« exercices d'énergie »[47]. Concentrant leur attention et assurant leur présence vis-à-vis du monde fluide, les praticiens orientent l'énergie pour traiter les maladies[48], comme le ferait un radiothérapeute occidental à l'aide des rayons gamma.

---

47. *Qi-Gong*. Qi signifie énergie, celle qui est globale, présente dans tout l'univers, et celle particulière présente dans l'homme et perceptible notamment un peu au-dessous du nombril : le *tan-tian*. Gong signifie travail : SAPIN, Jean-Claude, *La gymnastique énergétique chinoise*, Québec, Guy Saint-Jean, 1987.

48. XING-HUANG, Lou, « Acupuncture and arrival of Qi », *Journal of Traditional Chinese Medicine*, Vol. 27, no 5, May 1986.

Il y a aussi des recherches qui tentent, malgré la difficulté inhérente au champ fluide, de mettre en évidence des preuves visibles, objectives et palpables. C'est ainsi qu'ont été mis en valeur les effets kirlians, les techniques de photographie d'auras et les champs d'énergie émis par le corps. Essentiellement, les instrumentations utilisent des moyens vibratoires pour la détection : par exemple, on peut moduler des champs magnétiques[49].

En Chine, des études sont effectuées sur la nature des rayonnements émis par les gens, notamment par les praticiens. On a recours à des chambres d'ionisation et à des compteurs de particules pour objectiver le matériau fluide[50].

LES INTERRUPTIONS

La réalité fluide pourrait être un grand champ ouvert et libre, un champ de circulations. Cependant, il n'en est pas ainsi.

« Coupez ! »

Ce champ est parsemé de failles, d'interruptions et de coupures : un arrêt du déroulement. Le champ porte l'histoire des blessures, des manques et des ruptures de la vie.

Penchons-nous d'abord sur le traumatisme qui représente la notion charnière et antinomique de la conception de courant. On pourra ainsi réfléchir sur les dynamiques inhérentes à la deuxième dimension de la méthode pour travailler sur les traumatismes et leurs conséquences.

Les traumatismes

Le trauma peut se décrire comme une violence provenant de l'extérieur. Ce premier schéma utilisé pour expliquer le phénomène traumatique justifie les actions de la part des pouvoirs publics et politiques et impose une réflexion quant aux degrés de civilisations atteints, aux moyens de santé développés nationalement, aux transformations sociales. Mais ce qui nous importe, c'est l'autre aspect, l'autre schéma, intérieur celui-là : comment se fait-il que la violence ait un effet traumatique ?

---

49. KRIPPNER, Stanley, RUBIN, Daniel, *The Kirlian Aura*, New York, Doubleday, 1974.

50. Les recherches sur les composants des ondes *Qi* les décrivent comme com-

Le traumatisme intérieur

L'interrogation semble absurde tant il est logique qu'une violence est vécue comme un traumatisme personnel. Pourtant, la question est fondamentale car elle fait sortir du fatalisme quantitatif. Une violence extérieure peut ne pas se solder par un traumatisme intérieur, alors qu'un événement anodin peut entraîner une détérioration dramatique. Voilà qui pose un regard qualitatif sur la vulnérabilité. Et puis il y a des traumatismes conservés dans le corps[51] sans qu'il n'y paraisse et des situations qui révèlent des traumatismes anciens. Quelle possibilité de pouvoir a-t-on vis-à-vis de ceux-ci ? Peut-on les contenir, peut-on les dissoudre ? Ce pouvoir personnel concerne non seulement les traumatismes extérieurs, liés à un moment précis du temps, mais aussi les traumatismes intérieurs qui traversent le temps dans la durée.

Quand on parle de la responsabilité de la victime d'un crime, il faut distinguer la responsabilité « extérieure », celle qui se rapporte à l'événement, et la responsabilité « intérieure », celle qui a trait à des processus personnels.

La responsabilité extérieure est tout à fait discutable, souvent exagérée et presque toujours culpabilisante. On utilise même parfois, pour la débusquer, une argumentation hautement interprétative et abominable dans ce contexte : « Vous désiriez vous faire attaquer ! »

La responsabilité intérieure correspond au traumatisme intérieur dont il vient d'être question. Elle est aussi questionnable, mais au sens où il est intéressant de la questionner. La question posée dans un contexte intérieur ne consiste plus en une qualification morale mais en l'appréciation d'un pouvoir.

Du point de vue « intérieur », lorsqu'on est la proie d'un traumatisme, c'est qu'on n'est pas assez malléable pour le métaboliser. On n'a plus d'espace psychique et il n'y a plus d'élaboration[52] possible.

---

plexes ; on y trouve par exemple des infrarouges, des infrasons (de 0.02 Hz à 2.2 Hz selon Shen Jia-Qi du Shanghai Qigong Institute).

51. BOADELLA, David, *Wilhelm Reich : the Evolution of his Work*, Regnery, 1973.

52. Et, pour l'instant, nous ne préciserons pas s'il s'agit d'une carence imaginaire, symbolique ou conceptuelle.

C'est par cette absence d'élaboration qu'une violence extérieure se transforme en un trauma intérieur, une absence généralement envisagée dans ses aspects affectif et verbal.

C'est de là que viennent les notions comme la *catharsis* et des interventions comme les soins aux victimes d'actes criminels. On parle ici d'une élaboration qui peut inclure le rééquilibrage biologique et la restructuration énergétique.

Ce besoin d'élaboration trouve son reflet dans les signes qui apparaissent à la suite d'un traumatisme. L'événement passé, un espace psychique renaît parfois ; c'est alors que la violence peut à nouveau se manifester par des hallucinations ou des cauchemars[53], ce qui indique qu'un traumatisme intérieur est en train de se travailler, de se dissoudre. Il est important de lui faire place dans un contexte adéquat. La régression, terme souvent décrié ou utilisé de façon à le disqualifier, favorise cette reviviscence. Nous verrons plus loin comment on l'utilise dans un modèle dynamique.

La marque du traumatisme

En lecture énergétique, le traumatisme peut se comparer à un dard qui frappe une cible : il se fiche, crée un trou et se fixe. Dans un milieu de vie croissant, fluctuant et souple, le trauma surgit comme une flèche qui atteint et immobilise la personne.

D'une part, en se fichant, l'action du dard (ou trauma) arrête un sujet, le met en position de survie et provoque sa désorganisation. La blessure ne peut être réparée et reste ouverte. Un ébranlement général a lieu, tandis que des fonctions parmi les plus vulnérables sont atteintes et des insuffisances, jusque-là cachées, deviennent évidentes : c'est l'état-malade. La personne cherche à s'en sortir en oubliant le trauma et l'oubli, ce qui l'empêche de ressentir l'immense douleur et lui permet de survivre.

D'autre part, l'action du trauma provoque une solution de continuité énergétique que nous avions illustrée par l'histoire du

---

53. Il est malheureux d'appeler ce phénomène une « névrose » traumatique, car il est un mécanisme de guérison naturel : une métabolisation du traumatisme. L'erreur serait de voir cela comme pathologique, de le refouler, de le couvrir par des médicaments, de l'interpréter.

loup pris au piège qui, pour se sauver, abandonne une partie de lui-même et crée une coupure, probablement à un endroit de faiblesse énergétique. Le trou n'est pas perceptible, ce sont les conséquences de la coupure qui deviennent évidentes : sensations, somatisations, paroles, plaintes.

La plupart du temps, les conséquences ne se font pas sentir tout de suite et une cicatrice s'organise pour boucher la blessure, laissant une marque visible et protubérante : une formation chéloïde. Il en est de même pour certaines brûlures qui, par leur réparation, provoquent la prolifération de cellules et forment sur la peau une masse évidente. Cette marque durcit et bloque l'ensemble des mouvements de l'individu, de ses systèmes de circulation d'énergie, de ses processus; la cicatrice locale fixe la dynamique globale. Un caractère s'installe, semblable à un trou noir qui continue d'absorber, pour son maintien, une grande quantité d'énergie.

Le rappel du traumatisme

Habituellement, les marques traumatiques passent inaperçues, la personne continue son chemin et poursuit ses objectifs. Parfois, quand toute activité est suspendue, elle ressent tout à coup les fissures qui se manifestent, s'ouvrent et laissent remonter ce qu'elles couvraient : souvenir d'un coup, mémoire d'un rejet[54], là où un mouvement ou un élan furent stoppés, un courant interrompu.

« Coupez ! »

Ces moments ont été enfouis, car la douleur était trop forte et pourrait l'être encore. Se les remémorer, c'est rappeler la souffrance[55]; se les remémorer seul, c'est se retrouver seul. On continue donc son chemin vaille que vaille, un peu brisé mais pas trop mal en point : l'histoire du loup se renouvelle à chaque instant. On chemine en boitant, le déséquilibre en signe la trace. Mais comment ce cercle vicieux peut-il s'ouvrir ? En l'ouvrant. Deux phénomènes aident ou expliquent cette potentialité et ajoutent deux considérations dynamiques aux processus de changement envisagés au cours de la première dimension.

---

54. Ceci est parfois identifié comme des abréactions.

55. JANOV, Arthur, *The primal scream*, New York, Delta Book, 1970.

Le premier phénomène représente la conséquence de ce passage dans un état fluide qui permet de mettre en évidence les brisures, le désordre. Puisque dans cet état, ce sont davantage les circulations que les choses qui importent, ce sont leurs ruptures que l'on perçoit. À partir de cette perception particulière, c'est le passage d'un état solide à un état fluide qui devient un des facteurs de changement. La mise en scène des circulations permet les déblocages.

Le deuxième phénomène tient à une propriété qui a servi de modèle à un certain nombre de thérapies[56] : une organisation incomplète tend toujours à se parachever pour former un ensemble[57]. Cette propriété ajoute une composante à la dynamique des changements. On a déjà parlé des mécanismes liés au sujet et à l'espace[58], en voici qui sont reliés aux objets. Les événements qui apparaissent dans un état fluide ont tendance, en même temps, à se compléter, se réparer et se rééquilibrer ; les circulations reprennent.

Allons un peu plus loin dans cette conception du changement et reprenons la comparaison des niveaux solides et fluides, en terme d'espaces. L'espace habituel que nous qualifions de solide comprend des matériaux séparés, délimités, à des places prévisibles. Ce peut être fort utile, par exemple, quand on se réveille la nuit, car on peut se déplacer dans le noir sans heurter les choses dont on connaît l'emplacement. Dans cet espace solide, les objets sont des choses, y compris les énergies ; on sait à quoi s'en tenir et on peut y naviguer, se fixer des objectifs, des volontés, des buts. On peut se mouvoir extérieurement, mais la mobilité « interne » reste impossible. Dans l'espace fluide au contraire les choses deviennent élémentaires et se décomposent en éléments infinitésimaux[59]. Elles deviennent des objets mou-

---

56. MARCUS, Eric H., *Gestalt Therapy and Beyond : An Integrated Mind-Body Approach*, Cupertino (California), META Publications, 1979.

57. C'est la théorie de la gestalt. POLSTER, Erving, POLSTER, Myriam, *Gestalt Therapy Integrated : Contours of Theory and Practice*, New York, Brunner/Mazel, 1973.

58. Voir « Le changement », p. 234.

59. Nous avons pu comparer cela à l'effet de grain que trouve un photographe en agrandissant une épreuve. Un film d'Antonioni se base sur cette recherche d'un signe à « l'intérieur » d'une photo (« Blow up »), CROMBEZ, J.C., « Le rappel du corps », Lyon, *Actualité psychiatrique*, no 9, 1986, p. 162.

vants, au sens de sables mouvants : elles se démontent pour une reconstruction ultérieure.

De ces deux espaces, aucun n'est supérieur, leurs fonctions sont différentes. Mais pour qu'un changement se produise il faut passer par un espace fluide, par une déconstruction. Sinon on risque de ne voir le changement que dans l'atteinte de buts ou dans l'obtention d'avoirs : les objets se solidifient de plus en plus en choses et échappent de plus en plus à la personne. Celle-ci lutte toujours davantage avec ces choses et elle s'y perd. Cependant il ne faut pas croire que l'on peut vivre sans solides ; on doit passer continuellement du solide au fluide et *vice-versa*.

Le cercle de souffrance

Le passage à l'état fluide permet de retrouver les lieux de traumatismes, de les faire émerger, de rejoindre les cicatrices. La mise en scène des circulations, leur reprise, les changements secondaires à la transformation de l'espace et des objets, tout cela fait l'objet de la deuxième dimension d'Echo, à une condition près : que la remémoration soit supportable pour la personne. Il est essentiel qu'à ce niveau, le travail se réalise à l'appui et à la mesure de la stabilité acquise au cours de la première dimension.

Les blessures

Les traumatismes, dans leur violence intérieure et dans leur résurgence ultérieure, apparaissent sous la forme et la sensation d'une atteinte envers soi. Un cercle vicieux en rend l'abord difficile, car le rappel de ces souffrances se confond avec une perception actuelle de souffrance. C'est, d'une part, une douleur qui peut être une longue plainte qu'on ne peut contenir et, d'autre part, une rage, des rages devrait-on plutôt dire, de ne pas en être sorti, de ne pas en sortir et de ne pouvoir en sortir maintenant.

La douleur revêt l'importance d'un signal d'alarme du déséquilibre du sujet mais elle n'a pas de valeur en soi. Ainsi, la présence de la douleur n'est pas un signe de guérison. Inutile d'augmenter la douleur, de lui donner une place privilégiée d'y chercher un sens. Dans certaines religions, on lui attribue une valeur comme facteur de croissance, mais on en connaît aussi les dérapages.

La gageure de notre démarche, c'est de retrouver le traumatisme et de le faire avec le moins de douleur possible, car la perception d'une douleur trop importante amène à refouler à nouveau le traumatisme. L'important est de rejoindre le traumatisme à travers la douleur : on ne se concentre pas sur celle-ci, on ne la rejette pas non plus, on s'arrange pour qu'elle ne soit pas assez importante pour servir d'écran à ce qui survient. Qu'elle soit assez supportable pour permettre de voir de quoi on a mal, « comme un nuage que l'on traverse ».

Les médicaments peuvent être adjoints à la démarche, non seulement parce qu'il n'est pas question de refuser péremptoirement ce que l'individu ou les autres soignants désirent, mais plus spécifiquement en ce sens qu'ils soulagent la douleur et favorisent ainsi un travail d'autoguérison. Cette association se fait en fonction de critères personnels, c'est-à-dire de l'impression de submergement et non pas en fonction de décisions dogmatiques. Les mêmes raisonnements pourraient s'appliquer aux symptômes d'anxiété et de dépression, en tant qu'ils signent une souffrance morale et peuvent nécessiter des traitements symptômatiques.

La colère n'a pas de sens par elle-même; elle signe la réaction d'un sujet mis en danger. Elle a du sens par ce qu'elle révèle et dénote la puissance dévastatrice de l'événement, la précarité flagrante de l'individu et la solitude infligée à la suite de l'épreuve. Cependant, par sa présence même et par sa force, la colère empêche de retrouver l'événement. On devra lui procurer un lieu de récupération, au sens de récupérer des déchets.

Certains tenteront de faire exprimer la colère qui, une fois levée, permettra de rejoindre le traumatisme. Certes plutôt que d'être déprimé, coincé, tué, démobilisé, malade, il vaut mieux faire la *catharsis* de la colère. Elle est alors perçue comme une affirmation de soi, la réaction salutaire à une tolérance écrasante. Mais cette manifestation est elle-même destructrice. Car l'expression de la « colère noire » est tuante pour soi et pour l'autre. D'où l'invention de certaines techniques dans l'histoire des thérapies, pour de ne pas envahir, ne pas submerger, ne pas tuer. La bioénergétique propose de frapper sur un divan et les orientaux l'expulsent dans l'air pour qu'elle s'y dissolve ; la vacuité de la rage devient ainsi évidente.

La colère levée, ses causes peuvent être abordées sans que l'on ait à réparer les torts causés aux personnes huées et blessées lors de sa manifestation. Ceci est d'autant plus important que les coupures de relations signifiantes tuent aussi le sujet en retour.

Les réparations

Le cercle vicieux, lorsqu'il s'ouvre, apporte soulagement et libération, comme un ciel balayé de ses nuages. Les objets libérés de leur attribut traumatique et de leur effet de violence peuvent être récupérés sans danger pour la personne. Le soulagement d'un poids, la libération d'une énergie. En position de sujet, on voit à nouveau se dérouler des événements qu'on soutient tout en les contenant un peu mieux. C'est à la fois une question d'abandon et de maîtrise.

Ouvrir cet enchaînement (traumatisme-violence-souffrance-traumatisme) nécessite un double travail vis-à-vis du sujet en construisant un support, tel que vu en première dimension, et vis-à-vis de l'objet en « instruisant » une action[60] – nous en détaillerons les modalités plus bas.

Le soulagement et la libération permettent de ressentir un pouvoir intérieur, et l'on assiste à ce qui pourrait être une jonction entre la réalité solide et la réalité fluide. Les deux réalités, réaffirmons-le, sont de valeur égale : l'une est manifeste, l'autre latente ; l'une est constituée, l'autre circulée. Comme deux expressions de la nature, elles sont en contact permanent.

Selon cette conception, la coupure ne fait pas que séparer une partie d'un ensemble ; elle sépare aussi deux réalités.

L'une, solide, ne pourra plus se nourrir de l'autre, fluide, qui ne pourra plus s'appuyer sur la première. Le pouvoir est perdu. Refaire le contact à travers la coupure, refaire le lien, c'est regagner le pouvoir. Beaucoup de mythes – et de films – racontent la perte et les retrouvailles de cette relation[61]. Certaines épées, en tranchant des liens, font exactement l'inverse : elles renouent... en brisant des coupures.

---

60. Nous utilisons ce terme dans son sens littéral, et non pas dans celui qui est juridique.

61. TANSLEY, David V., *Subtle Body : Essence and Shadow*, Thames and Hudson, 1977. ELIADE, Mircea, *Myths, Dreams and Mysteries*, Harper & Row, 1967.

Les niveaux de « reliaison » se multiplient entre une pensée devenue subtilement plus matérielle par une plongée dans le perceptuel, et une matière devenue moins *chosifiée* par une transformation fluide ; entre une pensée individuelle qui ne rend compte que d'elle-même, et un esprit transpersonnel qui ne sait guère s'identifier puisqu'il est collectif. Ces sensations de liaisons à des niveaux différents et multiples accompagnent l'expérience de la deuxième dimension. Une fois de plus, il faut savoir nager, sinon on se noie dans ce qui peut ressembler à la psychose.

LA PLONGÉE

Suivons maintenant le cheminement de quelqu'un qui parcourt la deuxième dimension par une série d'expérientiels. Partons de la situation intérieure atteinte en première dimension : la personne s'est ouverte à elle-même et se retrouve dans un espace où des objets apparaissent de temps à autre. Cette personne, en position témoin, est assurée d'être un sujet et rassurée de ce qui se passe en elle. Nous lui proposons, dans ces conditions, et seulement dans ces conditions, de passer en état fluide.

Deux phases sont à définir. L'une consiste à laisser se produire une transformation fluide, à partir d'une position d'ouverture, d'abandon, et de jouer avec ce qui se produit. L'autre fait intervenir une démarche plus active : on y transforme des objets solides en formes fluides. La première sera désignée sous le terme de jeu, et la seconde sous celui de traduction.

Le jeu

I : – Prenez une position confortable. Vous rentrez en écho : un espace, un grand terrain de jeux où des objets sont présents. Des objets à l'extérieur du corps, comme ce klaxon qu'on entend maintenant, ou ma voix, ou les lumières. Des objets à l'intérieur du corps, comme des idées, des bruits, des sensations.

Les objets apparaissent, sont présents, disparaissent. Et de temps à autre, vous êtes témoin de certains d'entre eux.

L'amorce

On propose d'abord une attention à des objets mobiles, tant à des objets considérés comme intérieurs – le mouvement respiratoire, la pulsation cardiaque –, qu'à des événements extérieurs – des bruits de pas, le trille d'un oiseau. La consigne est de percevoir les uns et les autres dans leur nature fluctuante : des vibrations, des ondulations, des oscillations, des tremblements. Ces objets reconnus comme des formes fluides se retrouvent côte à côte ; ainsi, l'opposition entre choses extérieures et sensations intérieures s'amoindrit.

> I : – Vous allez passer au niveau fluide. Nous allons vous donner des consignes pour vous aider. Vous pouvez être présents à votre respiration : l'air qui rentre et qui sort, les mouvements de la cage thoracique, du ventre. Vous pouvez être présents aux pulsations de votre cœur, au sang qui coule dans vos vaisseaux. Vous pouvez vous aider d'images, de sensations et d'énergies. Comme des courants électriques.
>
> Les frontières entre le corps et le sol diminuent. Les frontières entre la peau et l'extérieur diminuent. Les frontières entre l'intérieur du corps et les autres diminuent.
>
> Vous êtes témoin de ces ondulations, pulsations, vibrations.

Du coup, les frontières entre extérieur et intérieur diminuent aussi : les choses extérieures sont aussi intérieures et les objets intérieurs débordent les frontières corporelles. Dans le même ordre d'idées, les différentes parties perdent leurs limites habituelles, puisqu'elles ont déjà perdu leur forme. Ainsi, des parties du corps se relient, se traversent, et s'échangent. Ainsi s'ouvrent des voies de communication entre le corps et ce qui l'entoure :

> P : – *J'ai d'abord entendu le bruit de moteur à l'extérieur, puis qu'il se répercutait en moi. J'ai laissé faire, je me suis laissé déposer.*
>
> *Vers la fin, la vibration était rendue au dedans de moi ; très agréable, comme des pétillements.*

Parfois, les perceptions de certaines zones disparaissent, le corps devient un puzzle mouvant avec des morceaux manquants ; ou le corps semble flotter et l'on ne sait plus quelle est sa position exacte. Tout devient flou, fluctuant, fluide.

Puis, les caractères familiers des objets se combinent. Des sons prennent allure de couleurs, des masses prennent tonalité de sons, des sons prennent poids de matière, des couleurs deviennent vibrantes. Même les pensées prennent des formes, des teintes, et se transposent en musiques.

Il est possible que la personne soit déjà dans cet état, qu'elle se soit spontanément rendu compte de phénomènes que nous rangeons dans le domaine des sensations fluides. Ainsi, elle peut dire que parmi les objets auxquels elle est présente, elle sent les modifications des formes de son corps, les circulations de natures diverses à travers ses membres, les mouvements spontanés de ses muscles.

Notre travail – et son travail – consiste alors uniquement à vérifier si tout cela ne détruit pas sa position de sujet : soit qu'elle se défende en s'isolant, soit qu'elle se sente submergée. Dans ces cas, on retourne à la case départ : protection et reprise de maîtrise. Sinon, on continue.

P : – *Je ressens les pulsations du cœur à travers le corps. Mon sternum bouge.*

I : – Vous pouvez laisser ces impressions prendre de la place si cela est supportable.

P : – *J'imagine la circulation du sang, et puis aussi d'autres circulations comme transversales. Je me sens tourner. Mon cœur bat plus fort. Je sens mes doigts bouger ; ils bougent tout seul.*

I : – ...

P : – *Ma tête devient lourde. C'est curieux, je n'ai plus la notion de la position de mon corps. On dirait que je pars en fusée...*

Une fois de plus, il n'est pas nécessaire de comprendre ou de diriger. Cependant, si la personne veut comprendre, on répond comme on peut à ses questions, car ce serait aller à l'encontre du processus que d'interdire le désir de comprendre. La plupart du temps, on nomme l'existence des états fluides et, si cela n'a pas été fait auparavant, on explique la notion des deux réalités.

Il n'est pas nécessaire de diriger, mais lorsque la personne veut que cela se passe ainsi on propose des objectifs, ou on la laisse se proposer des objectifs. On a discuté, au chapitre précédent[62], de l'utilité de la restriction inhérente à certaines consignes : celle de servir de garde-fous. Ainsi, les objectifs restreints peuvent devenir nécessaires durant l'apprentissage.

---

62. Voir « L'effet de sécurité », p. 239.

Il est possible que la personne n'ait aucune perception fluide. Si elle le désire, nous lui proposons alors une attention à tout ce qui bouge, en commençant par ce qui est le plus naturel, en l'occurrence la respiration. Nous portons peu à peu intérêt à d'autres mouvements : celui du cœur, du sang, des muscles ; puis à des impressions de plus en plus subtiles : des vibrations, des sensations intérieures de déplacements. Mais, comme lorsque nous avons insisté sur l'importance du rien[63] dans la première dimension, l'absence de perceptions fluides est tout à fait acceptable.

Ces propositions ne représentent que des tremplins et, dès que la personne perçoit des événements qui lui sont particuliers, nous les soutenons. D'ailleurs, toutes les propositions ne sont pas fixées d'avance et leur contenu ou leur séquence peuvent varier d'une fois à l'autre.

Ainsi, peu à peu, la personne se détache de la rive de la réalité solide pour voguer au fil du courant.

Les moyens

Comme dans la première dimension, on a recours à des outils : médiums, limitateurs et facilitateurs.

Ici aussi, les médiums diffèrent. Souvent, on débute par un travail en position couchée, ce qui favorise la régression, donc le passage aux états fluides.

Une fois habitué, on peut travailler debout, en utilisant les mouvements. Les gestes viennent et, à un moment, on a la curieuse impression que ces mouvements sont beaucoup plus larges, beaucoup plus étendus qu'ils ne le sont dans la réalité objective, c'est-à-dire vus de l'extérieur. Les déplacements deviennent caoutchoutés et ils se font comme dans un liquide, comme si l'on nageait.

> I : – Vous pouvez prolonger le mouvement, le laisser résonner dans l'atmosphère comme sur un tambour. Vous pouvez laisser l'air devenir comme une masse. Votre mouvement déplace le fluide, l'air est plus dense. La main devient plus molle, sirupeuse.
>
> Vous pouvez imaginer l'énergie qui prolonge le mouvement. Vous pouvez avoir l'impression d'être mélangé à l'espace et aux murs.

---

63. Voir : « Un espace », p. 226.

Utilisez tout ce que vous connaissez comme éléments comparatifs pour passer au niveau fluide.

On utilise aussi des limitateurs pour retarder le processus, comme des respirations contrôlées – c'est-à-dire à rythme prédéfini[64] – ou des mouvements organisés en séquence. On peut aussi restreindre les parties du corps qui seront impliquées dans des mouvements ou réduire leur amplitude. Ceci permet aux participants et aux animateurs de s'apprivoiser à ces impressions parfois peu familières.

P : – *Je ressens des mouvements dans ma bouche, une impression de rétrécir. Maintenant il se produit des spasmes dans mon bras gauche. Si je laisse aller, j'ai peur qu'il se passe quelque chose.*

I : – Vous préférez limiter ces mouvements ?

P : – *Oui, je veux diminuer cette crainte.*

I : – D'accord. Comment voulez-vous faire ? Avez-vous une idée ?

P : – *Je vais diminuer ma respiration...*

I : – Ça marche ?

P : – *Parfait. Je me sens très présente, comme calée dans le divan.*

Lorsqu'on le préfère, on peut se servir de facilitateurs, comme des techniques de relaxation, de méditation pour accéder à des états de conscience altérée. Ces états de conscience facilitent la perception de formes fluides.

Il peut s'agir, par exemple, de rester présent à sa respiration ou à ses expirations. D'autres se servent de la musique qui peut être utile de plusieurs façons – nous y reviendrons. Pour l'instant, précisons qu'elle permet surtout aux personnes de laisser assouplir, d'évoquer en eux différents objets vibrants. Par contre, on n'utilisera pas de musique à haute intensité qui transperce et envahit, qui assujettit.

Par ces moyens, on se familiarise avec une réalité particulière. Peu à peu, on se la représente, mais surtout on l'éprouve comme une autre façon de se sentir et de percevoir :

---

64. Ces méthodes de respiration sont très nombreuses. VAN LYSEBETH, André, *Pranayama : la dynamique du souffle*, Paris, Flammarion, 1971.

P : – *J'ai senti deux œufs de lumière qui montaient. Je percevais un blocage au niveau du cœur, trop fort pour que les œufs puissent faire quelque chose. Avec l'aide de la musique, je suis partie au galop avec mon cheval. Et les œufs ont augmenté, et le blocage s'est levé.*

Ce passage en état fluide, spontané ou facilité, a la propriété de faire apparaître des blocages. Il nécessite une ouverture ou une accentuation des circulations, ce qui met en évidence les points de fragilité et de rupture.

Les véhicules

Lorsque l'état fluide est atteint, la personne est prête à aborder le versant actif du travail. Mais ce n'est qu'une façon de parler, puisque l'état fluide n'a pas à être tout à fait atteint, et peut ne l'être jamais. Différents véhicules sont alors disponibles, ce qui prépare et précède la traduction d'événements en vibrations.

I : – À chaque respiration, vous pouvez vous aider à aller plus loin dans cet état, sans objectif, simplement en étant en circulation.

Si vous voulez augmenter cet état, vous pouvez le faire en augmentant la fréquence ou le volume de votre respiration. Percevez-en les effets en vous. Accentuez et diminuez quand vous voulez, ce que vous voulez. Il se peut que vous perceviez les effets de ces mouvements dans l'espace et dans votre espace.

Les « véhicules » sont des consignes qui tendent à accentuer les processus existants. Alors qu'il a été question, dans la première dimension, de l'emploi de consignes freinant le processus, ici, le but est d'accélérer l'entrée en état fluide. Les véhicules sont variés, on peut même les inventer.

I : – Ce véhicule de travail va permettre d'aller plus vite à certains moments que ceux que nous avons déjà mentionné. Je vous propose donc un véhicule et, dans la mesure où vous êtes d'accord, chaque fois que vous vous le rappelez, vous utilisez ce véhicule. Vous avez ainsi à tout moment la maîtrise du véhicule, ce qui est majeur dans notre façon de travailler : « j'accélère, je ralentis, j'accélère, je ralentis, je recommence, je repars... » ; ceci pour ne pas être soumis à la loi du véhicule qui dirait : « il faut toujours être en mouvement ».

Ce sera donc : « dans la mesure où vous y pensez et en autant que vous êtes d'accord, vous rappelez le véhicule et vous l'enfourchez ». Ceci est la portion volontaire, le reste arrivera de surcroît.

Une fois de plus, il faut pouvoir jouer sur la volonté et l'abandon successivement, sans être piégé par des ordres. L'effet sera une sensation de liberté et l'apparition de nombreux événements.

Comme véhicules, on peut utiliser des techniques connues, puisqu'elles constituent le fondement de certaines approches thérapeutiques. On pourrait ainsi tirer profit des respirations particulières de l'hyperventilation[65] ou de celles de la palingénésie[66]. On pourrait également avoir recours aux attitudes corporelles amplifiées de la bioénergétique[67], ou aux mouvements intenses de yoga[68].

> I : – Vous pourrez accentuer l'état fluide, comme on l'a fait dans la position immobile. Vous pouvez vous donner une consigne supplémentaire. Cette consigne sera volontaire, du genre : je vais accentuer la respiration systématiquement, ou je vais faire en sorte qu'il y ait toujours des mouvements en éliminant l'immobilité, ou je vais privilégier tel mouvement, ou bien je ne vais faire que des mouvements répétitifs, etc.

Issus de techniques connues ou non, les véhicules de travail sont utilisés de façon particulière en écho. En effet, c'est la personne qui décide de l'orientation et de la vitesse du processus. En d'autres termes, c'est la personne qui conduit son véhicule.

> I : – Un autre véhicule pour atteindre le fluide est l'hyperventilation. Un autre est de toujours rester en mouvement ou immobile.
>
> Le plus important est de le faire à votre manière, votre amplitude, votre rythme. Je vous donne le véhicule et vous en faites ce que vous voulez.
>
> Évidemment, vous n'êtes même pas obligé de le faire.

D'ailleurs, la modification volontaire de certaines fonctions corporelles, telle la tension ou la mobilisation, prend le plus souvent une forme plus subtile. Par exemple, il s'agira alors de faire varier la respiration au fur et à mesure du déroulement selon

---

65. GROF, Stanislav, *Les nouvelles dimensions de la conscience*, Monaco, Éd. du Rocher, 1989, pp. 194-204.

66. ORR, L., *L'éveil à la respiration*, Québec, L'entier, 1986.

67. Accentuation de la respiration et accentuation de certaines attitudes. Voir par exemple : LOWEN, Alexander, *Bioenergetics*, Penguin Books, 1976.

68. Les asanas du Raja Yoga. SWAMI VISHNU DEVANANDA, *Complete Illustrated Book of Yoga*, Pocket Books, 1960.

l'humeur du moment : tantôt plus ample, tantôt plus courte, tantôt plus rapide, tantôt plus lente. L'attention sera portée sur les effets ressentis à travers le corps : courants et ruptures.

> I : – Vous pouvez choisir un des événements qui se passent dans votre corps pour y apporter des modifications, le moduler selon votre désir.
>
> Lorsque vous décidez d'une modification dans une certaine direction, un ralentissement, une accélération, vous la poursuivez tant que cela vous paraît opportun. Vous n'êtes donc pas obligé de la mener à terme.
>
> Vous vous la formulez comme une consigne. Chaque fois que vous remarquez que vous ne la suivez plus, vous avez la possibilité de vous la rappeler gentiment, et celle de l'appliquer délicatement. Et ainsi de suite...

La familiarisation avec l'univers fluide, ses médiums et ses véhicules permet de développer deux capacités. D'une part, on apprend à maîtriser l'accession à cet univers, on peut y entrer et en sortir, ressentir leurs formes fluides en même temps que les perceptions coutumières. D'autre part, on apprend à jouer avec les objets, à les augmenter, les diviser, les déplacer.

Il est alors temps de passer à la phase de traduction.

La traduction

La traduction d'événements

La personne se trouve en présence de divers événements qu'elle peut traduire en vibrations. Pour l'entraînement, elle choisit ceux qu'elle désire et qui lui semblent les plus faciles. Elle propose donc que tel objet, auquel elle est présente, soit perçu comme des fréquences. Ce peut être relativement facile pour un son d'être sensible à sa matière vibratoire, cela peut être plus difficile pour une couleur, une masse ou même une pensée. Le travail n'en devient que plus intéressant. On peut devenir plus réceptif à la qualité des événements qu'à leur apparence.

> I : – Dans l'état où vous êtes, vous pouvez prendre un objet et le transformer en vibrations. Prenez n'importe quel objet solide intérieur, présent dans votre espace comme s'il flottait sur l'eau : une partie du corps, une sensation, un bruit ou autre chose. Introduisez-y un mouvement, une vibration.
>
> Vous pouvez faire la même chose avec une idée. Essayez plusieurs fois. Si ça ne marche pas, prenez autre chose ; ne forcez pas.

Nous avons dit que nous utilisions parfois la musique[69]. Dans certaines techniques, on propose aux gens de s'abandonner à ses arabesques, mais ce n'est pas notre objectif. Dans les expérientiels, nous concevons la musique comme un objet particulier par l'évidence de sa matière vibratoire.

Nous proposons donc aux participants d'en percevoir les vibrations, de faire pénétrer en eux certaines d'entre elles et d'en percevoir les effets. Nous utilisons à dessein le terme « faire » plutôt que « laisser pénétrer », car il s'agit d'une attitude active, d'une position de maîtrise. Les personnes confirment ainsi leur capacité de participer à l'introduction de vibrations, sans en être submergées :

P : – *J'ai repoussé la musique pour me réapproprier.*

On peut par exemple prendre un son, le mettre en soi puis le transformer en vibrations que l'on entend et que l'on sent. On les laisse ensuite interagir avec d'autres éléments intérieurs, eux-mêmes traduits en vibrations. Ce n'est pas seulement la vibration du son qui est mise en relief, mais la façon dont on vibre à ce son et son emplacement dans le corps.

La transformation d'une sensation en vibration constitue une étape importante de la mise en écho pour pouvoir agir sur les choses.

On peut reprendre le phénomène du son et le reproduire avec d'autres objets. On les traduira non seulement en vibrations, mais on les fera aussi vibrer à l'intérieur pour en ressentir les effets. Ainsi, telle couleur ou telle masse est transformée en vibrations et l'on perçoit alors les effets de cette vibration dans le corps. On peut alors y travailler et le matériel devient fluide, manipulable ; on peut y intervenir par la pensée :

P : – *Je perçois un trou.*

I : – Est-ce qu'il y a des vibrations autour ?

P : – *Oui.*

I : – Comment pouvez-vous les utiliser par rapport à ce trou ?

P : – *Comme une bouffée de chaleur...*

---

69. Voir « Les moyens », p. 267.

I : – Le trou est-il toujours là ?

P : – *Oui.*

I : – Est-ce que vous pouvez faire quelque chose avec la chaleur dans le trou ?

P : – *Je vois comme un mouvement circulaire avec le trou.*

I : – Est-ce que vous voulez faire quelque chose ?

P : – *L'intégrer dans le mouvement.*

I : – Et ce pourrait être aussi de le laisser bouger dans les mouvements vibratoires, comme une tache d'huile, ou encore en désintégrant le gros noyau, etc. Remarquez qu'il faut toujours demander à la personne si elle veut continuer à travailler, et ceci à chaque moment.

La traduction des traumatismes

Nous sommes maintenant prêts à approcher directement les traumatismes. Dans cet état fluide, différentes taillades ou cicatrices apparaissent, avec les deux composants qu'on a déjà vu : d'une part, l'acte traumatique, d'autre part, la blessure du sujet. Nous évoquerons, dans la troisième dimension, la cause du traumatisme, son auteur ou la raison.

Dans cette deuxième dimension l'acte traumatique se travaille comme un objet : on le transforme en vibrations, en formes fluides, c'est une traduction dans un autre langage.

P : – *J'ai ressenti ma tension habituelle et, pour une fois dans ma vie, j'ai pu ne pas la subir. Au lieu de me concentrer dessus, j'ai soufflé dedans pour la transformer en vibrations, c'est devenu tout léger et la tension est disparue. J'ai l'impression d'avoir réussi à équilibrer les choses.*

Il s'agira d'abord de travailler avec les objets désagréables qui surviennent en cours de travail et qui sont ressentis comme des éléments durs, comme des choses figées ou envahissantes. La personne voudra les désagréger, les dissoudre. C'est ce que nous pourrions appeler une atomisation, une modification radicale de la perception.

P : – *Il y a une masse dans ma tête, très lourde, trop lourde. Je veux la diminuer.*

I : – Comment ?

P : – *Je ressens des ondulations dans cette masse. Et puis il y a des mouvements le long de ma colonne vertébrale. J'ai envie de faire des rotations.*

I : – C'est possible.

P : – *Mes sourcils froncent. Ça fait presque mal. Je les transforme en vibrations... Ça marche.*

C'est intéressant, ça circule tout à coup ! J'ai des mouvements dans le cou, comme des petits cercles.

Cette levée d'obstacles permet à nouveau des impressions de courants intérieurs. On passe ainsi de la reconnaissance de blocages à la perception de circulations à travers un processus d'atomisation. Ceci est particulièrement efficace pour travailler sur les douleurs.

Le travail sur un traumatisme ramène vers la faille, celle dont les signes sont les sensations d'impuissance, de colère, de rage, de dépression, d'envahissement. Ce qui est présent n'est pas seulement l'événement focal, comme une paire de claques, mais aussi toute la désorganisation physique, affective et psychique qui y est rappelée. À cause de la faille, à cause de la chute possible dans cette faille, un soutien doit être apporté.

Si on représente le trauma comme un iceberg, la faille en est la partie cachée. « Revivre le trauma », c'est faire revenir la partie manifeste, visible, tout en protégeant le sujet d'un nouveau submergement. Dans une thérapie, l'intervenant joue ce rôle de soutien et la personne peut s'abandonner complètement, régresser. En écho, le participant doit jouer lui-même ce rôle de soutien.

Ainsi, le travail cherche à atteindre les objectifs suivants : la mise en évidence de cicatrices, la résurgence de traumas, l'attention à la position de sujet et la dissolution des traumatismes. Même si une symbolique abondante y est incluse, on n'y intervient pas :

P : – *J'ai, à la jambe droite, un problème qui s'est accentué à la mort de ma mère. J'avais découvert dans une autre technique que les deux côtés de mon corps avaient des couleurs différentes : orange qui correspondait à « père autoritaire » et bleu à « mère soumise ». J'ai senti un côté brûlant, lourd, pesant, enflé, chaud, à la limite de la douleur et un côté froid.*

Pour la première fois, j'ai alors pensé à transférer l'énergie d'un côté à l'autre et l'autre côté est devenu très chaud. Il faut donc que je prenne l'énergie qui vient de mon père pour la transférer sur le côté de ma mère.

Toute ma vie j'ai joué entre ces deux pôles : soumission et autorité. Or, il vaut mieux que cela circule partout.

Il faut rappeler que l'apprentissage d'Echo ne nécessite pas de découverte de sens et, encore moins, de leur utilisation dans le but d'un changement. Cependant, au travers de la découverte du corps et de ses dynamismes, des significations seront rappelées ou trouvées. L'important est alors que ces sens donnés aux impressions ne gênent pas la progression de la démarche.

LES COMPARAISONS

La deuxième dimension fait pénétrer le participant dans un univers fluide et dans des états de conscience altérée. Mais on sait que de nombreuses techniques ont abordé cette réalité et ces états. Voici donc la position qu'occupe Echo par rapport aux autres approches.

Les traitements énergétiques

En ce qui concerne le travail sur des réalités fluides, on peut comparer Echo à certaines médecines et aux techniques des guérisseurs.

Il a été question des médecines énergétiques à travers les différents continents. Ces médecines, bien qu'énergétiques et globales[70], restent des médecines dans leur fonctionnement. Leur but est de traiter, dans le sens donné à ce mot en première partie. Elles ne suivent donc pas les règles du processus utilisé en Echo : la liberté de l'expérience, la maîtrise de la consigne, la primauté du subjectif. D'ailleurs, quelques-unes de ces médecines n'accordent que peu de place à la pensée[71].

Les guérisseurs interviennent aussi dans cet univers fluide en le modifiant avec leurs énergies[72]. Ils agissent souvent comme

---

70. GERBER, Richard, *Vibrational Medicine*, Santa Fe, Bear & Company, 1988.

71. CROMBEZ, J.-Charles, « Le Qi-Gong au Canada : de l'étrange au familier, y a-t-il un chemin ? », *Santé, Culture, Health*, Printemps 1994, sous presse.

72. DOOLEY, Anne, *Every Wall a Door : Exploring Psychic Surgery and Healing*, Dutton, 1974.

des traitants, ne révélant pas au patient leur manière de faire. On peut considérer que le charisme de ces guérisseurs et la confiance intense que les individus leur portent permettent de faire perdurer le changement énergétique acquis et de prolonger ainsi l'action sur le rééquilibrage. On observe donc une trace corporelle dynamique et non pas seulement transitoire.

L'idéalisation du thérapeute et son effet important ne sont pas utilisés en Echo. On préfère faire accéder la personne à une plus grande autonomie, même si les individus n'acceptent pas forcément une plus grande liberté. Ils préfèrent parfois rester pris dans leur fatalisme ou leurs assujettissements plutôt que de vivre l'ouverture à la liberté. L'ouverture amène en effet ce qu'on peut appeler le « syndrome de la liberté », avec la peur d'une coupure vis-à-vis du réseau familial et la crainte d'un isolement par rapport aux groupes de soutien[73].

Les états de conscience altérée

Les états de conscience altérée auxquels la deuxième dimension fait accéder sont semblables et différents à la fois de ceux obtenus par d'autres techniques. Comme différences mineures, on retrouve l'intensité ou le contenu[74], mais il y a aussi des différences majeures.

La première tient à la position tenue par le sujet. Contrairement à certaines techniques hypnotiques, le sujet n'est pas sous influence ou en transe. Il peut à tout moment décider de sortir de l'expérience, puisqu'il est à la fois celui qui la mène et celui qui la vit. Nous insistons encore une fois sur la maîtrise, car la méthode ne fait pas accéder la personne à des états qui excluraient sa conscience. Même si l'accession à ce champ est plus laborieuse et moins spectaculaire, nous préférons que la personne soit toujours en maîtrise de ce qui lui arrive.

La variation technique à laquelle l'écho ressemblerait le plus est la sophrologie, où l'on insiste sur des transes modérées

73. FROMM, Erich, *La peur de la liberté*, Paris, Buchet/Chastel, 1963.

74. GOLEMAN, Daniel, *The Varieties of Meditative Experience*, New York, E.P. Dutton, 1977.

75. RAGER, G.R., *Hypnose, sophrologie et médecine*, Paris, Fayard, 1973.

et sur la participation du patient[75]. L'objectif cependant est différent, car cette technique est orientée vers le traitement direct
d'un symptôme, contrairement à Echo.

Si l'on considère de façon simpliste deux états de
conscience, ordinaire et différent, la différence tient à la manière
de les explorer : ou bien on passe de l'un à l'autre plus ou moins
globalement – et ceci peut en particulier être obtenu de façon
spectaculaire par l'usage de substances chimiques[76] –, ou bien on
élargit le champ de conscience pour inclure les deux états et pour
naviguer parmi ses différents niveaux. C'est cette option que
nous privilégions.

La deuxième différence importante tient à la forme principalement individuelle de l'apprentissage de l'Echo. Beaucoup de
phénomènes de guérison se réalisent souvent dans une atmosphère collective ; notre but n'est pas de juger de la pertinence de
telles guérisons ou de la question de leur persistance. Nous faisons précisément remarquer que les situations groupales amènent
des états de conscience altérée propices à des passages en réalité
fluide et à des changements corporels. Les chants, les danses, les
admonestations verbales servent de tremplin aux transformations.

Mais, même dans nos groupes, on n'utilise pas ce genre
de levier : les personnes travaillent primordialement de façon
individuelle. C'est une décision assez austère dont certains peuvent se plaindre, car la force collective est bien attirante.
D'ailleurs, même avec cette manière de procéder, les participants
trouvent qu'il y a un effet de groupe. Évidemment, la parole de
l'animateur, l'intensité des échanges, le témoignage de ce qui a
été perçu portent plus loin : ils portent justement. Tout ce que
nous en faisons, c'est de l'admettre pour que chacun puisse en
tenir compte.

Même en prenant cette position des problèmes se posent
quant à la difficulté de faire les expérientiels dans une ambiance
plus solitaire. Il est donc important de clarifier le phénomène. À
l'extérieur du groupe et de son influence, les participants éprou-

---

76. GALIBERT, J., « Narco-analyse et subnarcose amphétaminique ; intérêt diagnostique et thérapeutique ». *Encyclopédie Médico-Chirurgicale*, Paris, Psychiatrie, 37820
B 90, 11, 1979.

vent de la difficulté à faire les mêmes cheminements, surtout quand ils cherchent à revivre les mêmes sensations.

Si l'on adopte cette attitude, c'est aussi parce qu'on veut centrer le processus sur la personne, pour qu'elle en ait la maîtrise, que ce soit un processus personnel. Certes, les situations collectives ou la foi en des êtres supérieurs « supportent » souvent les mouvements de guérison. Les adhésions à des entités suprêmes favorisent certainement des dynamiques fluides, mais au prix d'une dissolution des sujets. Il est des âmes qu'on vend au diable, mais il est aussi des corps qu'on vend aux âmes. Un don de corps pour apaiser les esprits et avoir moins mal.

Il faut cependant différencier les croyances qui aliènent de celles qui ne le font pas, car il en est. Plus finement, il faut démarquer les limites et les moments d'aliénation de toute démarche religieuse, puis, plus humblement, il faudrait déterminer ce qu'il en est du désir des personnes de se soumettre à une doctrine, ou ce qu'elles pensent des ordonnances qui les y obligent. Nous n'avons pas à interdire ou à cataloguer quoi que ce soit, mais simplement à questionner la place du sujet, comme nous l'avions fait dans la première dimension au sujet de la soumission à des règles techniques.

Si le sujet y a une place, les mouvements de guérison personnels ne sont pas entravés. Si le sujet y est perdu, les mouvements de guérison peuvent toujours se produire, mais ils ne sont plus personnels. Il vaut mieux que chacun suive sa voie, même si le chemin personnel est parfois plus ardu.

Il n'empêche que l'adhésion à des systèmes de croyance s'avère très utile. Ceux-ci apportent tout un schéma des énergies, qui sert justement de réorganisateur interne, quelle que soit la valeur de son contenu, de son « information » ; c'est une orientation dans un sens néguentropique.

Toute la mise en scène des rituels permet de passer au niveau fluide, entraîne l'adhésion à un système de référence et modifie les organisations énergétiques. « Modifier les organisations énergétiques », c'est faire sauter des nœuds, rétablir la circulation, amplifier les espaces, relier à d'autres objets ou systèmes.

***

La deuxième dimension nous permet d'atteindre l'univers fluide, elle jette un éclairage sur ce qui se passe à des niveaux subtils que l'on peut appeler énergétiques. Elle permet d'aborder le monde des circulations intérieures, quels que soient les matériaux mis en cause.

Les participants passent d'un niveau de réalité solide – où les choses sont séparées les unes des autres – à un niveau de réalité fluide – où les objets sont liés, où les choses s'influencent, où les frontières sont plus poreuses, par exemple entre les différentes parties du corps, entre soi et l'environnement, ou les êtres.

Dans les états de conscience élargie, la pensée se rapproche de la matière, ce qui permet de mieux la sentir et de mieux l'influencer. La deuxième dimension s'applique particulièrement aux traumatismes en les liquéfiant et en les dissolvant, ce qui permet d'en diminuer l'impact en l'absence de moyens plus élaborés dont nous parlerons plus loin.

En position témoin, en état fluide, on peut aborder la troisième dimension.

L'harmonie

Nous voici arrivés à la troisième étape. La scène est montée et tous les accessoires sont prêts, la salle s'est progressivement remplie et chacun cherche sa place. Peu à peu un climat s'installe. L'éclairage de la salle s'adoucit, une lueur bleutée flotte, les formes perdent leur précision, un certain calme s'établit. On entre dans un autre monde, un monde de clair-obscur, un monde d'impressions. Soudain, en avant, la lumière fuse ; peut-être même y a-t-il quelques sons assourdis ; tout commence à se mouvoir subrepticement, lentement, intensément, finement. Les regards convergent et le rideau s'ouvre, le spectacle commence !

Le rideau se lève sur la troisième dimension. Toutes les conditions sont déjà réunies pour que les acteurs entrent sur le plateau. Un espace est ouvert, les spectateurs sont attentifs, le décor est monté, les projecteurs sont orientés, la musique a débuté. La tension monte, le silence grandit, les souffles s'accélèrent ou se retiennent, une trépidation intérieure...

Le premier personnage arrive côté cour. On le reconnait tout de suite, sans l'avoir jamais vu. Il est massif ou ténu, brutal ou tendre, écarlate ou sombre, débordant ou insignifiant, sa démarche est décidée ou hésitante. On ne sait pas ce qui va lui arriver, on ne sait guère ce qu'il va dire, mais on sait déjà qui il est.

D'ailleurs en voilà un autre qui vient d'apparaître côté jardin. Il est très différent, on le voit bien. Beaucoup plus court ou plus grand, beaucoup plus agile ou paresseux, beaucoup moins calme ou moins vibrant. On ne sait guère encore ce qu'il fera ou dira, mais on sent bien, on se doute, de quel bois il se chauffe.

On ne sait pas non plus ce qui va se passer entre les deux, mais il se produira quelque chose si ces personnages restent l'un avec l'autre, en ce lieu : c'est pour cela qu'on est venu les découvrir.

Ce qui est curieux, c'est qu'ils semblent familiers et étrangers à la fois. Familiers comme des gens que l'on a déjà rencontrés, mais dont on ne retrouve pas tout de suite le nom. Étrangers, car ils ne nous ressemblent pas : ils sont de toute évidence bien plus petits, bien plus grands, bien plus gros ou bien plus maigres. Et surtout, manifestement plus fous ou plus sages, plus sereins ou plus confus. Ils ressemblent à des bouteilles jetées à la mer : flottant à la surface de la scène et transportant un message encore mystérieux. Parce qu'elles sont fermées, ces bouteilles ont pu voyager à travers l'espace et le temps. L'expéditeur y est inscrit là, mais il est à la fois si loin...

Les personnages se mettent à parler. Les bouchons sautent. Le message est extrait. Le ruban de signes, le ruban de mots se déroule lentement. Le récit commence.

Les personnages sur scène, les bouteilles envoyées, ce sont des analogies des représentations intérieures et de l'action entre les personnages. La représentation intérieure est comme une représentation théâtrale.

Les personnages intérieurs, attifés de leurs costumes, peinturlurés et assujettis à leurs fonctions sont déjà coincés avant que le drame ne commence. Leurs caractères, leurs rôles sont prêts à s'entrechoquer, comme des boules lancées sur une table de billard. Les jeux sont écrits d'avance, ce qui ne diminue en rien le plaisir qu'on a à les regarder. Voilà ce qu'il en est pour la familiarité.

Les rôles construits échappent maintenant à leur auteur, tout comme la bouteille que le naufragé laisse aller dans l'océan : les personnages sont jetés dans l'espace intérieur. Un peu perdus, un peu connus, ils se débrouillent vaille que vaille[77]. Et voilà pour l'étrangeté.

---

77. PIRANDELLO, L., « Six personnages en quête d'auteur » in *Théâtre complet*, tome I., Paris, Bibliothèque de la Pleiade, Gallimard, 1977.

Il est maintenant question de ces personnages, mais pas tout à fait comme au théâtre. Ceux qui font partie du scénario de l'auteur dramatique n'échappent pas plus à l'intention de leur créateur qu'à l'œil du spectateur. Le piège se maintient, les acheminant fatalement vers la fin. L'attention se fixe sur eux, irrémédiablement. Et gare aux évasions du texte !

Ceux qui entrent sur la scène intérieure ne subissent pas le même sort. Les dégageant du sort inscrit, nous les faisons s'échapper, nous leur rendons leur liberté. C'est une histoire qui se transforme et évolue, et c'est une intrigue qui, loin de se concentrer vers une résolution unique et répétée, se disperse dans des solutions multiples et jamais semblables.

Ainsi la fin ne sera jamais connue d'avance, jamais prévisible.

Cette échappée du sort constitue l'objet de la troisième dimension d'Echo. Une libération de sens, un concert d'échos.

LES ACTEURS DE LA REPRÉSENTATION

Il était précédemment question d'une représentation théâtrale, nous abordons maintenant la question des représentations intérieures : les représentations psychiques.

Si on retourne en arrière, on se retrouve avant l'ouverture du rideau : on revient sur les préparatifs qui permettront aux personnages d'exister et d'entrer en scène ; les tréteaux sont installés, mais la scène est encore vide.

La recherche des acteurs

Il s'agit de trouver les acteurs du drame. Ils peuvent se présenter volontairement ou être activement recherchés.

La conscription

En général, l'un des premiers buts des thérapies consiste à faire apparaître les objets intérieurs. On réunit pour ce faire différentes modalités ; l'une est de créer un climat de confiance et de support pour protéger le sujet d'un bouleversement destructeur.

Mais c'est sur une autre modalité utilisée dans certaines approches que nous attirons maintenant l'attention. Cette condition vise à révéler promptement des objets intérieurs pour un travail psychique ultérieur et consiste en des consignes quelque fois contraignantes et, au mieux, avec la complicité de la personne. Cette modalité prend deux formes : le désert ou la tempête. Le désert consiste à faire table rase de toute information, de tout point de repère, de toute direction. C'est, par exemple, l'outil de choix des psychanalystes. Il y est conjugué avec celui de tout dire, élan absolu qui ne peut que se trouver constamment freiné. La tempête, elle, consiste à faire affluer et déferler une quantité importante d'événements avec force et persistance. C'est la manière habituelle des bioénergéticiens, avec la prise de postures corporelles stressantes. Dans les deux cas, tout ce qui peut se nommer vulnérabilité, rigidité, rupture, fixation est ramené à la surface et démontré.

Il est intéressant de faire une remarque à ce propos : on peut penser que ce qui apparaît était présent auparavant et n'est que mis en évidence, mais on peut aussi penser que ce qui est montré a été créé par l'outil lui-même, ce qui ne veut nullement dire qu'il est artificiel pour autant. Ce sont là deux conceptions : l'une plus objective, l'autre davantage processuelle. Ainsi, en disant que les « choses » font résistance, selon la définition psychanalytique, ou obstacle selon celle de la bioénergétique, on présume qu'elles existaient déjà avant l'initiation de la démarche. Il est intéressant cependant de se demander si le mouvement même de cette démarche ne les crée pas par effet d'inertie.

La délibération

En parallèle, donnons une description de l'introduction de la troisième étape d'Echo telle que perçue de l'intérieur. La méthode consiste d'abord à mettre en place des personnages, à leur permettre d'entrer en scène. La manière utilisée sera cependant différente.

La comparaison est la suivante. Dans la première dimension, les participants se trouvent sur le bord d'une rivière : ils sont attentifs à cette masse aqueuse et regardent le courant passer. Dans la deuxième dimension, ils descendent dans le cours d'eau, s'y plongent et se mêlent au courant : ils se laissent traverser, ce qui veut dire qu'ils le traversent eux-mêmes et qu'ils

tion, des choses fixes ou dures apparaîtront, qui restent à la surface ou au fond, qui accrochent :

> I : – Je vais utiliser l'analogie du fleuve pour différencier les deux premières dimensions. Dans la première, on est sur la rive de ce fleuve et on est témoin de ce qui passe devant nous : « tiens, comme c'est curieux ; tiens, ça vient ; tiens, ça part ; tiens, il y a un objet qui flotte, tiens, un autre objet... »
>
> Dans la deuxième dimension, on se plonge dans le fleuve, on est dans la circulation. Et l'on peut y créer des rapides, en accentuant certaines variantes, par exemple en accélérant la respiration.
>
> Tout ceci nous amène en troisième dimension. Étant dans cette position témoin et dans cet état fluide, on tombe tout à coup sur des obstacles : blocages, coincements, tensions, douleurs... Pour prolonger notre image, il s'agirait de choses mortes qui flottent à la dérive ou de détritus déposés sur le lit du fleuve : en ce sens, la troisième dimension sera une sorte de dépollution !

Ces choses qui traînent et surnagent ne s'intègrent pas dans le flux général du cheminement, elles font obstacle. On les considère donc comme des corps morts, ce qui n'a pu être emporté ou ne peut être dissous dans la circulation, dans l'histoire.

> P : – *Je ne sens pas ma peau ; c'est comme une enveloppe rigide mais qui fourmille. Je n'ai pas de sensation de toucher ; c'est comme du caoutchouc. C'est comme une armure ; c'est lourd, dur, rigide.*
>
> *À l'intérieur, il y a un courant ; c'est la partie vivante de moi. L'extérieur de moi est mort. Il y a un vide entre les deux. Mon mal de dos, c'est l'endroit où le mort coupe le vivant. Ça donne un « mal d'os ».*
>
> *Il n'y a pas d'harmonie entre les deux.*

Ces corps, ce sont les personnages avec lesquels nous travaillons maintenant. D'une certaine manière, ce sont des corps en dysharmonie et le travail vise leur harmonie ; il s'agit de les réintégrer au sein de l'orchestre, de concert et en concert avec la personne.

La sélection des candidats

Repères et repaires

Les représentations qui apparaissent sont reconnues de façon différente suivant la conception qu'on en a. En général, ce qu'on en dit, c'est qu'elles sont le signe d'une histoire, de conflits, de traumatismes ou de désirs. On ne peut pas être en désaccord avec cette théorie : après le temps de la mise en évidence des représentations, elle fonde le deuxième aspect de la pratique de nombreuses thérapies. Ceci justifie l'exploration des significations de différents objets mentaux : les rêves, les comportements, les relations. Cette façon de concevoir les représentations comme signifiantes est devenue coutumière de nos modes de pensée.

Nous insistons ici sur une autre conception qui ne se base pas sur le sens du message, mais sur la fonction du messager ; ce ne sont pas non plus les signes logés dans la bouteille, mais le statut et le sort du contenant fermé : un piège. Cette conception, centrée sur l'enveloppe, n'est pas contradictoire par rapport à la première, centrée sur la missive ; elle en est complémentaire.

La représentation peut donc aussi être conçue comme le piège d'un message, plutôt que d'en être un signe. La manifestation qui s'y développe y est enfermée.

Si la représentation constitue le site d'une manifestation, la bouteille est le contenant d'un message. On a déjà décrit la maladie comme vide de message, on ajoute maintenant qu'elle l'obstrue, qu'elle le piège. Elle est le signe indirect de cette représentation plutôt que le signe direct. Elle en est le bouchon.

La manifestation est issue d'un terrain et le terrain est le naufragé perdu. Elle n'est donc pas sans lien avec ce dernier, au moins de filiation.

La manifestation, parce qu'elle est actualisée, devient étrangère par rapport à ce dont elle provient, elle dérive comme un rôle lancé sur scène, indéniable mais esseulé. On dit souvent en philosophie de la science que l'on n'observe jamais la réalité parce que celle-ci est trop complexe pour se réduire en termes scientifiques, et que lorsqu'on en isole un élément pour l'étudier, celui-ci n'est plus représentatif de l'ensemble. On reprend cette réflexion comme analogie de notre propos : une représentation n'est, de ce point de vue, jamais représentative ! Elle est comme un rôle donné, donc déchargée, comme une manifestation localisée, donc coupée de l'ensemble.

Cette manifestation, lorsqu'elle est actualisée, est projetée ailleurs, sur un ailleurs. Cet « ailleurs-contenant » est parfois un autre, c'est-à-dire une personne autre. Il existe plusieurs conceptions sur les déplacements de représentations entre individus : ce sont les théories des relations d'objets[78].

D'autres « ailleurs-contenant » peuvent servir de réceptacles aux projections : l'avenir qu'on imagine, le pays d'adoption qu'on espère, l'interprétation d'une œuvre qu'on tente, et le passé que l'on reconstruit. La projection est ainsi incarcérée dans ce nouveau lieu et y vit pour elle-même. Ce lieu devient un écran, non seulement parce qu'il reçoit la projection – ce qui en est l'une des définitions habituelles[79] –, mais parce qu'il l'emprisonne ensuite. Et, si l'exemple du cinéma ne sied plus tout à fait à cette deuxième considération, puisque l'écran lui-même ne peut incarcérer l'image du film, la fascination de notre regard et l'envoûtement de notre esprit peuvent davantage évoquer cet emprisonnement.

En somme, si l'on met souvent en évidence la fonction de la représentation comme repère, nous mettrons davantage l'accent ici sur sa fonction de repaire. Un repère ouvre la voie, un repaire l'enferme.

Dislocations et jonctions

C'est cette conception de la représentation comme repaire d'une manifestation qui organise notre démarche dans la troisième dimension. C'est moins le contenu de la représentation qui importe, que son articulation à l'ensemble, que sa jonction. En fait, on comprend la représentation comme on l'a fait d'un symptôme : quelque chose qui a perdu ses racines. Ce n'est pas la seule manière de la concevoir, mais ce sera ici la nôtre parce qu'elle est en concordance avec le travail de guérison.

On a dit[80] que la maladie est le signe d'un corps perdu, laissé à l'abandon. On a aussi parlé de la fonction du sens dans la maladie, et du sens qui est apposé sur la maladie, après coup[81]. Ainsi, la maladie d'abord vide de sens devient le contenant de

---

78. KLEIN, Mélanie, *La psychanalyse des enfants*, Paris, P.U.F., 1959.

79. « Surface blanche sur laquelle on projette des vues fixes ou animées » *Le petit Larousse illustré*, 1993.

80. Voir « Le corps abandonné », p. 166.

81. Voir « La nécessité du sens », p. 188.

projection d'une représentation : le lieu de manifestation. Alors qu'on affirme habituellement que la maladie « est » la manifestation d'un sens, nous disons plutôt qu'elle devient ou qu'elle porte la manifestation d'un sens : elle « a » manifestation de sens.

> P : – *Un os voulait sortir ; ma colonne vertébrale, pourtant au centre, semblait à gauche. C'était comme s'il manquait de muscles, de graisse, de coussin à cet endroit. J'avais un point d'appui sur quelque chose de très dur. Je visualisais là une vertèbre, comme si ma colonne était déviée.*

> I : – Il est entendu que c'est bien votre impression subjective qui a plus d'importance que le raisonnement objectif. De fait, il y a une « vertèbre subjective » qui est à gauche ; et peu importe que la colonne vertébrale soit au centre pour un observateur objectif. C'est cette impression-là qui prime, et ce serait aussi le nom, même bizarre, donné à la représentation qui primerait sur une dénomination anatomique. Une dénomination du genre : « petit bateau jaune ». Et c'est sur cette image subjective qu'on va travailler, non pas pour qu'elle devienne objective, mais à partir d'elle, comme à partir d'un document de base.

> Vous avez pu remarquer un malaise, percevoir un blocage et représenter celui-ci : c'est exactement le premier pas de cette troisième dimension, c'est-à-dire la mise en scène de quelque chose qui coince la marche vers l'harmonie. La raison importe peu, le principal est que cela soit supportable et qu'une mise en forme soit possible, comme condition à un travail intérieur concomitant : « Tiens, c'est coincé ; tiens, c'est tendu ; on dirait une vertèbre ; tiens, il y a un point d'appui... ». On reste un sujet avec quelque chose dont on garde la maîtrise.

La conséquence est importante : on ne cherche pas un sens dans la représentation. On ne recherche pas le lien qu'elle peut avoir avec l'ensemble, mais plutôt le lien qu'elle n'a pas avec l'ensemble : il s'agit d'être sensible à une situation scindée pour la renouer à l'ensemble, d'une part en la sortant de son lieu de projection, et d'autre part en la démontant dans sa cohérence. D'un côté, la représentation qui viendra d'un événement, et ce pourra être une maladie, sera considérée *a priori* comme déposée sur cet événement et ne décrivant nullement l'événement en question. D'un autre côté, cette représentation sera ensuite démembrée quant à sa construction, détruisant ainsi sa belle unité logique ou esthétique. Une fois détachée et démembrée, elle sera remise en circulation.

La distribution des rôles

Les objets ayant été mis à découvert ou érigés, leur conformation ayant été examinée, la phase suivante visera à instaurer une interaction. La personne sera invitée à échanger des effets ou des informations avec les objets.

Les formes d'échange

Les échanges constituent le troisième ingrédient de la plupart des thérapies, après la mise en évidence d'objets et la recherche de leur sens. Si le mécanisme lui-même se retrouve dans beaucoup d'entre elles, les formes des échanges varient selon les différentes techniques. La psychanalyse interroge les rêves[82], la *gestalt* fait s'exprimer les choses[83], le feldenkrais mobilise les parties corporelles[84]. Ce seront des rapports de pensée ou de corps.

L'attention aux objets peut se réaliser par différents moyens. Dans certaines approches, on a recours à la description visuelle, rejoignant ainsi toutes les techniques connues d'imagerie mentale. Cette figuration est une forme d'inter-relation, de communication avec l'objet subjectif. Parfois elle prend la forme d'un questionnaire : quelle est la texture, la couleur de cet objet, etc ?

L'attention aux objets peut aussi se réaliser par un questionnement de leur signification, par le biais d'une interrogation sur leur sens, ce qui évoque les techniques de certaines thérapies existentielles : « quel sens as-tu, dis-moi qui tu es, quel message as-tu pour moi ? » Précisons encore que c'est l'effet du questionnement que nous considérons et non pas la recherche de sens qui le sous-tend.

Cependant, les événements subjectifs sont généralement considérés en fonction de leur sens, ce qui en fait le but habituel de nombreuses méthodes thérapeutiques.

---

82. FREUD, S., *L'interprétation des rêves*, Paris, P.U.F., 1971.

83. PERLS, Frederick S., *Gestalt Therapy Verbatim*, Toronto, Bantam Books, 1969.

84. FELDENKRAIS, M., *La conscience du corps*, Paris, Robert Laffont, 1967.

L'échange en écho

La manière de travailler en écho est fondamentalement semblable et sensiblement différente dans la façon d'aborder les objets subjectifs, quant aux méthodes utilisées et à la façon de les travailler.

Elle consiste d'abord en une façon particulière d'être attentif aux objets qui se mettent en évidence dans le cours du processus initié par la position témoin et par l'état fluide. Le processus n'est pas orienté précisément ou accentué à tout prix, et puis, même lorsque la personne décide d'intensifier la démarche – comme nous l'avons vu dans la deuxième dimension avec l'utilisation des véhicules[85] –, c'est elle-même qui a la maîtrise de cette intensification et non pas un intervenant à qui elle doit rendre compte.

Echo inclut des procédés de visualisation et des questionnements, mais à deux distinctions près. D'une part, le travail ne se résume pas aux techniques d'imagerie ou d'interrogations : d'autres formes de communication avec les objets peuvent être mises en place. D'autre part, le principe est de ne pas forcer les gens vers tel ou tel type de formulation et, même parmi les perceptions, de ne pas privilégier les images au dépend d'autres perceptions comme les sons, les sensations, les mouvements...

Enfin, les événements subjectifs ne sont pas traités au niveau de leur signification, contrairement à ce qui se produit dans les méthodes thérapeutiques habituelles. En Echo on ne pose pas de question sur le sens ; chacun peut chercher du sens, mais cette recherche est considérée comme éventuelle, comme l'argument de l'interaction. On n'insiste pas non plus sur les différentes cibles des interactions. Ce qui importe dans ce contexte-ci, c'est le système même de l'inter-relation, et non le contenu ou les modalités.

> Ce qui nous importe ici est l'interaction et l'effet de cette interaction : ce jeu, que nous allons préciser, est ici plus important que le contenu même des objets.

L'interaction se fait à l'intérieur de chacun. La méthode est destinée d'emblée à un usage personnel. Ce qui nécessite la

---

85. Voir « Les véhicules », p. 269.

perception d'un champ dans lequel la réponse peut advenir sous une forme non prévisible, non logique :

> P : – *Quand j'ai désiré laisser apparaître un personnage, j'ai vu Charlie Chaplin. Il me représentait dans mon travail automatisé d'infirmière, et mes mouvements saccadés. Cette fois-ci, avec ce travail, avec les mouvements, j'ai vécu l'expérience de gestes différents, des expansions[86]. Alors est apparue une douleur, un blocage à l'épaule que je suis venue justement travailler ici. J'ai laissé alors monter une image[87] : ce fut celle d'une pince.*
>
> *Comme plus rien ne se passait, je suis alors allée dans le genou, où j'ai eu une déchirure de ligament, et une image de tire-bouchon est montée. Puis l'image du saltimbanque de Picasso.*

La communication doit se faire de façon particulière, avec un mélange de questionnement volontaire et de réponse non recherchée. On retrouve ici la polarité autonomie-abandon de la première dimension[88] et celle de mouvance-fixité de la deuxième dimension[89]. L'avantage de cette appréhension double de l'objet, c'est l'autonomie qu'elle procure. Cela rend compte aussi de la subtilité de l'apprentissage.

L'engagement des acteurs

Tout ceci pour arriver à la relation, nouveau facteur de changement qui s'ajoute à ceux des dimensions précédentes. Les objets ayant été reconnus et précisés, un travail de transformation peut se réaliser. Le principe en est le suivant :

> **La position témoin, l'état fluide et la mise en évidence d'objets subjectifs constituent les ingrédients essentiels pour initier une interaction avec les objets, et cette interaction permet la modification des objets.**

Les changements peuvent se faire spontanément, à l'instar de ceux qui se produisent dans les deux premières dimensions. Il est aussi possible que la personne veuille proposer des scénarios pour intervenir activement dans l'opération de modification. On retrouve alors les techniques classiques de visualisation, où des

---

86. Ce qui correspond à la deuxième dimension : le « courant ».

87. Ce qui correspond à la troisième dimension : l'« harmonie ».

88. Voir « L'autonomie et l'abandon », p. 237.

89. Voir « Une double réalité phénoménologique », p. 251.

histoires et des mises en scène sont proposées comme guides aux transformations des images perçues. Une autre particularité d'Echo par rapport à d'autres techniques est que ces scénarios n'y sont pas prédéterminés, mais inventés au fur et à mesure :

> P : – *C'était agréable dans mon corps. L'enveloppe rigide extérieure était là, mais elle n'était pas épaisse et dure comme d'habitude. Elle était plus souple, elle pouvait se mouler.*
>
> *Je me sentais comme en métal liquide ; je ne sentais aucune résistance. Mais c'était dur dans ma tête ; c'était comme un mur.*
>
> *Le courant dans mon corps était comme un souffle. Je l'ai envoyé là, sur le mur. Avec le vent, j'ai fait le tour du mur. Je n'ai pas pu entrer...*

Plus profondément, c'est tout le style de la relation aux objets qui diffère, c'est une relation dynamique avec des objets qui se situe dans un espace : une surface et un temps. Il ne s'agit pas d'un rapport de force entre les deux protagonistes que sont le témoin et l'objet, où l'un voudrait saisir l'autre sur-le-champ, où l'autre envahirait le premier dans son champ. Il s'agit de la mise en place d'une relation, même si celle-ci peut être aussi éphémère que l'objet en question. La relation rend l'espace qui les sépare et qui les lie primordial : il est garant de la production de leur rencontre et d'un produit conséquent à celle-ci. Il s'agit bien d'un dialogue, d'un conciliabule où les deux sont en interaction, un aller et retour constant.

> P : – *Je suis dans une chambre, avec des murs très hauts. Je lève la tête vers le plafond : il est bleu et plein d'étoiles, comme le ciel. Le mur est au niveau du haut de ma tête, devant les yeux. La chambre, avec le ciel, est dans tout le reste de mon corps.*
>
> *Le mur est au moyen âge et le ciel en l'an 4000. Ma tête, c'est le mur, au moyen âge ; mon corps, c'est le ciel : il est accessible. Le mur, c'est l'arrêt du progrès ; c'est la mort. Moi, je progresse, mais avec elle en moi. Ma tête est intouchable.*
>
> *Avec les échos, j'ai été capable de me toucher. Mais je n'ai pas le goût de m'approcher trop près du mur ; ça me rend trop insécure. Le mur m'empêche de rejoindre une partie de mon corps. Ma tête est comme un membre fantôme : je la sens mais je n'y ai pas accès...*

LES PERSONNAGES EN INTERACTION

Trois éléments majeurs caractérisent le travail d'harmonie : les interrogations, les fragmentations et les intentions. Tous trois se réalisent suivant l'atmosphère générée par la relation dynamique décrite plus haut.

Les interrogations

Après avoir accédé à la position témoin et à l'état fluide, la personne se rend compte de certains objets qui la questionnent, soit par leur résistance, soit par leur intérêt. Elle passe alors à une phase d'interrogation.

Le processus de l'interrogation

L'interrogation, on l'a vu, existe sous des formes diverses dans beaucoup de thérapies. En psychanalyse, on cherche des significations symboliques : « Qu'est-ce qu'il veut dire ? » En *Gestalt*, on pose des questions à l'objet : « Qu'est-ce qu'il a à dire ? » Ce qui nous importe en Echo, c'est le principe essentiel, c'est-à-dire l'interrogation elle-même. Comme on l'a remarqué, on n'a pas à savoir si l'objet qui est présent existait d'avance ou si c'est le travail, la présence qui l'a créé. Il est là et on entre en communication avec lui.

Toutes les formes d'interrogation qu'on peut trouver ou qu'on peut inventer sont valables, car ce n'est pas telle ou telle question qui est correcte mais bien le processus d'interrogation sous-jacent à la question. Les formes utilisées peuvent être pratiques, concrètes et même avoir une apparence logique.

Mais, plus que la réponse, l'essentiel est la « mise en interrogation », avec ses effets sur le sujet et sur l'objet. Sur le sujet, car cette mise en interrogation implique autant le sujet que l'objet. Sur l'objet qui est lieu de sens et d'énergie, à la fois repère et repaire : l'interroger, c'est le relier.

P : – *Je ressens des mouvements dans le dos. C'est curieux !*

I : – Vous pouvez les interroger.

P : – « *Comment ne plus sentir ce qui se passe au niveau du cou ? » Peut-être est-ce trop précis ?*

I : – C'est correct, précis ou pas précis.

P : – *La réponse, c'est « pleurer ».*

I : – Vous n'êtes pas obligée de mettre en pratique cette réponse. Elle est valable en tant que telle. Vous pouvez laisser simplement présent « pleurer ».

On prend donc un des objets et on se met en présence de celui-ci, et lui de soi. L'un et l'autre entrent en communication : communication de sens, communication d'énergie, échange.

Au début de la construction de la méthode, les objets pris en considération dans la troisième dimension étaient exclusivement les maladies. On avait d'ailleurs donné à cette étape le nom de « roman médical ». Ce terme indiquait un double paradoxe. D'abord que tout scénario proposé par la personne, donc essentiellement subjectif, avait autant de crédibilité de description explicative que toute affirmation médicale. Ensuite que cette vérité médicale serait toujours prise, dans le contexte d'Echo, uniquement comme une approximation personnelle.

Nous avons abandonné ce terme, puisque la méthode ne s'adresse plus uniquement à des objets identifiés comme des maladies : nous l'avons élargie à tout objet quel qu'il soit. Cette façon de questionner l'histoire et la forme de la maladie origine donc de cette conception des interrogations ; on utilise autant les connaissances anatomiques qu'intuitives et on permet une rencontre personnelle avec tout événement. Rappelons que ce dialogue n'est pas institué dans les méditations, caractéristique qui n'enlève pourtant rien à la valeur intrinsèque de ces dernières.

L'illusion de la réponse

L'interrogation est une transaction curieuse si l'on conçoit que l'objet interrogé n'est peut-être qu'une illusion. Si l'on reprend le schéma selon lequel la maladie est le produit manifeste d'une rupture profonde du corps laissé seul aux prises avec l'étranger, la maladie ne serait donc qu'un objet vide de significations et le corps touché, un objet vidé de ses significations. On conçoit alors que la question posée rejoint plutôt le sens déposé dans la maladie, ce qui donne un caractère illusoire à la compréhension et à la vérité qu'on peut y trouver. Par contre, le processus même du questionnement rejoint implicitement ce qui est sous-jacent à cette maladie : le naufragé.

Ainsi, ce qui est interrogé c'est l'illusion elle-même ; seule l'interrogation a un sens, ou un effet. L'important dans l'interrogation n'est pas tant de découvrir une vérité que d'ouvrir un processus. Un processus d'assouplissement, de manipulation, de remise en circulation : un travail sur des formes, peut-être utiles auparavant mais actuellement désuètes. Le sens qui en découle est le signe d'un dégagement plutôt que la découverte d'une vérité.

P : – *Depuis que j'ai quitté mon travail il y a un an, j'ai toujours la diarrhée avec de la douleur, même si je découvre qu'il y a un lien avec la perte de mon emploi, même si je comprends la nervosité engendrée, même si j'ai fait une rationalisation quant au bienfait secondaire d'un amaigrissement.*

Ici, j'ai posé la question à ce symptôme : « Pourquoi j'ai cela ? » La réponse a fusé : « C'est parce que tu n'as pas coupé le cordon ombilical avec ton emploi ! » Car ce travail, c'était mon ventre, mes tripes, ma création.

Cela n'a pas réglé mon problème, mais maintenant que je le sais, je vais pouvoir y faire quelque chose.

I : – Vous sentez que vous n'êtes pas en train de raisonner et que vous ne jugez pas. Vous sentez une sorte d'harmonie, ce qui sera notre facteur subjectif de vérité. Cette réponse a été en mots, mais elle n'est pas du tout intellectuelle. Et qu'elle semble loufoque ou logique n'a aucune importance.

D'autre part, cette réponse, aussi pratique soit-elle, il ne faut pas la prendre au pied de la lettre. Il faut la laisser être là, présente, et ne pas être assujetti à devoir à tout prix la réaliser. Elle a en elle-même un effet, des suites dont on va s'apercevoir en la laissant être présente. C'est le contraire de la faire repasser au hachoir de la raison, ce qui risquerait de lui faire perdre son pouvoir.

L'interpellation

C'est dans cet esprit que sont posées les interrogations et que les réponses sont obtenues. D'abord toute question est nécessairement une excellente question; ainsi, « Quelle est la couleur de mon cancer, de ma sclérose en plaques ? ». Ensuite, la question est lancée dans un espace qui se situe entre les objets et le sujet, comme un appel, puis on laisse venir une réponse, comme une évocation. Rien d'obligé dans cette communication : il y a facilité et flexibilité.

Il peut ne rien se produire, ce qui est tout à fait valable ; il peut se produire une couleur et c'est très bien ; il peut se produire tout autre chose sans aucun rapport avec la question, et c'est, paradoxalement, tout aussi adéquat. Il ne s'agit donc pas d'une recherche ardue ni d'un travail de forçat, non plus d'une recherche scientifique autour d'un objet ou d'une loi.

Quand rien ne survient en réponse à une interrogation, il n'est donc pas question de forcer. D'ailleurs, le meilleur cheminement est de revenir en arrière, de donner plus de place à l'objet (espace), de laisser cet objet se mobiliser (courant). Alors, viendra spontanément et de l'intérieur, une image, par exemple. On rend l'objet plus libre de s'exprimer au lieu de le presser comme un citron pour obtenir du jus.

On lance une hypothèse et on en saisit l'effet, puis une voix s'échappe et un écho la retourne transformée. « Quelle forme cela a-t-il ? », la question est lancée, « qu'est-ce qui revient comme forme ? », voilà l'effet. Cet objet peut devenir lui-même la cible d'une nouvelle interrogation. Par contre, s'il n'y a pas de réponse, on passe à une autre question ; s'il n'y a plus de question, on laisse les objets suivre leur cours ; s'il n'y a plus d'objets, on demeure témoin et fluide ; et si on n'est plus témoin – et qu'on s'en rend compte –, on a la possibilité de le redevenir.

> P : – *Ma tête n'est pas comme d'habitude. Je ne sens plus le mur de ciment. Au début, je sentais des nœuds partout dans mes genoux, dans ma poitrine. Maintenant, c'est comme quelque chose qui se passe mais partout.*
>
> I : – *Qu'est-ce qui s'y passe ?*
>
> P : – *C'est comme si c'était de l'air, comme une respiration. Ma respiration est sortie par mes pieds, puis elle remonte. Avant, elle bloquait au mur de ciment.*
>
> I : – *Votre respiration est dans tout votre corps ?*
>
> P : – *J'aime sentir cela. Je sens tout mon corps gonflé, même le visage. Je me sens comme un ballon ; ma peau est comme une enveloppe mince et rigide. Je me sens toute d'un morceau.*

Je ne ressens aucune douleur, sauf aux yeux qui sont comme deux
« spots » encrassés, collés sur le ballon. Ils communiquent à l'inté-
rieur par des cordons ombilicaux.

I : – Qu'y a-t-il en dedans ?

P : – *C'est compact.*

I : – Y a-t-il du mouvement ?

P : – *Ça bouge serré ; il n'y a pas de grand mouvement. C'est vivant.*
C'est comme de l'eau qui bouge dans une éponge qu'on presse.

I : – Comme une respiration ?

P : – *Oui, c'est cela. Mes yeux tirent vers l'intérieur, comme si le cor-*
don ombilical tirait derrière...

Les représentations de la maladie par des objets subjectifs
ont une saveur enfantine. Un enfant qui était tombé sur sa jambe
disait : « J'ai le genou tout étourdi.» Un autre racontait : « Ce
sirop goûte le rose.» Les enfants jouent facilement dans ce
champ imaginaire, non logique. Dans cet esprit, l'interpellation
suscite des représentations enfantines.

En interrogation, on ne cherche pas à recueillir de l'information objective ; ce que l'on reçoit sera de l'information subjective. Celle-ci pourra parfois se confirmer objectivement, mais
c'est loin d'être toujours le cas. L'interrogation sert moins à
obtenir de l'information qu'à initier une interaction ; le contenu
n'est pas tellement important, le processus l'est beaucoup plus.

Les fragmentations

Les fragmentations de représentations rejoignent le principe de la mise en objets concrets dont il a été question en première partie. Il s'agit de remplacer les impressions diffuses – des
émotions vagues, des sensations globales – par des objets repré-
sentatifs[90]. Les objets subjectifs peuvent ainsi prendre n'importe
quelle forme.

---

90. La comparaison la plus représentative serait, dans le champ de la peinture, le
cubisme. D'un paysage impressionniste rendant au mieux une atmosphère réaliste, on passe
à un univers de formes qui cassent l'observation naïve. D'une impression, on passe à une
déconstruction.

Les descriptions objectives

Voyons comment on peut fragmenter les représentations, par une suite de décompositions et de recompositions.

Cette transformation n'est pas toujours évidente, car certains événements peuvent ne pas être représentables. Ainsi des douleurs : si l'on demande à la personne de les percevoir, elle peut les décrire si elle n'en souffre pas trop, comme on tente de le faire en médecine pour compléter un examen clinique. Elle peut en préciser le lieu, l'intensité, la pulsation. Il s'agit là d'une description objective, utilisable comme élément de diagnostic. On n'a qu'à penser à la façon de distinguer des ulcères de l'estomac de ceux du duodénum par le rythme et l'horaire des symptômes douloureux en rapport avec les repas. Mais les descriptions cliniques ne constituent pas des représentations, au sens où nous l'entendons. Elles sont plutôt objectives car elles ont pour but de catégoriser un symptôme.

Cependant la description subjective d'un malaise est plus difficile. La personne a beaucoup plus de mal à imaginer un événement douloureux de façon intérieure ; celui-ci signe davantage une souffrance ressentie globalement par le sujet et se présente moins comme un objet en tant que tel. On pourrait tenir le même propos vis-à-vis d'autres ébranlements personnels tels que l'anxiété, la terreur, l'agressivité, la dépression, la rage, la détresse, car tous ces affects sont, selon nous, plutôt des signes d'alarme que des émotions.

P : – *Je me sens aux aguets.*

I : – Vous pouvez être présente à « aux aguets », changer « aux aguets » par un objet mouvant, puis interroger cet objet.

P : – *Je vois une clôture. Des mouvements apparaissent dans mon ventre.*

I : – Vous pouvez l'interroger.

P : – *Les spasmes augmentent sur ma face. Je ne suis pas à la bonne place : je dois aller travailler mes sourcils. « Pourquoi sont-ils tendus ? »... Tiens, je sens des vibrations partout ; une détente.*

Je sens une tension au niveau du cou maintenant. Comme une plaque...

On peut tenter de se distancier des atteintes globales, ou de les éloigner, tel qu'on l'a décrit dans la première dimension. En deuxième dimension, on peut éventuellement les dissoudre. En troisième dimension, il faut les dramatiser.

Les compositions subjectives

Il s'agit de chercher les composants d'un événement, de mettre en scène leurs protagonistes, les acteurs de la tragédie. C'est, bien entendu, une recherche subjective. Prenons l'exemple d'un mal de tête : il faut trouver comment il est constitué et non pas en retrouver les causes dans une perception chronologique – ceci est une autre tâche – ou en comprendre le sens. On veut établir les acteurs actuels qui construisent le mal de tête, qui le composent.

Comme on l'a vu à plusieurs reprises dans cet ouvrage, il ne s'agit pas d'une recherche médicale objective. Il n'est pas question de s'assurer que les muscles occipitaux ou les vaisseaux cérébraux soient concernés pour différencier une céphalée de tension d'une migraine. Les acteurs dont on parle ici sont aussi subjectifs que le champ de la méthode. Pour un mal de tête défini par « une masse liquide rouge sous tension dans une enveloppe métallique noire et froide », les protagonistes dont nous parlons sont donc cette masse et cette enveloppe, avec leurs diverses caractéristiques.

Comme les composants sont représentables, un travail interactif peut s'amorcer, ce qui était impossible avec la douleur en tant que telle.

P : – *Ces derniers jours j'ai été en contact avec beaucoup de colère en moi.*

I : – Etes-vous en contact avec cette colère maintenant ?

P : – *Oui.*

I : – Pouvez-vous la situer quelque part dans votre corps ?

P : – *Là, dans le ventre ; et ça s'allonge vers la droite. Ça monte, mais je ne sens pas le chemin. Puis ça me serre à la gorge. Il y a de l'énergie là-dedans, de la force. Ça doit être extraordinaire de pouvoir s'en servir.*

Je sens que ça brûle de l'ombilic à la gorge. Je sens le chemin : c'est comme une colonne de feu autour de la colonne.

I : – C'est comment autour de la colonne ?

P : – *Comme si des lacets de corset retenaient chaque côté. Même mes poumons sont enserrés.*

Ouf, ça relâche au moment où j'en parle...

Ces scénarios sont bien sûr subjectifs : on détermine des constituants subjectifs – puisque la subjectivité est le champ primordial d'Echo. Cependant, fait intéressant, ils sont parfois confirmés par une analyse objective, comme si l'écoute corporelle permettait de considérer les problèmes en cause. Mais même si ceci peut se produire, il n'est pas question d'en faire un objectif : il n'y a pas de raison de remplacer des examens objectifs par un travail intuitif. Il y a fort mieux à faire avec la subjectivité que de s'en servir pour travailler objectivement !

Les intentions

Après l'interrogation et la composition, l'autre ingrédient majeur est la technique de l'intention. Celle-ci représente l'outil central de l'interaction avec les objets auxquels on s'adresse dans la troisième dimension.

Nous distinguerons d'abord *la volonté*, qui concerne un travail « extérieur », et *l'intention*, qui touche le travail « intérieur ». On pourrait utiliser d'autres mots pour couvrir les mêmes significations ; ceux-ci nous semblent appropriés.

On a vu dans l'établissement du cadre d'Echo[91], et dans la mise en place d'un espace[92], comment la méthode ne cherche nullement à se diriger vers un objectif précis. Comme on l'a noté en faisant allusion à la deuxième dimension on n'y utilise pas de moyens solides.

La volonté et l'intention

Dans un travail extérieur, lorsqu'on désire aboutir à quelque chose ou à quelque part, on se sert de règles particulières. On suit d'abord un chemin précis. Et, dans cette réalité

---

91. Voir « Une autonomie », p. 110.
92. Voir « Un espace », p. 226.

extérieure, on prend des décisions pour en arriver à l'obtention d'un résultat. On rassemble ainsi tous les efforts et l'on réunit toutes les capacités pour réaliser l'objectif prévu.

La personne se soumet à la poursuite d'un but ; on signifie par là que le but est premier, et l'individu second –un but primordial, un individu secondaire.

Excellente pour atteindre des objectifs extérieurs, cette façon volontaire de faire se révèle néfaste dans le travail intérieur. Ici, on pose au contraire des intentions. Les intentions sont des propositions émises comme des possibilités dans un espace subjectif. Ces propositions entraînent des effets et ce sont ceux-ci qui seront pris en considération.

Par exemple, si l'on désire changer de place pour aller à tel endroit, on peut suivre la séquence suivante. Dans un premier temps, on pose l'intention ; dans un deuxième temps, on remarque ce qui se passe alors. Il se peut qu'un mouvement naisse qui nous amène au lieu visé ; il se peut que ce mouvement nous mène ailleurs ou qu'il ne se passe rien du tout. Trois éventualités tout à fait valables en ce qui concerne le domaine des intentions, contrairement à ce qu'on peut s'attendre d'une démarche volontaire.

> P : – *Je sens que c'est plus facile de passer à travers moi. La texture du ciment a changé : elle est devenue plus poreuse.*
>
> *Je sens de l'inflammation derrière mes yeux. Derrière le poreux, il y a du mou, du granuleux, comme encrassé, un peu rouge. J'aimerais y faire le ménage.*
>
> I : – Pouvez-vous y aller ?
>
> P : – *Je n'y ai pas accès par dehors.*
>
> I : – Pouvez-vous y aller autrement ?
>
> P : – *J'ai essayé avec ma respiration d'aller y toucher par en dedans. L'air n'a presque pas passé. Il s'est presque évaporé, comme s'il avait été liquide...*

Dans ce lieu-ci, c'est le sujet et son processus qui importent, beaucoup plus que le but recherché. On considère que l'effet global secondaire à cette incitation est plus intelligent que l'adéquation d'une réponse à un projet. Ce que l'on présente, c'est une hypothèse : on la lance en avant de soi, puis on suit ce qui survient, non ce qui a été voulu. Ce jeu de l'intention s'avère très important pour travailler sur des représentations car il libère du poids d'une réalisation nécessaire.

Ainsi l'intention n'est qu'un point de repère qu'on lance dans l'espace ; l'important n'est pas de suivre l'intention, mais d'être présent à ce qu'elle évoque.

Les avantages de l'intention

Le système des intentions apporte plusieurs avantages à l'harmonie. D'une part, c'est le moyen qui permet les résultats les plus rapides en ce qui concerne la transformation intérieure. Nous verrons comment l'utiliser précisément dans les interactions avec les objets. Au jeu des intentions, on peut avoir des objectifs sans bloquer le processus. Si l'on essaye une intention et qu'elle ne donne pas le résultat escompté, on en tente une autre, et ainsi de suite. Par exemple, si la représentation d'un objet subjectif consiste en une masse verte avec un frémissement rapide, la transformation peut comprendre une modification de la couleur, de la densité ou de la fréquence de la vibration.

On n'a pas à se culpabiliser de ses désirs de changements spécifiques, ni d'un résultat qu'on n'aurait pas acquis. Si on n'arrive pas à se mettre debout ou à bouger une partie du corps parce que l'on se sent partagé – ambivalent comme on dit – vis-à-vis ce désir, la situation est certes assez confuse mais tout à fait correcte en ce qui nous concerne. On peut néanmoins continuer à persister dans le même objectif, et il n'y a pas plus de raison, dans le cadre d'Echo, de critiquer cette attitude. On se trouve d'autres intentions ayant la même visée, peut-être alors plus petites ou moins spectaculaires.

P : – *Je sens une lourdeur dans ma tête. Je vais la transformer en pluie.. Ça ne va pas ; elle reste semblable.*

I : – Si c'est toujours important, vous pouvez essayer une autre intention.

P : – *Je perçois une brique. Je la soulève... Ah ! Maintenant la lourdeur disparaît...*

Ainsi on n'est en aucune façon lié à une intention ; on ne peut y être aliéné. Le chemin est le but. L'intention ayant été posée, la personne laisse un espace entre elle et cette intention, un espace libre, un espace de liberté. Elle ne sait donc pas d'avance ce qui va survenir ; elle laisse se produire quelque chose. Fait très important : c'est de production dont il s'agit, une production qui est à la fois une démarche en rapport avec le processus, et un enseignement en ce sens que par la spontanéité de la réponse, elle apprend quelque chose de nouveau.

Il se peut même que l'intention ne soit pas claire, ce qui n'empêche pas de la proposer :

> P : – *Il y a cette tension au niveau du cou. Je lance un mot « plaque ».*
> *Je veux le laisser ramollir...*
> *Ça bouge dans la bouche. Je ne sais pas quoi demander.*
>
> I : – Vous pouvez demander « rien ».
>
> P : – *Je ne suis qu'une vibration.*
> *« Qu'est-ce que je fais en ce moment ? ».*
> *La réponse est « repos »...*

D'autre part, ce système rend possible n'importe quelle intention, quel que soit son contenu. « *J'ai envie d'aller sur la lune !* » : une intention tout à fait correcte par définition. Un effet est alors entendu en soi et cet effet devient le dessein. Cette astuce de travail permet d'avoir n'importe quelle intention puisqu'on n'est pas forcé de la suivre. L'intention ne peut être folle en tant que telle, puisqu'elle n'est qu'un tremplin et non une fin en soi.

Prenons maintenant un exemple d'intention beaucoup plus délicate : « *Je désire que mon cancer disparaisse !* ». Voilà qui pourrait être rejeté raisonnablement. Or il ne s'agit pas du tout d'être certain que cette maladie s'amende ; on ne dit pas : « Je veux que ma maladie s'en aille, et il est certain que de le dire la fera disparaître... » avec tous les risques d'illusion au début et d'échec ensuite. Sous sa forme volontaire, cette affirmation devient très dommageable, mais il importe qu'elle puisse avoir sa place sous sa forme intentionnelle, « contre » toute raison. « Qu'est-ce qui se passe maintenant que vous avez dit cela ? » En fait, il n'est même pas question de faire prendre à ces propositions intentionnelles une fonction logique ayant elle-même ses droits ailleurs, mais de la permettre à côté de la raison. Il s'agit de deux propos différents, qui n'ont nulle raison de s'exclure : celui d'une cohérence extérieure et celui d'une concordance intérieure.

Enfin, si l'intention peut se poser avec l'effort de la volonté, ce qui lui succède sera imprévisible, ce qui permet une utilisation autonome. En effet, ce qui est posé est simple et peut-être conscient, tandis que ce qui survient se révèle complexe et seule une partie en est consciente. Quand on pose l'intention d'aller sur la lune, on peut ressentir un certain effet sur la respiration, mais il y a probablement de nombreux autres effets dont on n'est pas conscient et qui ont pourtant une grande importance.

Notre intelligence ne peut saisir que peu de choses par rapport à la réalité. L'important est de donner la chance à tous les coureurs, c'est-à-dire à tous les mécanismes en lice, et ainsi de favoriser les processus complexes d'évolution. C'est exactement le contraire des volontés où la démarche devient assujettie à un but simple : « Je veux arriver à tel endroit dans dix minutes. » Voilà une intention excellente pour arriver à l'heure, mais détestable pour les processus de guérison. Il faut un espace de liberté entre l'intention et soi.

Un obstacle se dresse cependant contre cette conception « libertaire » de l'intention, celui de la normalité. Une représentation, pourtant essentiellement personnelle, se fait trop souvent évaluer selon son degré de conformité à une réalité observable, alors qu'elle est beaucoup plus représentative d'un mouvement de vie qui prend son sens dans le passé et le futur. Alors elle devrait pouvoir s'épandre largement dans un espace intérieur : un droit de cité intérieur.

Un autre obstacle, c'est que l'on mesure la forme même des intentions par rapport à celle d'une volonté. Celles-ci qui portent, gauchement mais intensément, des désirs insensés sont alors réduites à une proportion plus réglementaire, à une dimension plus réaliste. La véracité qu'on y obtient se solde par une perte de vérité et surtout, elle empêche tout un cheminement intérieur.

Ainsi le contenu des intentions se trouve disqualifié, soit dans le fonds, soit dans la forme.

Le travail d'harmonie

Le travail d'harmonie se constitue donc de représentations dans une première étape, et d'interactions dans une seconde. Des entités sont révélées ou construites, puis interrogées, fragmentées et adressées par des intentions.

Les qualités harmoniques

On peut maintenant regrouper trois qualités inhérentes aux différentes étapes de la dimension d'harmonie : incitative, interactive, intersubjective.

Le travail d'harmonie est incitatif. C'est le temps de questionner, de recomposer ou de désirer. Les distinctions entre réponses raisonnables et réponses aléatoires, entre description et dramatisation, entre volonté et intention ne tiennent pas tellement dans les mots, mais dans l'effet de leur utilisation : ou bien des logiques linéaires auxquelles on s'astreint, ou bien des sauts logiques que l'on négocie.

Ainsi penser : « Je veux que cette maladie se guérisse en une seconde » constitue une intention fort acceptable, malgré la déclaration assurée, dès l'instant où elle ouvre à un espace de réponses non prévues. « Tiens, elle est toujours là ! » et l'on pose une autre intention, puis une autre encore, etc. Les formulations n'ont pas à être absolues, et les personnes choisissent celles qui leur conviennent, comme cela est habituel dans les domaines humanistes.

P : – *Si j'imagine que ma boule est le soleil, la douleur disparaîtra ?*

I : – Est-ce que la douleur disparaît ?

P : – *Mettons que non.*

I : – Vous reprenez une autre image.

P : – *On peut changer de cette façon tant qu'on arrive pas au résultat escompté ?*

I : – Oui, et tant que vous tenez à atteindre cet objectif. C'est ça le travail ; et c'est là qu'on découvre de curieuses choses, pas au sens de résultats bizarres mais au sens d'effets inattendus.

Le travail d'harmonie est interactif. Un objet est choisi, une composition en est faite, une intention de transformation est posée, un effet est observé, etc. Si l'on désire une modification, il est important qu'un résultat subjectif instantané ait lieu. S'il n'y en a pas, on change un élément de la séquence précédente –

l'objet, la représentation ou l'intention – et l'on perçoit à nouveau un effet, puis ainsi de suite :

> P : – *Ma vertèbre se représente comme une planche avec une bille dessus. J'avais des tensions dans le cou, et je les ai imaginées comme des émeraudes vertes. J'ai voulu faire un changement et ça n'a pas marché.*

> I : – Avez-vous utilisé un autre scénario ?

> P : – *J'ai eu l'idée de mettre du liquide autour d'elles, et ça n'a pas marché non plus.*

> I : – Si vous désirez avoir un effet, l'intention posée doit amener un effet quel qu'il soit. S'il n'y en a pas, vous changez de représentation ou d'intention, tant que vous n'avez pas d'effet.

> Cet effet peut être perçu comme très infime, mais il faut qu'il soit tout de suite présent. Il faut que l'on sente un changement, si minime soit-il.

> Et les variations d'objets, de représentations et d'intentions peuvent se faire rapidement ; comme si on cherchait une voie de passage, sans insister quand les sentiers sont bouchés.

Le travail d'harmonie est intersubjectif. Les objets qui sont considérés comme importants sont, par définition, toujours ceux qui sont repérés par la personne. Le choix d'objet est essentiellement subjectif, et c'est ce qui lui donne de la valeur, alors qu'objectivement il pourrait paraître arbitraire. Il peut s'agir de tout élément qui semble intéressant pour la personne : par son importance, par la perception qu'il constitue un obstacle, par le sens accordé par la culture, par le diagnostic du soignant...

Lorsque l'objet s'estompe dans l'espace intérieur, on le laisse passer sans exercer d'effort, et l'on redevient ouvert à tout autre événement qui peut survenir et sur lequel on travaille éventuellement. Toute tentative de « vouloir » travailler sur un objet en le maintenant de force devient contradictoire par rapport à l'Echo et un obstacle dans la survenue d'échos. Par exemple, il se peut que quelqu'un venu pour agir sur son cancer s'aperçoive que sa tumeur n'apparaît pas quand elle est en écho et que c'est plutôt une contraction dans son cou qui prend de la place, de l'importance : cette tension – et non pas la maladie reconnue – devient donc l'objet de son travail.

> I : – Qu'est-ce qui fait que vous ne pouvez pas passer facilement dans votre tête avec la respiration ?

P : – *Ma respiration n'est pas assez puissante. Elle n'est pas aussi intense que le courant que je ressens dans mes membres.*

I : – Il est comment, ce courant ?

P : – *Il est plus vivant, plus fluide, plus électrique.*

I : – Pouvez-vous aller dans la tête avec ?

P : – *Non, je ne le sens pas assez loin. Je le sens dans mes membres, mais pas dans mon tronc.*

I : – OK, bonne hypothèse. Je ne peux pas aller plus loin, puisque vous ne le sentez pas maintenant.

Pour continuer le processus il faut d'abord vérifier si la sensation est toujours présente. Si la perception de courant avait été encore présente telle quelle, on aurait pu continuer avec l'objet et l'intention. On aurait éprouvé l'intention d'aller dans la tête : la poser, en évaluer l'effet. On aurait pu voir s'il était facile de faire circuler le courant dans la tête, ou si ce courant ne changeait rien, ou s'il fallait trouver une autre intention... Toutes ces suppositions ne peuvent être confirmées que par l'expérience vécue.

Il peut aussi devenir intéressant de faire intervenir l'imagerie mentale à cette étape : « *Mon cancer est gris ; je pense le faire devenir blanc parce que j'ai lu que cela devait être ainsi ; j'essaye ; il ne devient pas blanc ; essayons l'inverse ; tiens, il devient vert* »... Ainsi toutes les informations qu'on peut avoir lues dans les livres de médecine ou d'imagerie mentale peuvent être considérées, dans la mesure où on n'y adhère pas absolument ; on peut les proposer à la lettre, parce qu'on va les poser comme intention. Tous les renseignements recueillis sur les maladies sont utiles, qu'ils soient trouvés dans les encyclopédies ou obtenus de différents professionnels : ils constituent une matière d'informations à tester subjectivement et l'origine d'intentions à éprouver subjectivement.

Modulations et accords

Voici un extrait d'un texte publié antérieurement[93] qui permet d'illustrer les caractères de ce que nous nommons « harmo-

---

93. CROMBEZ, J.C., DUBREUCQ, J.L., « Can One Die Healed ? », *Journal of Palliative Care*, 7 :2, 1991, pp. 39-43.

nie » : incitatif, interactif et intersubjectif. Nous y ajoutons des commentaires qui prennent davantage leur place ici.

Il s'agit d'une personne mourante qui fait une demande de guérison alors qu'elle se trouve hospitalisée dans une unité de soins palliatifs :

P : – *Je veux guérir grâce à l'imagerie mentale !*

I : – Oui, je comprends : vous désirez que je vous guérisse. Quant à assurer que c'est réalisable, nous allons y travailler. Cela, on ne peut jamais le savoir d'avance.

Par contre, on a toujours la liberté de le pré-voir, de le supposer, de l'imaginer. Pourquoi donc serait-il interdit de le désirer, n'est-ce pas ?

Au fait, alors que vous demandez cela, et que je vous réponds, en ressentez-vous un effet ?

P : – *Je vis de l'espoir et du soulagement.*

Je voudrais relaxer.

I : – Comment êtes-vous tendue ?

Elle dit : « *Je veux guérir* ». Nous ne donnons pas notre accord ; nous ne disqualifions pas cette affirmation. Nous écoutons alors son effet. S'il y a un effet, c'est valable. S'il n'y en a pas, on note, on l'observe, et c'est tout aussi valable. Dans tous les cas, on poursuit le cheminement avec d'autres intentions. Présentement, elle ressent un espoir et un soulagement.

« *Je voudrais relaxer* », dit-elle. Cet objectif qu'elle se donne, nous n'avons pas à le mettre en question. Au lieu de lui rétorquer « qu'en Echo on n'a pas à avoir de but de relaxation, que c'est beaucoup plus large que cela, etc. », nous lui répondons implicitement que c'est une intention qui a de l'allure, en raison de la définition que nous avons donnée de cet outil. Il s'agit donc bien pour l'intervenant de ne pas imposer un objectif précis ou prévu d'avance et, au contraire, d'accepter tout objectif précis proposé par la personne, quel qu'il soit.

Elle ressent des tensions et nous lui demandons : « Comment êtes-vous tendue ? ». C'est bien *comment* et non *pourquoi*, ce qui lui permet d'être en position de témoin par rapport à ce qui se passe en elle. Et s'engage ainsi un dialogue avec elle, dialogue qui a pour objet l'autre dialogue qui a lieu entre elle et son corps : ses perceptions, la maladie, ses idées.

On ouvre un champ : au lieu d'être coincée sur la maladie, la personne devient « active de sa vie ». On peut ainsi utiliser les représentations et les intentions pour indiquer le positionnement de la maladie d'abord comme centre de vie, puis sa mise en périphérie comme manifestation d'une nouvelle maîtrise de sujet. Et de montrer le changement du rapport du sujet par rapport à sa maladie : d'une adhérence à un décollement nécessaire pour que les processus de guérison reprennent vigueur.

LA RÉALISATION DU SCÉNARIO

Les outils

Les médiums

Pour mettre en évidence les représentations, on utilise différents médiums. En général l'attitude de réception simple, en position couchée, peut suffire. La personne prend note de ce qui survient, de ce qui se fluidifie et de ce qui se solidifie. Elle travaille sur les objets qui figent, qui s'immobilisent : des tensions, des douleurs, des arrêts...

Il est important d'assurer auparavant une position de témoin :

P : – *J'ai été piétinée par les camions ; je me suis laissée faire, sans intention particulière.*

I : – Témoin, sans peurs ?

P : – *Oui ; mais je n'aimais pas ça, ces bruits. Ils sont encore là ; ils me piétinent en dedans.*

I : – Ces bruit qui vous piétinent, êtes-vous d'accord avec cela ?

P : – *Je suis passive là-dedans ; c'est normal.*

I : – C'est supportable ? (On vérifie la première dimension).

P : – *Oui.*

I : – Pour moi, c'est suffisant. Le reste après, ce qu'on en pense, ce qu'on sent, ce qui est plus ou moins agréable, les questions sur les causes, les désirs, les problèmes... est secondaire, littéralement.

Si c'est supportable, on n'a pas à jouer à le mettre dehors, dedans, à le repousser. On le prend comme un état de fait, comme un objet valable.

On peut arriver à des résultats semblables avec des médiums différents : des expérientiels impliquant des mouvements corporels ou des consignes d'écriture automatique. La peinture des scénarios est préférée par certains, la reproduction en rythmes de percussion par d'autres.

La musique peut être utilisée d'une part comme apprentissage d'interrogation, d'autre part comme instrument d'interaction. Les sons peuvent être interrogés pour les représenter en couleurs, en formes, en matériaux divers : ainsi se produiront des étoiles, des filaments, un bateau. Les sons pourront être dirigés vers telle partie du corps pour participer à un scénario impliquant déjà plusieurs constituants : ils s'infiltrent entre deux blocs immenses, s'introduisent dans une masse et la font danser.

Parfois les personnes travaillent seules avec leurs interactions, puis elles en donnent le récit par la suite. Parfois à cette occasion, ou d'emblée, des interactions similaires se reproduisent durant les dialogues :

P : – *Pendant l'expérience, je me sentais flotter ; j'entendais juste mon cœur et mes poumons, puis la pluie dans la rue : je me promenais entre les deux mondes extérieur et intérieur. Tout à coup, j'ai senti un mal de dos et j'ai vu une boule noire avec des éclairs. C'était l'orage qui était rendu là.*

J'ai pensé que si ça tombait en pluie, ça pourrait partir ; ça descendrait dans les jambes et s'en irait. La pluie tombait, mais toute noire ; et ça n'a pas aidé beaucoup. Tout est resté là.

I : – Alors, qu'avez-vous fait ?

P : – *L'expérientiel s'est terminé et on s'est levé. Je ne sais pas ce que j'aurais pu faire d'autre.*

I : – Oui, quoi d'autre ?

P : – *L'inverse ?*

I : – Comment, l'inverse ?

P : – *Changer de position ? Pourquoi la pluie tombait noire ? Je trouvais cela bizarre.*

I : – Est-ce qu'elle aurait pu être d'une autre couleur ?

P : – *Je m'attendais à ce qu'elle soit blanche. Dans ma tête je pensais que la pluie serait tombée blanche, que la boule se serait défaite, l'orage serait passé et la douleur serait partie.*

I : – Vous auriez voulu que la pluie soit d'une autre couleur ?

P : – *Oui ; car je ne m'attendais pas au noir.*

I : – Est-ce que vous vous voyiez poser l'intention d'une autre couleur ?

P : – *Non. Il aurait fallu que j'imagine une autre couleur ?*

I : – Blanche par exemple, vous en avez parlé il y a un instant. Ou une autre couleur ?

P : – *Oui, blanche.*

Parfois les personnes expliquent leurs scénarios au fur et à mesure où ils se produisent durant le travail :

P : – *Des fourmillements apparaissent dans mon visage.*

I : – Vous pouvez donner une forme, une couleur à cela.

P : – *Des bougies.*

I : – Vous pouvez poser une intention.

P : – *En voir plus, en sentir plus.*

I : – OK, par exemple.

P : – *Je ressens plus de tremblements.*

I : – Comment vous vous les représentez ?

P : – *Comme des chandelles colorées.*

Mon oreille est engourdie. C'est comme un courant qui gèle la peau. Je vois ce courant avec une couleur blanche.

Maintenant il y a un grand champ de neige...

Les facilitateurs

Parfois les personnes n'arrivent pas à saisir ce que sont des représentations, ou comment s'en servir. On utilise alors des facilitateurs. On le fait de toute façon dans les groupes, comme aide à l'entraînement.

On utilise parfois des exemples qui expliquent les différents ingrédients : une perception intérieure plutôt qu'une description extérieure, une composition de protagonistes et le jeu des intentions. Quant à expliquer les fragmentations, on reprend souvent l'exemple des maux de tête dont il a été question plus haut. On pourrait inventer ainsi l'exposé suivant :

> I : – Ce mal de tête observé de l'intérieur est une masse d'abord informe. On va chercher à en déterminer les composantes imaginaires. Non point une cause médicale, comme l'abus de caféine, ni la conséquence d'un événement antérieur comme la nuit blanche passée dans une réception.
>
> Plutôt un scénario intérieur, avec des protagonistes : par exemple, un liquide blanchâtre qui produit des explosions ou qui brûle en formant des ampoules.

On prend quelquefois l'exemple des coliques néphrétiques parce que ce symptôme, quelles que soient ses causes, se fixe dans une situation où deux forces sont en opposition :

> I : – Il s'agit de douleurs viscérales, provoquées par l'existence d'un petit morceau de matière, appelé calcul, dans un des conduits qui mènent des reins à la vessie. Il y a là deux composantes qui provoquent la douleur : le calcul qui est descendu dans l'uretère, l'uretère qui s'est rétracté, empêchant la progression du calcul : une impasse.
>
> En deçà de la douleur aiguë, il est important de différencier les deux composantes du calcul et de l'uretère. Cette différenciation est essentielle et l'action ne peut être réalisée qu'à partir de là.

Insistons sur le fait que ces explications sont purement initiatrices, et non indicatrices. Elles ne donnent pas un modèle à suivre, mais un processus à imiter.

Parfois on propose des idées de représentations, des exemples de fragmentations, des aperçus d'intentions :

> I : – Quand quelqu'un n'a pas de scénario, je lui en propose un. Je consulte mon grand livre intérieur ! Cela ne sera pas un précédent : dès que la personne construira son propre scénario, on pourra abandonner celui qui a été présenté.
>
> Donc quand vous n'avez pas de scénario de telle maladie, vous pouvez bien aller regarder sur le livre « Tous les scénarios pour l'autoguérison », et vous regardez à la lettre appropriée ! Vous l'essayez et vous voyez s'il fonctionne.

Ainsi, effet ou non, vous vous entraînez de toute façon à des transformations intérieures. Cette insufflation de scénarios permet parfois d'initier un processus d'intentions.

P : – *J'aurais pu imaginer que la boule noire était autre chose ?*

I : – Oui, par exemple. Quoi ?

P : – *Le soleil, la lune...*

Parfois enfin nous utilisons des exercices. Ils permettent de concrétiser ce qui peut être perçu intérieurement :

> I : – Vous prenez du papier et quelques crayons de couleur. Après vous être mis en position de témoin et en état fluide, vous allez vous représenter une couleur par partie du corps. Les parties du corps n'ont pas à suivre les limites anatomiques mais plutôt les impressions subjectives. Vous percevez telle couleur, puis vous la dessinez sur le papier.
>
> Le dessin n'importe pas. Ce sur quoi nous travaillons, c'est sur le processus qui l'a produit. Le dessin reste à vous et nous n'avons même pas besoin de le voir !

L'obligation de dessiner les couleurs sur du papier se comprend dans son but pédagogique, ce qui demande de jouer avec plusieurs états de conscience : intérieur pour permettre des représentations et extérieur pour permettre le dessin. Voilà qui est très cohérent par rapport à l'utilisation autonome future.

Un autre exercice peut consister à mettre en scène différentes parties du corps et à les faire parler : cerveau droit, cerveau gauche, pancréas, thyroïde. Des lieux de représentations à visiter. On peut y échanger des cadeaux, y faire des transactions, vérifier des communications[94]. Au fond, il s'agit de changer de chaise comme dans les techniques de *gestalt*[95], c'est-à-dire faire exprimer ces éléments divers.

Deux remarques s'imposent au sujet de ces exercices.

D'une part, on voit qu'ils permettent de mettre en scène des fragments corporels. Le travail avec des éléments périphériques, avec différents centres de parole, déleste la personne glo-

---

94. MASTERS, Robert, HOUSTON, Jean, *Mind Games : the guide to an inner space*, Delta Book, 1972.

95. La technique de la chaise vide consiste à imaginer un personnage assis sur un siège et d'engager un dialogue avec lui. Il peut s'agir d'une personne, connue ou inventée, ou d'un élément de soi-même que l'on prend à partie.

bale, met en jeu différents acteurs et prépare un rapport moins sévère à la maladie. On y apprend des fonctions de garde-fou et de tampon.

D'autre part, ce sont des parties corporelles et non pas des maladies qui sont mises en scène, ce qui est différent de l'injonction connue : « Laisse parler ta maladie ; écoute ce que ta maladie peut te dire. » Comme on l'a vu plus haut, la maladie n'a essentiellement rien à dire.

Nous pensons que la maladie est un sous-produit, un produit du dessous ; et justement c'est le dessous qui nous importe. Le fait de mettre en scène le corps plutôt que la maladie met en cause la matière du corps, et non pas une maladie qui lui est étrangère.

Les paliers

Les personnes saisissent ce que sont des représentations intérieures, mais elles cherchent d'emblée à obtenir des scénarios trop complexes. Elles laissent alors de côté, comme insignifiantes, des perceptions modestes tout à fait valables dans leur contenu et tout à fait essentielles pour le processus.

Une possibilité est de travailler d'abord sur des représentations simples. On peut choisir de concevoir un objet qui est présent par un seul caractère singulier : une couleur, un poids, un son. On peut choisir d'utiliser cette qualité pour différencier plusieurs objets qui se présentent : le son imaginé de choses situées dans la pièce, la teinte de bruits entendus. Ou bien, on peut proposer de donner intuitivement à chaque partie du corps des caractéristiques particulières de couleur, de tonalité, de poids.

Au début, ces consignes sont relativement étroites puisque l'on réduit les perceptions à une seule modalité, mais elles pourront se compliquer peu à peu. D'une part, ces représentations simples pourront fluctuer : l'objet change de couleur ou de forme. La personne pourra aussi les faire varier plus facilement : transformer un son, modifier une épaisseur. D'autre part, ces représentations pourront se complexifier. Les perceptions corporelles ou les impressions mentales seront interprétées comme des instruments de musique, de grands tableaux, ou associées à des compositeurs, des peintres, des rôles familiaux, des animaux, des personnages connus : une peinture de Monet ou de Mondrian, un dauphin, une harpe...

Alors des perceptions plus élaborées peuvent survenir plus aisément :

> P : – *Ma joue tire. Je perçois une canne à pêche. Je suis le poisson...*

> P : – *Ce bruit dans le couloir, c'est comme une abeille. Je la sens aller et venir au dessus de moi...*

La liberté de représentation permet alors d'arriver à des interactions complexes. Dans l'exemple suivant, la personne passe continuellement d'un niveau à l'autre et aucune des propositions de l'intervenant n'est interprétée comme devant être obligatoirement suivie, ce qui donne une grande liberté à tous les deux :

> I : – Vous pouvez poser des questions et laisser venir des réponses.

> P : – *Je suis émue.*

> I : – Quelle est la couleur des émotions ?

> P : – « *Pourquoi je respire comme ça ? »*.

> I : – Bonne question.

> P : – *C'est la peur.*

> I : – Vous êtes témoin de la peur ?

> P : – *La peur est partie.*

> I : – Vous pouvez choisir un autre objet et le questionner.

> P : – « *Qu'est-ce qu'il y a au dessus de ma tête ? »* : *une équipe. « Qui êtes-vous ? »*. *Répétez moi cette phrase.*

> I : – Qui êtes-vous ?

> P : – *Une anesthésie dans la tête...*

Les obstacles

Dans cette dimension du travail, on peut rencontrer certains problèmes. Ceux-ci concernent principalement la grande liberté que les consignes très larges rendent possible. Cela nécessite un apprivoisement progressif de la démarche.

Les hésitations

Les premières hésitations sont le fait de conceptions trop étroites des interactions. Les personnes peuvent avoir des schémas préétablis sur ce que doivent être ces interactions – des dialogues verbaux ou des imageries organisées. Elles ont alors tendance à minimiser ou même à ignorer des interactions existantes importantes :

> P : – *Ce qui est plus facile pour moi avec mon imagination, c'est la représentation. J'ai un problème de hanche et je me suis vue comme une mappemonde avec une barre qui la traversait au niveau de l'équateur, comme les hanches de la terre.*
>
> *« La solution que j'ai trouvée » fut de me tenir après cette barre et de tourner. Et lorsque je faisais cela, je ne sentais plus ma douleur. C'est fascinant, et cela a réussi car je n'ai mis aucune norme.*
>
> *« Mais entrer en interaction avec la représentation », par exemple le dialogue avec cette barre, « je ne maîtrise pas cela. »*

C'est sur ces deux dernières constatations – que nous soulignons – et sur leur contradiction étonnante qu'il est important de revenir. Lorsque la personne tourne autour de la barre, elle fait une transformation importante. Cela semble en tout cas une interaction très claire avec la mappemonde. Lorsqu'elle dit ne pouvoir entrer en interaction avec la barre, il ne s'agit alors que d'une constatation particulière concernant une autre relation possible, en l'occurrence avec un autre objet et de nature verbale. Or il y a eu, dans le moment précédent, un dialogue profond avec la mappemonde, mais sur un autre mode. Celui-ci n'est curieusement pas considéré comme substantiel.

Les gens peuvent hésiter à répéter les mêmes impressions et s'inquiéter d'avoir des images répétitives. Ils ont la sensation désagréable de radoter, par exemple lorsqu'ils engagent des discussions prolongées et répétitives avec telle partie du corps, ou tel événement intérieur. Or ici, nous ne sommes pas dans le contexte d'un rendez-vous social. Il s'agit d'un dialogue intérieur, au sens précis où nous avons défini le travail intérieur. Ce dialogue n'a donc pas à être soumis aux règles de politesse, de logique et d'entendement habituels.

Un autre problème surgit quant à l'indétermination des scénarios. Où est donc la vérité ? Et les effets, comment arrivent-ils ? On ne comprend souvent ni l'origine des scénarios, ni la raison des effets. Faudrait-il s'habituer au fait qu'on ne sait pas pourquoi ça marche ? Même si l'on peut constater : « *J'ai pensé à du soleil, et ma douleur a disparu* », ceci n'explique en rien comment cela peut se produire.

> P : – *Ce que vous dites, c'est qu'elle aurait pu faire la même chose seule, en jouant aussi le rôle que vous venez de prendre. C'est-à-dire se poser des questions : « Quelle couleur est la pluie, quelle couleur j'aimerais qu'elle soit... ».*
>
> *C'est finalement un tas de questions qu'on se pose, des scénarios qu'on se fait soi-même.*
>
> I : – Tout cela est décidable.
>
> P : – *Et l'on ressent après chaque question si on est bien ou pas bien avec cela.*
>
> I : – Tout ça est involontaire. Le contenu des intentions dans les techniques d'imagerie mentale, même si elles ne réfèrent pas à cette dénomination, est généralement utilisée à des fins d'annulation, souvent de destruction, parfois de correction ou d'altération.
>
> Mais notre méthode permet que les intentions ne soient pas obligatoirement astreintes à des objectifs d'extermination. Et l'on peut être fort étonné des formes diverses qu'elles peuvent alors prendre.

Ce problème se trouve souvent assourdi par l'utilisation des croyances. Quand quelqu'un dit : « *Je crois en Dieu, et grâce à lui je vais pouvoir modifier telle maladie* », cela lui permettra de faire tout le processus d'autoguérison dans le cadre de sa croyance et des effets surviennent éventuellement. Il n'y a pas de problème de non-compréhension puisque « Dieu a permis tous ces changements ».

La difficulté en écho est qu'on ne fait pas appel à Dieu ; nous disons que « ça » se fait, mais nous nous retrouvons face à l'incompréhensible, l'insaisissable, notions avec lesquelles il est nécessaire de se familiariser.

Les accrochages

Les principaux problèmes que l'on rencontre sont liés à la tendance qu'on a à se cramponner à des représentations et des intentions particulières.

Il faut en effet être assez souple pour changer de scénario et ne pas se forcer à tenir aux perceptions déjà connues. Quand

les gens travaillent sur une maladie, il se peut que les représentations qu'ils ont de leur maladie soient différentes suivant les
jours : « *Un cratère rouge avec une surface noire qui l'entoure* »,
puis « *des montagnes bleues avec un petit nuage au dessus* ». Il
est très important que cela soit respecté. On ne peut définir
d'image prédéterminée ou fixée de la maladie : ce serait une
conception objective.

Ce qui est en cause, ce n'est pas une image de la maladie,
mais un dialogue avec la maladie, et les perceptions de celle-ci
peuvent continuellement changer, soit parce que la maladie change, soit parce qu'on ne la perçoit plus de la même manière. Seule
la perception présente est utile.

> P : – *J'ai travaillé avec les couleurs. J'ai d'abord pris le jaune, en
> suivant la suggestion proposée, et j'avais alors tendance à me tour-
> ner de bord comme si le soleil me réchauffait. Avec du vert, je me
> sentais bien mais rien au niveau du dos. Avec du bleu, c'était l'eau :
> liberté totale et soulagement. Le brun était comme un cataplasme : un
> soulagement mais sans arriver à bouger. Le violet était la menace, le
> retrait, et j'avais le goût de courir pour m'en éloigner. Et le blanc
> était la rigidité totale, le corset de plâtre, les attaches.*

> I : – La prochaine fois, il est possible que les correspondances entre
> ces couleurs et ces impressions soient différentes. Ceci dit pour ne
> pas se piéger.

> P : – *Cela peut donc varier ? Je peux me sentir très bien dans cette
> couleur à un moment et pas à un autre ?*

> I : – Exactement !

> P : – *C'est cette souplesse que j'aime, ce n'est pas fixe : au lieu de se
> dire à partir d'une seule expérience, que telle couleur immobilise et
> de s'en tenir là, définitivement. C'est un jeu soulageant, qui permet
> beaucoup de liberté et qui me met sur un chemin qui me convient per-
> sonnellement.*

On remarque des vécus tout à fait personnels à l'évocation
des différentes couleurs. Il serait impensable d'établir des
normes et des scénarios qui seraient utilisés par d'autres personnes. D'où l'importance, selon nous, de laisser une grande
liberté dans l'établissement des tableaux imaginaires.

Il en est de même des accrochages aux intentions. Si une
maladie est perçue comme rouge un jour avec l'intention de la

transformer en blanc, et blanche le lendemain avec l'intention de la transformer en rouge, c'est parfait. Il n'y a aucune raison que le blanc soit meilleur que le rouge, ou l'inverse ; il faut se dégager de ces classifications toutes préparées d'avance. Ainsi, le cancer ne sera pas forcément « noir » et les cellules salvatrices pas nécessairement « blanches ».

> P : – *J'ai senti de l'énergie qui circulait en moi, qui m'englobait. J'ai alors ressenti de la laine d'acier dans la tempe, le talon et la nuque. Pas de la laine d'acier comme un chiffon, mais comme des filaments.*
>
> *En général je me traite avec des lumières blanches, mais là je me suis imaginé que du lait passait en moi pour me nourrir. Alors les laines d'acier se sont dissoutes.*
>
> I : – Est-ce que vous la sentez encore, votre laine d'acier ?
>
> P : – *Non ; il reste une tension « presque inaudible ».*
>
> I : – Vous voyez qu'il faut revérifier tout le temps, car une perception qui vaut à un moment peut ne plus être présente ou utile ensuite.

Les intentions négatives

Un autre problème pratique important apparaît avec les intentions négatives. On rejoint la question des commandes négatives, qu'elles soient faites sous la manière d'ordres, ou ici sous forme d'intentions.

La commande négative renforce ce qui est censé être repoussé, parce qu'une partie de soi, qu'on peut appeler l'inconscient ou le subconscient, n'entend pas la négation adjointe à l'idée. Ceci a d'ailleurs des conséquences concrètes lorsque des événements nécessitent des décisions rapides : la négation n'est pas entendue dans l'ordre donné, et la personne a tendance à faire le contraire de ce qui lui est proposé : « Ne tombe pas du trottoir ! », « Ne va pas sur l'auto ! ».

Ce commandement valide pour un observateur extérieur devient inutilisable pour la personne coincée dans une situation submergeante. Les interdictions s'avèrent très nocives dans des circonstances de danger imminent, de choix rapide à faire, dans des contextes fortement émotionnels et par exemple avec des enfants ; donc dans toutes les situations où il est impossible de réfléchir et de faire, à un niveau conscient, le travail de correction nécessaire. Dans des conjonctures calmes qui donnent le temps de réfléchir, il est possible d'interpréter le double niveau de langage.

Dans le travail avec les intentions, il n'y a certes pas de précipitation et l'on pourrait penser que le paradoxe d'interdiction devrait y être résolu. Mais c'est plutôt la profondeur et la complexité des processus qui rend les intentions et leur négativité aussi puissantes.

I : – Que voulez-vous faire avec le piétinement ?

P : – *Je ne sais pas. Mais non ! en fait cela fait trop mal : au lieu de vivre la réalité, je ...*

I : – Quelle intention voulez-vous poser maintenant ?

P : – *Vivre !*

I : – Alors, quelle serait l'intention par rapport au piétinement ?

P : – *Ne pas me laisser piétiner. J'étais détachée ici, lointaine, et pas sensible au piétinement.*

I : – Comment allez-vous pouvoir poser l'intention sous forme positive de ne pas vous laisser piétiner ?

P : – *En posant des gestes.*

I : – Lequel par exemple, au sujet du piétinement ?

P : – *Si on me piétine, je suis capable ; ce serait donc de me lever.*

Revenons sur ce « piétinement » pour comprendre le travail qui est fait. Après que la personne a pris en compte qu'elle se sent piétinée, on intervient pour lui demander l'intention qu'elle veut poser – car tant qu'il n'y a pas d'intention posée, on risque d'être arrêté en état de constatation et de consternation. L'intention qu'elle pose d'abord est de « vivre », ce qui est assez vague, mais tout à fait valable. On revient à un objet subjectif plus précis que « vivre » pour travailler plus facilement et plus concrètement, par exemple en ce qui concerne une intention vis-à-vis du piétinement.

L'intention devient alors « de ne plus être piétinée », ce qui constitue une très mauvaise intention, car elle apparaît sous forme négative ; exprimée ainsi elle renferme tous les mots jugés comme malvenus et n'offre aucune voie nouvelle. En termes trop définitifs, on peut avancer que l'inconscient n'entend que « piétiner », puisqu'il ne peut saisir les négatives. On lui demande donc de poser son intention en termes positifs. Elle cherche, et finalement pense à se lever debout, ce qui est tout à fait valable.

Au-delà des remarques sur la négativité des intentions, il ne s'agit pas de se forcer à poser des intentions positives. Il est plus utile, dans ce contexte d'écho, de remarquer les intentions négatives, d'en connaître les impacts et d'en repérer les effets. Dire qu'une intention négative ne sert à rien quant à l'atteinte du but proposé est intéressant à titre d'information supplémentaire. Que cela ne serve à rien est parfaitement correct !

Et puis, l'intervention n'est pas de forcer vers des intentions positives pour la simple raison que les négatives seraient dénoncées comme des résistances à lever. On tomberait alors dans un tableau d'affrontements, de luttes avec soi et de culpabilisation. Les résistances, comme on dit, sont utiles par leurs visées protectrices et il ne sert à rien de les balafrer, de les casser.

LES COMPARAISONS

L'harmonie consiste donc à reprendre contact avec les représentations en deçà de leurs manifestations, à refaire le lien avec les événements en deçà de leurs représentations, à rejoindre les personnes en deçà des événements. Ceci permet de mieux préparer la survenue des représentations, de moins s'attacher à leur forme et de ne pas chercher à leur faire produire un sens, quel qu'il soit.

Les techniques d'imagerie mentale

On a vu que la démarche en écho est beaucoup plus vaste que la production d'images mentales.

La bataille

Certaines techniques d'imagerie mentale sont présentées comme des déclarations de guerre envers la maladie. La cible est réduite au symptôme et l'objectif unique en est la destruction, ce qui, comme on l'a vu, reproduit le paradigme médical commun.

Plus profondément, cette attitude présente la guérison comme un processus volontaire, qui peut être contrôlé, ce qui peut sembler rassurant de prime abord. Dans ce contexte, un individu entreprend une démarche contre la maladie avec l'aide de toutes les forces de son moi. Il est en pleine conscience, en pleine action, en pleine objectivité. Ce n'est pas étonnant si l'on remarque que les interventions cherchent à s'appuyer sur des certitudes.

On peut comprendre que cet individu veut être en contrôle pour agir sur la maladie, parce qu'il n'en a pas la maîtrise. « En contrôle » signifie qu'il entreprend une démarche à l'égard d'une chose déterminée et qu'il agit en fonction d'un objectif précis. Il est donc en adéquation avec cet objectif puisqu'il se pense en contrôle de l'objet. En étant orienté définitivement vers l'objet, il y est aussi réduit. La maîtrise, elle, consiste à prendre une position de liberté par rapport aux objets. Du coup, l'obligation d'agir contre eux n'est pas aussi nécessaire.

On peut également penser que cet individu doit agir sur la maladie, parce qu'il n'est pas en état fluide. Être en état solide a pour conséquence perceptuelle de considérer les objets comme des entités séparées. Le seul moyen d'intervention est donc d'agir sur les objets, ce qui prend souvent la forme du dessein de leur élimination pure et simple. L'état fluide permet de reprendre contact avec toute une réalité fondamentale avant même de se soucier de ce qui n'y est pas inséré.

Ainsi, cette pleine conscience, cette pleine action et cette pleine objectivité sont nécessaires, en l'absence d'une position de maîtrise et d'un état fluide. Les intentions y sont en réalité posées comme des volontés, insoutenables parce qu'elles semblent réalistes, inutilisables parce qu'elles exigent des réponses immédiates, c'est-à-dire sans médiatisation. Ce sont plutôt des pseudo-intentions, faites assurément et logiquement vis-à-vis de pseudo-représentations, comme des conceptions formelles de la maladie. Il y manque tout l'espace d'élaboration et il y manquera tout l'espace d'interaction.

> P : – *C'est mieux que l'imagerie mentale car cela crée plus facilement une ambiance. Dans l'imagerie mentale, tu es un producteur de photographies ; ici, tu transportes des ambiances. Pour moi qui suis kinesthésique, c'est important.*

Les plans

On sait que certaines techniques d'imagerie utilisent des scénarios préétablis. Bien sûr, nous avons dit qu'il s'agit là de garde-fous tout à fait compréhensibles en regard de la vulnérabilité des personnes.

Nous voudrions ajouter un point supplémentaire au sujet des techniques directives : elles n'assurent pas un sujet ; autrement dit, elles ne mettent pas assez la personne en position de sujet et elles ne lui donnent pas suffisamment les moyens de l'être. Mal positionnées et maladroitement équilibrées, les personnes en sont quittes pour être guidées pas à pas. Ainsi, les intervenants préfèrent confectionner des systèmes de représentation plutôt que de risquer un abandon du client dans un état altéré de conscience vers le global et le transpersonnel :

> P : – *Par rapport à d'autres techniques d'imagerie mentale que j'ai suivies, c'est beaucoup plus libre : je ne me sentais pas obligée de voir telle ou telle partie du corps : « Ca venait comme ça », par exemple une colonne vertébrale rose avec des rayons. Je voyais mes blocages. Ici j'avais plus d'espace et ça venait tout seul.*
>
> *Ailleurs j'étais trop guidée : il fallait que je voie mon corps de telle façon, sur telle forme d'écran. Quand on nous dit d'imaginer les choses de telle manière, on se sent coupable si on n'y arrive pas.*

Néanmoins, certains clients demandent des objectifs précis, des scénarios établis, des conclusions certaines. Ils viennent pour agir sur une maladie et, en cela, ils peuvent se trouver en concordance par rapport à un des objectifs de l'intervenant. Mais il y a un malentendu profond car l'individu pense à une action directe semblable à l'acte médical alors que la guérison agit « secondairement », indirectement sur la maladie.

Si l'on peut accepter le malentendu, même s'il est un des facteurs de perduration de la maladie, la rencontre peut débuter mais il est important que l'intervenant n'en soit pas dupe.

L'écho s'adresse de façon globale aux processus de guérison et l'effet sur la maladie est indirect, imprévisible. Cet effet dépend de ce que nous appelons la flexibilité de l'objet-maladie : quelle en est la matière et quels sont les échanges avec le reste du corps ? Le travail sur la maladie est demandé par le patient et accepté par l'intervenant simplement pour le rassurer ; car il n'est pas simple de dire que ce n'est pas ce qui nous intéresse essentiellement. De même, lorsqu'en cours d'entraînement on s'adresse à la maladie, c'est plus pour mettre en cause sa flexibilité et lui permettre de participer au processus global que pour l'attaquer directement en rudoyant du même coup les parties du corps qui sont impliquées. Les scénarios de batailles envisagés en imagerie mentale rendent compte des relents de cette conception focale de la guérison, conception qui ne peut que passer par la guerre.

Les psychothérapies

L'autre champ de comparaison qui a retenu notre attention est celui des psychothérapies. Quelle est la différence ? Autant en thérapie qu'avec Echo, on met en évidence des objets subjectifs, réels ou créés, selon les différentes théories et pratiques. Ces choses sont les objets eux-mêmes, référents ou parallèles par rapport aux signifiés auxquels ils font allusion.

Le sens ou le corps

Pour situer les méthodes les unes par rapport aux autres, on passe par la conception psychosomatique. On a décrit une histoire personnelle qui mène à des coupures et des maladies. Les psychothérapies travaillent sur l'histoire de la maladie et de la coupure, sur le sens. Le client présente des objets psychiques et les thérapeutes les ouvrent pour aller voir ce qu'il y a à l'intérieur : c'est l'interprétation. Il est important de travailler ainsi non seulement sur la racine des objets comme en thérapie, mais il faut aussi travaillé sur les objets eux-mêmes : la maladie, la coupure et le corps qui est atteint ; c'est une des particularités de l'écho.

Cela nous amène à préciser certaines caractéristiques d'Echo qui le distinguent des thérapies, puis à mettre en relief les limites de certains moyens qu'utilisent parfois les thérapies et enfin à souligner que les recherches de sens se produisent aussi à travers les échos et que ces deux approches sont évidemment et naturellement complémentaires.

Comme dans les techniques de guérison, l'Echo travaille sur la maladie mais en l'abordant de façon indirecte. Il travaille sur la chose-maladie, sur l'objet solide et, de cette manière, sur le corps perdu pour le remettre en circulation. Il faut alors des techniques particulières.

Dans les échos, on laisse les objets être présents, tels quels, plutôt que de leur chercher un sens. Cette manière demande d'accepter à la fois leur existence, sans obligation de compréhension, et la présence simultanée d'objets contradictoires, leur mouvement et leur action, sans nécessairement faire usage de la parole. Il faut « laisser leur chance » aux objets. Cette mise en situation des objets a pour corollaires la mise en place d'une position de témoin et d'un espace et a pour conséquence – fait majeur – l'initiation d'un mouvement, d'un processus.

Essentiellement le lieu de travail avec les échos est le corps et son médium est l'imaginaire. L'écho offre des outils de travail avec le corps en mouvement, avec le corps intérieur et ses mouvements : l'astuce consiste à se glisser dans la réalité fluide et énergétique sans déplacer le corps et sans le cisailler.

Il peut y avoir deux conséquences fâcheuses à n'avoir que le sens comme point de perspective : l'abandon du corps et l'abus des sens.

Certaines thérapies démontrent des faiblesses dans leur façon d'aborder le corps et proposent plutôt un travail sur le sens à partir des mots. Leur approche risque d'amener à survoler le symptôme sans pouvoir entrer en contact directement avec lui. Ceci entraîne parfois chez les patients le sentiment d'être incompris ou mal supportés, malgré toute l'attention déployée par le thérapeute.

Il peut y avoir abus dans le fait de réduire l'objet à un sens. Certes, il peut en être issu ou on peut le lui avoir attribué après coup, mais le problème de l'abus est celui de l'objet qui n'existe plus que par son sens, ou qui est contrôlé par ce sens[96]. Or, certains objets se prêtent mal au sens ; c'est ce que veulent dire les patients qui se sentent incompris dans l'approche psy-

---

96. « Car il y a un moment effrayant où le signe n'accepte plus d'être porté par une créature, comme un étendard est porté par un soldat. Il acquiert son autonomie, il échappe à la chose symbolisée, et, ce qui est redoutable, il la prend lui-même en charge ». TOURNIER, Michel, *Le Roi des Aulnes*, Paris, Gallimard, 1990, p. 473.

chosomatique : on tente d'*ouvrir* les maladies à la recherche d'un sens qui leur est étranger.

On peut dire qu'en Echo on laisse l'objet fermé. Ce qui importe, c'est le processus entre les objets, d'un objet à l'autre, les liens, les effets. On s'intéresse à la relation du sujet avec les objets tels qu'ils sont ; on ne cherche pas leur sens.

Les objets en écho ne sont pas perçus comme des clefs pour aboutir à des sens.

Parfois, le participant décide autrement de cette « ouverture » des objets « Décider » est ici une façon de parler car le processus se déroule naturellement. Ainsi, un sens peut advenir ou être rencontré, même si l'écho se penche en premier sur l'objet et la coupure qui sont la conséquence de l'histoire, et non sur l'histoire elle-même. La personne s'engage alors dans un processus « significatif », c'est-à-dire avec le sens. Une suite d'associations libres survient, ramenant des histoires et des rêves et faisant découvrir des liens insoupçonnés. Ce sont parfois ceux qui étaient auparavant incapables de vivre cet état d'association qui ont trouvé dans la méthode d'écho les appuis nécessaires à une démarche subséquente.

Même s'il n'est pas question de freiner le travail de sens, l'intervenant en reste systématiquement éloigné. Il prend le matériel à l'instar d'autres objets et les laisse être présents et cohabiter avec les autres représentations, sans leur donner plus de valeur qu'aux autres, et surtout sans s'introduire lui-même dans la *mise en sens*.

I : – Quelqu'un vient de vous dire que vous êtes piétinée parce que vous ne vous respectez pas. Est-ce que vous en ressentez un effet ?

P : – *Ça ne me dit rien.*

I : – S'il n'y a pas spontanément d'accord qui se fait ou de lien qui se réalise avec ce qui est dit, c'est que ce n'est pas utilisable.

Lorsque la personne dit « *je ne veux pas être piétinée* », est-ce que ça signifie « *je veux être respectée ?* » C'est la question d'un thérapeute qui sent l'interprétation monter en lui : elle constitue le produit d'une intuition et prend la forme d'une hypothèse. Mais ce n'est pas la voie d'écho. Si cela se produit, l'interprétation est aussitôt replacée comme un nouvel objet de travail, une simple information.

Ainsi, les positions d'écho et de thérapie sont en complémentarité nécessaire ou naturelle. Les personnes ont parfois besoin, avant d'entreprendre une démarche thérapeutique, de mettre en place une position de témoin, un espace intérieur, une capacité d'élargissement de la conscience, une facilité d'être en interaction avec des objets. Elles ont parfois aussi besoin de prolonger, dans une recherche de sens, le parcours commencé par leur corps.

Le corps et le sens

L'ouverture de l'espace de travail débute par nécessité : beaucoup d'objets, surtout corporels, se caractérisent par leur signification tout à fait obscure, leur forme mal appropriée à l'application d'un sens. Les personnes y sont définitivement inatteignables par des interprétations. Il faut donc trouver d'autres moyens de laisser les objets être présents, dans une démarche autre que thérapeutique, dans la mesure où un sens ne peut leur être donné.

Au début, la différence que nous faisions entre l'Echo et la psychothérapie se situait entre travailler sur le corps versus l'esprit, l'énergie versus la parole. Actuellement cette différence est devenue plus banale : l'écho est un apprentissage à durée limitée, la psychothérapie est une démarche de croissance à durée indéterminée ! Ainsi défini, l'écho permet l'acquisition de techniques de relation au corps, mais sans entrer dans les émotions, les fantasmes ou l'histoire de la personne. Les bulles restent fermées ; on n'ouvre pas les objets, on apprend seulement à la personne à jouer avec eux. Ce changement de catégorisation est dû à l'évolution des idées et de notre pratique de la psychanalyse et de l'écho à la fois.

Même si en psychanalyse nous étions déjà moins intéressés par le sens que par l'évolution de ce sens et son devenir dans le cours de la relation, il reste néanmoins vrai que le contenu même de sens gardait son poids, hérité de la culture psychanalytique ambiante. Peu à peu nous est apparu plus clairement l'importance mise sur les mouvements du sens plutôt que sur son contenu, donc davantage sur le processus du sens. Le fait de travailler sur des objets peu pourvus de sens – comme les objets psychosomatiques – a probablement aidé à cela, ou, au contraire, cet intérêt a peut-être permis de toucher à des objets où le sens est absent, qu'on comprenait habituellement comme des objets à sens caché.

Du côté de l'Echo, une évolution inverse a eu lieu : la création d'objets perceptuels, la mise en position de témoin, les mouvements qui en résultaient... tout ce style d'approche pouvait peut-être se réutiliser dans d'autres domaines. Ainsi, on a pu reprendre la même conception et les mêmes techniques pour des objets mentaux, donc pour les objets traditionnellement dévolus au domaine de la psychothérapie, au domaine du sens. Il fallait bien voir que le mouvement d'écho ramenait aussi, par ses propres voies, aux racines de l'histoire, à la désorganisation initiale, comme le font les psychothérapies.

L'Echo passait ainsi du champ des objets corporels aux objets en général, alors que la psychanalyse passait du champ du sens à celui du processus. Ainsi, les deux pouvaient converger dans une conception du processus des objets, convergeant aussi vers le moment tragique de la perte de soi : l'écho par l'imaginaire, en remontant le cours de l'histoire pour la première fois, et la thérapie par le sens, en le redescendant une nouvelle fois.

De chaque côté, on trouve des mouvements qui ne sont pas linéaires : il y a des moments de régression vers des lieux de désorganisation et des mouvements de reconstruction vers des formes nouvelles, comme des plongeurs qui reviennent prendre l'air de temps à autre avant de repartir vers de plus grandes profondeurs.

* * *

On peut à présent tenter de résumer la démarche pour mieux y insérer la troisième étape.

D'abord on se récupère comme sujet dans une position témoin : « Wooh, les nerfs ! »[97]. Puis on se met en état fluide, parce que c'est une façon d'avoir une intelligence des choses et une action sur les choses. On ne peut être en état fluide que si on est déjà sujet, sinon on devient anxieux, angoissé, psychotique. Puis on s'engage dans une interaction avec des objets : dans la mesure où on est en position témoin, en autant que l'on est en état fluide, pour des objets qui continuent à poser problème. Faire de la représentation sans être en état fluide, c'est demeurer très intellectuel.

Bien sûr, on n'a qu'à se mettre en position témoin et des modifications se produisent déjà, des objets se mettent à se transformer, à évoluer, à disparaître. De même, en état fluide, d'autres objets massifs se dissolvent dans les courants et les circulations, ce qui représente une autre modification.

L'interaction de la troisième dimension s'applique à ce qui pose encore problème à la suite des deux premières dimensions ou sur ce qu'on décide d'explorer systématiquement. L'analogie peut être faite avec quelqu'un qui marche dans la rue et qui suit du regard une personne qui passe. On initie une interaction avec cet objet.

La troisième dimension est l'*inter-action* et consiste à pouvoir représenter des objets persistants en nous, soit par leur fixité, soit par leur intérêt. Ceci inclut les maladies et leur représentation, parfois par des visualisations : il s'agit donc aussi d'imagerie mentale.

En ce qui concerne notre méthode, il n'est pas indispensable de focaliser sur les maladies, ni nécessaire de les visualiser : on peut s'occuper d'autres parties du corps et les percevoir par d'autres sens. Le principal est de suivre précisément ce qui survient comme objets et comme médiums de perception ; ainsi, une personne venue pour pratiquer l'imagerie mentale sur son cancer peut être amenée à faire des mouvements à partir de ses verrues.

---

97. Cette expression québécoise a le même sens que « Oh ! Du calme ! ».

Notre approche laisse à la personne le choix de travailler sur une chose plutôt qu'une autre, considérant que si elle travaille là-dessus, c'est qu'il y a une intelligence dans ce parcours. Il est important de ne pas être guidé uniquement par la volonté de s'en tenir à l'objectif fixé au départ.

Enfin, le scénario de transformation n'est pas obligatoirement réduit à une extermination de la maladie ; les intentions peuvent être beaucoup plus variées et il importe de suivre celles qui sont présentes, même si elles semblent cocasses ou curieuses.

En résumé, il ne s'agit pas forcément de la maladie, de sa visualisation et de sa destruction. Dans l'histoire de l'imagerie mentale, il est cependant normal que cette manière ait été la première : similaire au schéma médical, cohérente par rapport à la prééminence de l'image et simple quant à l'éradication du « mauvais ». Il est cependant maintenant possible d'accéder à d'autres façons de faire, tel que nous le proposons.

L'œuvre

Les décors sont montés, les instruments placés, les gens installés. Entre eux, de l'espace insufflé. Tout est prêt pour commencer. Les personnages sont entrés. Au début de la pièce, ils se dirigent selon leur propre logique, aveuglément. Puis leurs rencontres nécessaires font éclater ces comportements : les rôles sont mis à nu, les intrigues se nouent et se dénouent. Ils se distinguent, puis ils se transforment. De ceux-ci, nous avons parlé dans l'espace, et dans le courant, et dans l'harmonie.

Après l'entracte, le rideau s'est bien ouvert à l'heure, mais la pièce est suspendue. Quelque chose se passe, mais pas ce qui devait se produire. L'auteur n'avait pas tout prévu. Les spectateurs n'en croiront pas leurs yeux. Les personnages vacillent. Ils ne sont plus ce qu'ils étaient. Leurs répliques tombent à l'eau. Les acteurs voient, à travers leurs masques, tout ce monde qui attend, au fond de l'obscurité. L'instant est décisif : la première parole écrite devait être récitée ; la deuxième, celle du partenaire, serait donc déjà dans l'air, préparée. L'instant est décisif en effet, car, cette fois-ci, on ne dira pas cette première parole, ni la suivante. On est sorti du texte. Ce sont maintenant d'autres acteurs qui prendront place dans l'œuvre. Et le public flanche.

Car, au fond de la scène, apparaissent des figures nouvelles. Le souffleur en a le souffle coupé, le public cherche fébrilement dans le programme de qui il s'agit. Mais rien n'est indiqué de ces sujets. Aucun geste encore, aucun son : une vibration dans le temps. Le public frémit, quelque chose se passe, de différent... Ce soir, on improvise[98].

---

98. PIRANDELLO, L., « Ce soir on improvise » in *Théâtre complet*, tome II, Paris, Bibliothèque de la Pléiade, Gallimard, 1985.

Ces formes blanches, ces formes transparentes, ces formes muettes n'ont pas de texte. Elles s'avancent et se proposent à l'autre, à celui qui le voudra bien. Quel écrivain pourrait donc mettre des personnes sur scène, sans texte, sans fin ? Il faudra donc que le spectateur mette la main à la pâte. Il faudra bien qu'il devienne lui-même auteur. Il faudra bien qu'il en crée une œuvre. Le premier mot, on ne le connaît pas encore, mais le vide dans lequel il va être proféré, on y pénètre lentement. Le public se pensait observateur et le voilà qui pense, le voilà qui bouge, le voilà qui élabore. Des phrases surviennent dans sa tête, des émotions dans son cœur et dans ses tripes, nouvelles, curieuses. Du nouveau.

Ce soir, on improvise ! Ces nouveaux figurants montés sur scène sont sans costume et sans rôle. On y remarque tout à coup une couleur, mais on s'aperçoit peu après que c'est nous-mêmes qui l'y avons posée. On y entend un mot, et l'on se rend compte que nous l'avons proféré. Ils bougent soudain, et c'est ce mouvement que nous venons d'inventer. Rien de ce qu'ils sont n'est autre que de soi. Ils sont créés car nous les créons.

De geste en son, de teinte en texture, les formes deviennent peu à peu des personnes. Ainsi elles ne seront jamais des personnages. Le personnage était bien prévu ; la personne, elle, est imprévisible. Et ces personnes aux multiples reflets ne sont jamais que les reflets d'une personne, soi-même, tout aussi changeante.

Ce soir, on improvise. L'acteur met bas le masque, puis le costume. Le spectateur culbute, la *commedia dell'arte* est proclamée ; l'impromptu est déclaré, et ce n'est pas la guerre. Acteur et spectateur se retrouvent face à face, sans programme et sans rôle. Il faudra bien inventer.

Alors la première personne sort le premier verbe, le premier mouvement. Était-ce un ancien spectateur, était-ce un ancien acteur, on ne sait plus. Les acteurs sont mélangés aux spectateurs, mais aucun n'y porte attention. Les positions ont été changées de l'intérieur de soi : tous sont devenus des personnes. Les lumières du théâtre se sont allumées ; il n'y a plus de scène ou de salle, mais on ne s'en est pas rendu compte ; tout s'est bouleversé aussi à l'extérieur.

Cette première expression remplit tout à coup le vide. Peu à peu, d'autres paroles fusent ainsi dans le silence, et les gestes se déploient dans l'atmosphère.

Ce soir, on improvise une œuvre.

LA GRANDIOSITÉ

Le point final d'Echo sera un point de fuite, une ouverture plutôt qu'une terminaison. Il est vrai que certains films, ou certaines bandes dessinées, tout en se terminant par le mot fin, montrent dans l'image un paysage à la perspective illimitée[99].

Les gens sont arrivés, possédés par une chose qui peut bien être une maladie. Ils se sont resitués comme sujets, puis ils ont circulé dans les influences et ils ont communiqué avec l'étranger. Dans cet espace de personne, un peu plus relié et un peu plus familier, quelque chose de nouveau pourra se produire.

Le largage

Un voyage

Nous commencerons comme dans un conte. Il était une fois un sujet à qui on avait annoncé un cancer incurable...

Cette personne sait qu'elle a une maladie grave ; on lui a prédit avec conviction qu'elle mourrait dans six mois ou deux ans ; elle comprend donc qu'elle ne peut plus rien y faire. Elle pense que sa vie se terminera bientôt, mais elle décide en même temps que sa vie n'est pas finie pour autant ; pas question d'un submergement ou d'une renonciation. Elle part donc en voyage avec le reste du possible. Elle décide de vivre ces derniers moments en réalisant ses désirs les plus chers. Elle part faire le tour du monde, et vivre des expériences relationnelles et créatrices qu'elle n'avait jamais eu l'idée, le temps, le culot d'entreprendre auparavant. Elle s'ouvre au monde.

À son retour – est-ce un retour ? –, le cancer a disparu. Curieux pour quelqu'un qui avait décidé de ne pas se concentrer

---

99. « I'm a poor lonesome cow-boy and a long way from home... ». MORRIS & GOSCINNY, *Lucky Luke, l'homme qui tire plus vite que son ombre*, Mulhouse, Éd. Dargaud, 1968.

sur son mal et de partir dans la vie. Et nous disons bien « de partir dans la vie », c'est-à-dire de s'y immerger, ce qui est tout à fait contraire à une évasion affublée d'un déni de la maladie.

Nous ne voulons point apporter ici cette aventure comme une quelconque preuve ou une quelconque explication, mais comme une illustration de notre propos. Il ne s'agit pas obligatoirement d'un exemple à suivre littéralement, mais de l'indication d'un niveau possible de travail et de guérison. C'est une histoire qui pose le thème de cette quatrième dimension, et d'une certaine disposition de la personne.

Quand on ne peut plus rien faire contre une maladie, on peut encore vivre dans le reste de son être, pleinement ; ceci, on le sait. Ce qui est d'autant plus intéressant, c'est que cette vie autour de la maladie permettra, par le simple fait que l'individu continue à vivre, la poursuite et le déploiement de processus de guérison optimaux. Ce mécanisme n'est pas suffisant pour la disparition de la maladie, mais il est indispensable pour l'épanouissement de la personne.

Si ce qui est éventuel, c'est l'effet de tout cela sur certaines maladies, ce n'est, une fois de plus, jamais prévisible. Dans l'exemple donné, une guérison est obtenue, mais ce n'est pas l'essentiel de cette parabole. Notons plutôt un point important : il n'est pas nécessaire de travailler directement sur une maladie pour qu'elle se transforme ! Ceci est tout à fait discordant avec certaines techniques d'imagerie mentale qui s'acharnent à agir sur la maladie. Ce qui nous importe, ce n'est pas la disparition de la maladie ancienne, mais la création d'un espace nouveau, un espace de nouveauté.

Cet espace de voyage est l'analogie de l'espace de création. Faire une œuvre, c'est comme faire une croisière. Et cette œuvre de soi irradie un tel effet que la maladie elle-même en est réduite, toujours réduite dans son importance, et parfois réduite dans son existence.

L'origine

La quatrième dimension sera donc celle du nouveau, d'une création, d'une invention. Cette dimension constitue le nouveau-né de la méthode... elle est née tout récemment.

Auparavant, la transformation par intentions – qui a été abordée dans la troisième dimension – représentait l'étape ultime du travail de guérison. Le concept de création que nous y avons introduit, en diffère tout à fait. C'est grâce à cette nouvelle orientation de la quatrième étape que l'on peut maintenant présenter la méthode comme un ensemble, comme bouclée, et, paradoxalement, parce que cet achèvement lui permet de ne pas être refermée sur elle-même.

D'ailleurs, à partir du moment où la dernière dimension a pu être élaborée de façon différente, nous avons commencé à diffuser plus largement notre travail. Auparavant, même si, à titre personnel, j'étais déjà profondément impliqué et passionné par la recherche sur la guérison, une certaine hésitation m'empêchait d'en faire part. Il ne fallait pas que l'on puisse associer ce travail à des réclames tapageuses ou à des déclarations fracassantes. Il y avait certainement beaucoup de raisons circonstancielles à cela : mon implication professorale à l'université, mes responsabilités professionnelles à l'hôpital, mon questionnement sur la pratique comme psychanalyste. Une certaine prudence, une certaine sagesse, mais aussi une certaine ignorance ; et vous donnez à l'adjectif « certaine » la signification que vous voulez !

L'hésitation à rendre publique cette nouvelle approche était tout à fait fondée, non pas, comme je le croyais, à cause du champ de travail lui-même, mais à cause d'une erreur fondamentale qui était présente dans la méthode : une erreur de perspective.

En effet, c'est dans cette dernière étape que nous avions placé la transformation des objets. Située ainsi, elle indiquait le changement comme le but ultime de la démarche. Cet ancien agencement, s'achevant essentiellement et ultimement dans une modification des objets, correspondait bien à celles, implicites ou explicites, de beaucoup de techniques d'imagerie mentale. Cependant, d'un autre côté, notre façon de pensée se voulait détachée de buts trop prégnants. On l'a vu, nous insistions déjà sur l'ouverture, la circulation, la souplesse, l'éventuel... Or cette fin, caractérisée par l'accomplissement d'une modification, conduisait malgré toutes les précautions prises et les déclarations nuancées, de par sa situation en bout de ligne, à orienter toute la trajectoire de la méthode vers la réalisation d'un but. Comme pris dans un entonnoir, tout le processus risquait de se concentrer, de se rétrécir, de se focaliser vers cet objectif.

Plus grave encore, l'orientation resserrée vers un point précis portait paradoxalement en elle son contraire : une extension sans fin. En d'autres termes, le fait de penser pouvoir transformer un objet dans toutes les circonstances, amenait inévitablement à une perception grandiose et omnipotente, celle d'un pouvoir illimité. Cette perception, on le sait, est extrêmement répandue. Nous recevons nombre de brochures et de publicités qui décrivent avec force toutes les capacités de l'être et qui se targuent de transmettre des trucs et des techniques qui guériraient avec certitude une quantité incroyable de pathologies. Cette déclaration est alléchante lorsqu'on est envahi par la maladie et le désespoir ; le formulaire d'adhésion aux entreprises de miracles devient fort attirant.

Les rêves

Ceci nous amène à poser trois ordres de réflexion sur l'existence de la grandiosité : dans les techniques de guérison, dans la guérison elle-même et en dehors des approches de guérison.

Les remèdes miracles

L'énoncé des processus de guérison évoque souvent la grandiosité dont on connaît les caractéristiques : quelqu'un a une maladie pour laquelle la médecine n'a aucun recours et il tente de s'adresser, en désespoir de cause, à toute autre personne qui lui donne une parcelle d'espoir. Il accorde à ce soignant merveilleux un pouvoir total, celui-ci en accepte volontiers le crédit et exerce sa puissance... l'illusion est amorcée. Se construit ainsi un système entre un individu qui espère un guérisseur et un guérisseur qui se présente comme celui qui est espéré. Comme on l'a dit, certaines publicités sont écrites exactement dans ce sens : « Nous pouvons guérir tous vos maux, etc. »

La question est moins ici celui d'un règlement d'argent que d'un règlement d'espoir. Certaines interventions ainsi appliquées peuvent produire des effets ; il n'est pas question de le nier. Le problème, c'est plutôt que ces déclarations spectaculaires contiennent une oblitération majeure : celle de la limite des pouvoirs de guérison. Cette publicité est trompeuse non seulement par ce qu'elle affirme pouvoir faire, mais aussi par ce qu'elle cache ne pouvoir faire, moins par ce qu'elle dit que par ce qu'elle omet. Car, éventuellement, il y a des choses que l'on n'arrivera pas à changer ; question de temps, de force... et de mort, imparables au moins sous leurs formes relatives[100].

Plus précisément, ces techniques-extraordinaires-de-guérisons-formidables promettent des résultats : *des résultats escomptés*. Bien sûr, les gens arrivent avec le désir de résultats, *des résultats désirés*. Nous donnons aux résultats « désirés » la valeur positive d'une attente tout à fait humaine et compréhensible. Ce point de perspective de la personne est certes un mal-vu (au même sens que mal-entendu) inévitable, mais il ne constitue pas en soi un programme ou une nécessité. Il témoigne davantage du sujet qu'il ne décrit un objet. Le terme « escompté », par contre, rend compte d'un calcul et d'un résultat incontestable et obligatoire.

Mais on sait qu'après une aventure dans ces contrées de rêve, le réveil est pénible. D'aussi haut qu'on était dans les espérances salvatrices, d'aussi haut on chute dans une fatalité glaciale.

Le piège de la certitude de vivre sans fin, c'est le choc de la mort imprévue.

Si bien que, lorsque ces techniques-extraordinaires-de-guérisons-formidables ne donnent pas les résultats escomptés, l'échec est cuisant, sans rien pour soutenir l'individu. Un échec non compris, dans les deux sens du terme : non compréhensible et non inclus. Puisqu'elle n'a pas réussi, la personne se sent mauvaise – mauvaise élève, mauvaise cliente –, surtout si l'intervenant, ne pouvant supporter cette évolution indésirable, vient certifier à nouveau la valeur absolue de la technique.

Les pouvoirs illimités

Même si cette dérive est décelable à toutes les époques, on peut se demander pourquoi l'intérêt pour des phénomènes, somme toute naturels, amène facilement des glissements vers

---

100. Nous faisons allusion ici à des notions différentes de temps (théories de relativité), de forces (états synchroniques) et de vie (lignées élémentaires).

l'omnipotence. Comme si la découverte de capacités intérieures corporelles aboutissait nécessairement à une expansion sans limites, une inflation de pouvoir.

Dans les soins médicaux, la détresse appelle un intervenant externe, la limite individuelle est donc posée dès le départ. L'intervenant édicte des règles que le patient doit suivre, ce qui confirme l'incapacité de ce dernier à résoudre seul le problème. Dans les approches de guérison, l'appel à des capacités intérieures amène au contraire un mouvement centrifuge de force, d'affirmation, d'autonomie. Ainsi, aucune limite n'est établie au départ et, au contraire, est induit un mouvement de réappropriation personnelle avec reprise d'espoir, mise en place de pouvoir et amorce d'expansion.

Si cette limite n'est pas présente au départ du travail de guérison, c'est bien qu'on agit *en deçà de* cette ligne de séparation[101], et non *à partir de* là comme dans les soins extérieurs et les traitements. Elle n'est donc pas présente, à cause du point de vue et de la zone de travail, ce qui ne veut pas dire qu'elle n'existe pas.

La frontière se découvre dans le parcours même. On la côtoie constamment en restant en dedans de la limite des possibilités de changement : elle se trouve continuellement à l'horizon. On est toujours dans le possible en longeant l'impossible, et ce sera là la démarcation entre réalité et idéalité. On le perçoit déjà dans le rythme des processus de chacun, plus ou moins lent. On le perçoit aussi dans l'approche qui s'attache, progressivement et par va-et-vient, à vérifier l'existence d'un sujet tout en permettant l'instauration d'un changement.

La vie éternelle

Enfin, la grandiosité concerne l'évacuation de la mort en général. Certifier la guérison, c'est obturer la mort. On peut le comprendre, dans la mesure où l'idée de cette mort est dévastatrice. On entre ici dans une série d'exclusions réciproques et absolues. En en descendant le cours, on peut aboutir à l'affirma-

---

101. Cette « ligne de séparation » renvoie à la notion de coupure. Voir « Le corps de personne », p. 167.

tion magnifique que *la guérison élimine la mort*, ce qui formerait le dernier chaînon d'une logique de transformation concrète. Si cette déclaration est si nécessaire et si attirante, c'est parce qu'au contraire *la maladie signe la mort*, quand elle ne l'amène pas. Si l'adhésion à une certitude de vie éternelle est massive, c'est que *la mort n'existe pas dans la vie*, c'est-à-dire qu'elle n'y est pas reconnue. La grandiosité, spectaculaire, de la fin de la chaîne, on la trouve, discrète, dès le début.

La mort peut être appréhendée comme un événement ou comme un processus. En tant qu'événement, elle se produit en un temps donné, toujours futur (« je mourrai, je vais mourir »), jamais passé (« je suis mort »), une seule fois presque présente (« je meurs »). Mais, en tant que processus, elle est constamment dans le présent, jamais totalement mais toujours partiellement[102].

Les perceptions grandioses consistent à éradiquer la mort comme possible, dans un temps présent et, comme certaine, dans un temps futur.

Parfois l'évacuation se fait massive et spectaculaire, la grandiosité est alors manifeste. Il en est ainsi dans certains tableaux de maladies mentales, telles les pathologies maniaques et délirantes, mais on peut aussi les rencontrer sous des formes moins classiquement psychiatriques, tels les abus de loisirs ou de travail.

Souvent l'exclusion de la mort s'avère plus subtile ; on la retrouve dans des comportements, mais cette dernière n'y est pas reconnue ou envisagée. La mort n'est pas dite, c'est-à-dire qu'on n'en parle pas, quelquefois par superstition : « Je touche du bois ». Elle n'est pas prévue : aucun arrangement d'héritage ou de testament. Elle n'est pas remémorée ; les morts, en tant qu'événements survenus, donc les morts comme pluriel de la mort, n'existent plus. Ainsi, comme réalité dans la vie courante, la mort peut être abolie matériellement, psychologiquement et socialement.

On peut considérer l'effet de la découverte de la maladie chez une personne selon le rapport à la grandiosité. En tant

---

102. De même, en tant que rapportant un événement, le verbe « naître » ne peut s'employer qu'au passé (« je suis né »). C'est seulement en tant que processus qu'il peut référer à une activité présente.

qu'elle est le signe d'une rupture, d'une limite, la maladie vient barrer, par sa survenue, les perceptions extraordinaires de l'existence. La maladie, quelle que soit son origine somatique ou psychologique, peut ainsi exercer sur les personnes une pression importante, de par ses rapports à la limite et à la mort. La maladie crée une sorte d'enfoncement qui peut faire basculer l'ensemble de la vie vers la mort et la happer comme dans un tourbillon. Quelquefois elle enlise la personne.

Dans une élaboration tenant sans doute plus du paradigme thérapeutique, on pourrait comprendre que cet échec perçu dans l'apparition d'une maladie et cet échec vécu dans le débordement de celle-ci renvoient à d'autres échecs, à la fois présents et oubliés. On aurait tendance à dire, en parlant de l'impossibilité pour une personne de faire disparaître une maladie donnée, qu'il s'agit d'un échec sans précédent ; mais, dans cet esprit, on devrait plutôt énoncer qu'il s'agit d'un échec avec précédents.

Parfois, au contraire, l'individu y résiste à tout prix. Il cherche à construire un rempart impénétrable à cette invasion ou à trouver un point de force opposé à cette charge. Un rempart de certitudes et une force de croyances.

Certifier la guérison, c'est tenter de contrebalancer la certitude de mort amenée par la maladie.

D'où le pouvoir d'attraction des publicités miraculeuses. Bien des doctrines religieuses, philosophiques ou humanistes apportent cette contrecharge qui permet à la personne de sortir du piège dans lequel elle s'enfonce. Mais on a vu aussi comment ce mouvement peut être à l'origine d'une nouvelle aliénation, non pas en lui-même quand il est salutaire et temporaire, mais quand il se fait récupérer par des intérêts de pouvoir.

Le rappel

La survenue de la maladie appelle la réintroduction de la mort comme éventuelle, au sens du terme de *possible* comme à celui (tiré de l'anglais « eventually ») de *certain*. Elle peut entraîner, nous l'avons vu, un glissement dans le désespoir ou un dérapage dans la grandiosité. Il y a cependant une troisième voie.

Faisant rappel de la fin de la vie, elle peut faire resurgir la valeur de sa présence. Cette expérience est souvent présente dans l'attitude de personnes qui sont sorties vivantes d'épreuves dramatiques. La confrontation à la mort, comme une révélation, a ainsi un effet indirect sur les processus de guérison. La vie y est en effet réintroduite et, paradoxalement, à l'occasion d'une circonstance morbide. On retrouve l'habitude d'éprouver la proximité de ces deux conditions humaines et de leur interdépendance. Ce sursaut de la personne l'amène parfois à une libération, d'où cette phrase : « Il lui a peut-être fallu cette maladie pour se décider à vivre.» Voilà une formule commune dans les milieux de la médecine parallèle. Son utilisation parfois moralisante peut amener l'adhésion obligée de la personne à une transformation présentée comme nécessaire dans le cadre de méthodes rédemptrices. En magnifiant la responsabilité supposée, on exacerbe une culpabilité qui délabre : on est proche d'un enrôlement obligatoire.

Cependant la même phrase rejoint aussi la conception qui vient d'être énoncée. Alors, elle n'est plus à entendre comme un coup de semonce et une résolution volontaire : « Il lui a fallu... », « se décider... ». Elle est à comprendre comme une transformation essentielle de la structure interne, une permutation des pôles personne-maladie, un changement de la dynamique intérieure dans le sens d'une création et non plus dans celui d'une réduction.

En reformulant la quatrième dimension, en la débarrassant de son obligation intrinsèque de transformation, on corrigeait une erreur potentielle. Il n'y avait plus alors la possibilité de glisser vers la grandiosité. Nous étions très désireux, depuis le début, de ne pas déraper dans des techniques mystifiantes, mais le fait même de laisser la transformation en bout de ligne prêtait à une perspective grandiose. Ce but évacué, il devenait possible de ne plus tomber dans la mégalomanie, et la sensation cuisante d'échec. Il fallait donc que la méthode tienne compte de la mort.

Il fallait en même temps que la réintroduction de la mort n'ait pas d'effet délabrant, que la réintroduction du sujet dans le corps ne signe pas son enterrement, d'autant plus que nous ne donnions pas à la parole une place première et privilégiée. Ceci aurait pu permettre, gauchement mais prudemment, de pouvoir parler « à côté », « au sujet », donc d'un peu plus loin. Pour ce faire, la maladie ne doit rester ni centrale, ni absente, mais doit être mise en périphérie, redonnant ainsi une place prépondérante à l'être.

On a vu, dans la première dimension, que de satellite de la maladie, la personne redevient centre de gravité. Ce que nous proposons dans la quatrième dimension, c'est l'aspect corollaire : que la maladie prenne aussi une place secondaire par rapport à l'existence. La personne s'ouvre de deux manières : on observe un double mouvement d'exister et de faire exister, d'incarnation de soi-même *et* d'autre chose.

C'est ce que nous avons appelé la création, avec le mot œuvre comme compagnon.

LA CRÉATION

L'espace de création

Depuis le début, on a beaucoup parlé d'espace et, encore plus souvent, on l'a suggéré. Un espace d'existence a donné son nom à la première dimension, un espace de circulation à la deuxième, un espace de communication à la troisième et, comme on vient de le décrire, un espace de création à la quatrième.

Plus on avance dans l'Echo, plus on voit que cette notion d'espace est essentielle. C'est pourquoi le nom d'écho y résonne très bien et renvoie de nombreuses significations. La guérison se voit beaucoup plus orientée vers la mise en place de cet espace, avec ses qualités diverses, que vers la destruction de la maladie sous toutes ses formes.

Un espace vide

L'espace de création est bien particulier : il est vide par définition. Il est comme ces formules mathématiques qui désignent le néant. Si on le remplit, si on le remplit trop, il est asphyxié, il ne respire plus, il suffoque.

Je me souviens de cette peintre qui terminait une toile, puis s'en servait plus tard pour en créer une autre. Je me souviens de mon frisson à la voir faire disparaître ainsi son œuvre au profit d'une nouvelle. Je pensais perte, elle ne pensait pas... elle créait. Et la création nouvelle rendait déjà inexistante celle d'un temps passé.

L'espace de création échappe constamment. Exercice difficile. Ainsi, je suis en train d'écrire ; le texte sort mystérieusement, avec une certaine excitation. Mais c'est vraiment une position fragile, un peu comme se promener le long d'une crête de montagne. Si on pense trop au passé, si on se relit, on s'embourbe. Si on pense trop au futur, si on rêve de la fin du livre, on se dissipe. Mais, en n'étant plus en lien avec le passé, on se perd et on écrit n'importe quoi, illisible. En n'étant plus en rapport avec le futur, on s'éparpille dans un présent sans issue, on tourne en rond.

L'espace de création échappe continuellement. Paradoxe supplémentaire, avec sa nécessaire conformité et son indispensable envolée. Et on avance sur cette crête, sur cette ligne de démarcation, avec un pied sur une pente, un pied sur l'autre, instable.

Deux personnes ont ainsi voulu faire œuvre d'art en parcourant la muraille de Chine[103]. Parties de l'est et de l'ouest, elles devaient se rencontrer en un point imprévisible, même si elles l'avaient peut-être calculé. Cheminant le long de cette démarcation laissée par l'histoire, elles s'en inspiraient. L'entreprise était délicate, à la frontière de l'art et de l'exploration, à la rencontre de deux démarches : l'une culturelle, l'autre expérientielle.

Cette entreprise, sous ses aspects exotique mais banals, fut téméraire : ces personnes ne se rencontrèrent jamais. Chacune avait cheminé dans l'entre-temps et alors qu'elles devaient se rejoindre pour la vie, elles se séparèrent pour toujours, sans tristesse.

C'est comme la peinture : une autre a été créée, non prévue, au-dessus de la première. Ce n'est pas une perte, c'est autre chose.

Un espace vide reçoit une création, puis un espace est vidé de sa création nouvelle, et ainsi de suite. Cela demande du

---

103. ABRANOVITCH, Marina, « The Lovers : la marche sur la Grande Muraille », Amsterdam, exposition au Stedelijk Museum, 1991.

culot, peut-être du courage, de la naïveté et de la persévérance, une qualité d'enfant et de vieillard à la fois, finalement, une grande assurance. Il n'est pas étonnant qu'à ce niveau les capacités humaines se trouvent toujours dépassées. L'assurance indispensable cède souvent la place à un trac profond et volatil ; les artistes connaissent bien ces retournements soudains.

L'occupation des espaces

Ce qui nous importe maintenant, après avoir élaboré sur sa présence, son champ et les échanges qui s'y produisent, c'est l'occupation de l'espace, ou plutôt sa non-occupation. Ce qu'il est entre les objets déjà existants et ce qu'il est avant que les nouveaux ne surviennent, avec un semblant de loi : *un espace comblé n'est pas propice à la création.*

Première constatation : un espace est parfois insupportable. On remplit alors comme on peut cet éther : de drogues, d'habitudes, de conformisme, d'institutions ou de règles, ce qui ne signifie pas que tous ces comportements servent uniquement à régler le sort du vide. Elles sont pourtant assez utiles, et même indispensables pour que leur levée fasse sevrage à cause de toutes les constructions oblitérantes devenues essentielles au tableau, à la peinture qu'on veut garder à vie et à vue.

La maladie, celle qui a fait coutume, celle qui a fait rôle, celle qui a fait raison, est aussi maintenue. Comment peut-on vivre sans elle qui est, somme toute, peut-être, mieux que rien ? Entendons-nous : il ne s'agit pas de dire que la maladie est obligatoirement vénérée ou particulièrement aimable. Il s'agit de remarquer qu'après être née comme étrangère, elle est devenue parfois en partie familière. Elle ressemble à ces couples douloureux qui ne peuvent pour autant se disjoindre. On a pu parler de masochisme, de plaisir à la douleur mais on pencherait plutôt vers une nécessité grégaire : celle de garder une communion d'objets, de rester en réseau de connaissances.

Les maladies occupent plus ou moins d'espace. On l'a vu pour les maladies graves, on l'a vu pour les maladies chroniques, on l'a vu pour les maladies aiguës. Elles attirent le sujet, le siphonnent et le laissent sans souffle, pour mort. Il y a des maux avec lesquels la personne se confronte, lutte, perd, gagne, des maux qui engendrent une activité intéressante ou, au contraire, éprouvante.

Mais il y a des maladies qui ne sont pas très graves, qui ne sont pas nécessairement chroniques ou affreusement aiguës. Il y a simplement des maux avec lesquels on n'a plus rien à faire, à perdre ou à gagner. Ils sont là, ni trop ni assez. Ni trop pour être envahissants au point de menacer la survie : on s'en accommode. Ni assez pour qu'on s'y intéresse encore : on les abandonne. Ces maux, ces maladies, stagnent, pèsent, influent, limitent : ils sont devenus des handicaps. Plus rien à faire avec, et pas moyen de faire sans.

Les objets de création

De cette maladie, on a dit qu'elle découlait d'une rupture, affirmation qui n'a de valeur qu'au niveau psychosomatique. Cette maladie constitue aussi du corps nouveau, de la matière nouvelle. On pourra confirmer qu'il s'agit de production sur du corps mort, que cette production est coupée de la personne originaire. Il n'empêche qu'il s'agit aussi d'une création, même si elle n'a pas forme humaine. La maladie est une ex-croissance, comme on l'a déjà précisé. « Ex » au sens d'en dehors comme au sens d'après.

Elle est aussi une autre création : une ex-création, une ex-crétion. Création très attirante, car elle forme un nouvel objet avec lequel on peut entrer en interaction, sur lequel on peut porter des significations, à laquelle on adhère parfois comme nouveau statut social, comme manière de reconnaissance, complice et compagne d'infortune dans la solitude de l'existence. La maladie devient un morceau de corps avec sa propre logique, en partie autonome, comme un enfant.

Cette excroissance occupe l'espace intérieur de façon variable, comme toute autre chose. Parfois on la dénie, pour tenter de l'éloigner. Parfois on y succombe, submergé par sa présence. Quand l'excroissance occupe tout l'espace intérieur, alors survient l'état d'être malade, de n'être qu'un malade. On a parlé de satellisation de l'individu autour de sa maladie, mais il y a autre chose à souligner ici. Occupant tout l'espace, ou une partie de l'espace, la maladie bloque aussi les processus créateurs dans cet espace. Pensons à un jardin de fleurs délicates envahi par de mauvaises herbes. Celles-ci ne sont pas mauvaises en elles-mêmes, mais elles sont très puissantes et arrêtent de ce fait des croissances plus vulnérables ou plus subtiles.

On sait aussi comment des corneilles peuvent faire disparaître toute une petite faune ailée : seuls leurs croassements se font bientôt entendre dans les ramures. La maladie ressemble à la corneille, on n'entend bientôt plus qu'elle.

D'autres fois l'excroissance reste présente, mais la personne s'en accommode vaille que vaille. C'est à cette dernière situation que nous nous intéressons ici.

Au chapitre précédent, on a vu comment la personne pouvait entrer en communication avec un objet, le déceler, le questionner et le transformer. On s'est donc penché sur l'objet lui-même. Maintenant, nous désirons faire remarquer la place prise par cet objet, ce qu'il soustrait.

Il occupe un espace, comme l'arbre dessiné occupe une place sur la peinture et cache ainsi une prairie ou une montagne derrière lui. Au-delà de cette comparaison, et parce qu'elle ne s'y inclut pas, une remarque importante s'impose. Si l'objet *soustrait* plutôt qu'il ne cache, nous verrons qu'il ne cache rien qui n'existe déjà : il soustrait quelque chose qui n'existe pas encore.

C'est donc le rapport de la maladie créée avec cet espace de création qui devient le centre du travail de la quatrième dimension.

Le réseau de création

La création est subversive. Un mouvement éminemment personnel vient rompre un système ancien, tout en vivifiant ce qui risquerait de rester immuablement établi. On a évoqué plus haut cette crête de création sur laquelle on se tient à peu près en équilibre, assez pour ne pas chuter. Pourtant, rien ne sert de s'agripper assurément, puisque l'accrochage empêche toute progression. Voilà pour le niveau individuel.

Mais nous ne sommes pas seuls. Et si nous voulons vivre d'eau fraîche, il faut bien vivre d'amour. Si nous voulons vivre dans le vide, il faut bien vivre ensemble. On le sait, il n'y a pas plus universels que les ermites : ils ont l'air seuls, ils sont avec tout. Leur isolement *sans*, c'est pour être *avec*. Et le péril créatif individuel, c'est de se retrouver seul, seul à se comprendre, et possiblement seul à se plaire. C'est une sorte de flambée éphémère, tragique.

La création n'est pas indépendante du collectif, de sa bienveillance, de sa souplesse et de sa sécurité. Tout dépend de la présence du collectif à l'extérieur de la personne, et tout dépend de la situation du collectif à l'intérieur de la personne. À l'extérieur, c'est le problème de la survie. À l'intérieur, c'est la question de la communauté, comme on dirait liberté, c'est-à-dire comme une fonction : faire communauté avec soi, être en communauté au fond de soi.

Dès lors la maladie appartient aussi au réseau. Elle n'est pas qu'individuelle. Reconnue ou non par le collectif, stigmatisée ou non, validée ou non, son impact sur la personne devient fort différent. Le schéma maladie-malade[104] permet d'en distinguer les effets. Une maladie acceptée par le collectif ne laisse pas la personne seule, tandis qu'une maladie proscrite rejette le patient du même coup. Or l'exclusion du groupe communautaire rend l'individu démuni, vulnérable ; il devient davantage malade. On en sait les effets sur les processus de guérison. Reconnaître la maladie n'est pas seulement un acte individuel : il faut qu'il y ait reconnaissance mutuelle. La santé ne peut pas être uniquement individuelle.

Qu'une maladie ne soit pas reconnue dans l'ordre collectif pose un problème similaire à celui du déni individuel de celle-ci. Il peut sauver l'équilibre, ici de la communauté, mais restreint la place du mouvement de guérison. D'autre part, valoriser la maladie, la rendre centrale fait aussi partie d'un mécanisme collectif ; centrer l'abord de la santé sur la prise en charge collective des soins prodigués aux malades est une curieuse option, même si on peut très bien comprendre son utilité d'intérêt public. En refusant la maladie ou en la valorisant, la position collective risque d'étouffer les processus de guérison. La santé ne peut pas être uniquement collective.

La création d'Echo n'a pas échappé à cette exigence de réseau : beaucoup de bienveillance du milieu, beaucoup de gen-

---

104. Voir « Agent et terrain », p. 47.

tillesse des intervenants, beaucoup d'indulgence des clients. L'espace de guérison nécessite une grande protection. À l'intérieur de la méthode, on a vu comment les expérientiels sont protégés d'incursions et d'intrusions diverses, mais nous restons aussi très attentifs à établir des préventions extérieures, des réseaux d'acceptation.

L'ATELIER

Dans la première dimension, on était sur la rive ; dans la deuxième, dans le courant ; dans la troisième, on s'occupait de tous les objets flottants ou enlisés. Certains se sont ainsi mêlés au flux, repris par le mouvement, dissous dans l'onde. Pourtant, d'autres sont là, qui persistent : immuables, impénétrables ou intouchables.

Le canevas

La question se pose alors de la façon suivante : qu'est-ce qu'on fait en guérison avec ce qu'on n'a pas guéri ? Ce qui diffère d'une autre question : qu'est-ce qu'on fait avec *ce qu'on ne peut* guérir, – question qui implique une certitude qui est posée sur le futur, puis lui est abandonnée. Il n'est question ici que de présent : *ce qu'on n'a pas guéri*, ce qui ne préjuge en rien de l'avenir.

À ce genre d'impasse, devant ce qu'on ne peut guérir, la médecine réagit par une réponse coutumière qui consiste en l'introduction d'un tiers agissant et à la mise en place d'une prise en charge. Non pas, encore une fois, que cette réponse soit inappropriée, mais elle ne se situe pas dans la démarche de guérison et sort simplement du propos de cet ouvrage.

Nous proposons une réponse différente, ce qui ne l'empêche pas d'être complémentaire de l'approche médicale. Ce qu'on n'a pas guéri ouvre curieusement un nouveau champ de guérison, d'un style tout à fait cohérent par rapport à celui des dimensions précédentes, mais dans une direction tout à fait différente.

De toute façon, il est important d'inclure dans les processus de guérison le fait de travailler avec des éléments immuables.

Ceci offre plusieurs avantages. C'est d'abord très réaliste, puisque certaines maladies ou symptômes qu'on peut éprouver ne bougent pas. Ensuite on désamorce la possibilité d'échec, car le paradoxe est que, même si rien ne se transforme localement, tout peut se transformer « dé-localement », c'est-à-dire en dehors de la cible de guérison, donc, par contraste, « diffusément ». C'est là le changement de direction.

Le handicap

En termes plus opérationnels : comment travailler avec des objets immuables ? Un objet est là, on en est témoin mais il est « fixé » ; il n'a pu se couler dans la circulation fluide, sa représentation n'a produit aucune transformation. Il reste là comme une pierre dans le fleuve, et le premier pas est de ne pas se heurter continuellement à cette roche massive. La fixité peut bien sûr être temporaire ou définitive, mais ce qui nous intéresse, c'est son facteur d'invariabilité en un temps et un lieu donnés, au moment où la personne le perçoit comme tel. Ici encore, il s'agit d'une perception subjective sur laquelle on s'appuie – le point d'appui du travail – et non d'un point de vue objectif sur les chances de guérison ou le potentiel morbide de la maladie.

La dernière dimension doit d'abord inclure l'imperfection. Cette imperfection ouvrira une voie de sortie, un passage, car en obligeant la perfection, une technique enferme la personne.

Si l'objet sur lequel on a tenté d'agir – disons dans la troisième dimension – est inaltérable, l'interaction proposée dans cette étape n'a pas donné de résultat. On désigne alors l'objet restant par le terme *handicap*. Le handicap représente ce qui, dans un objet et dans les circonstances actuelles, est inamovible. Il n'est pas besoin qu'il soit massif ou définitif pour autant ; il suffit qu'il en soit ainsi pour un moment ou un fragment.

Il se peut qu'il s'agisse de grandes expériences humaines, comme la vieillesse, la mort ou le deuil, expériences qui nous font buter sur une fatalité incontournable : une évidence. En d'autres circonstances, il se peut que cette « butée » ait une explication uniquement processuelle, la limitation pouvant tenir simplement à la banale lassitude de travailler sur un objet particulier : une pause. Parfois aussi la personne craint de s'approcher d'une perception particulière et préfère la maintenir à distance : c'est une immobilisation.

Dans la mesure où il est ainsi défini comme un handicap, nous agissons avec cet objet d'une façon particulière. Non parce que la manière de faire s'oppose radicalement à Echo mais l'adresse en diffère absolument.

P : – *Je sens qu'il y a des mouvements qui reviennent dans ma bouche. Mais j'en ai assez ; je ne veux plus travailler avec.*

I : – Nous allons utiliser votre désir de « ne pas travailler » avec la bouche pour en faire un handicap. Vous allez donc la fixer telle quelle.

Et nous allons maintenant procéder d'une autre façon.

Cette consigne consiste à faire de cet élément « bouche » une chose fixée, figée : on pose un ciment. La bouche est ici le handicap décidé par la personne. Parfois il est plutôt désigné par les événements. Décidée ou désignée, cette fixation sera la première composante de cette dimension.

La façon de travailler sur des objets fixés dans le champ de la guérison, consiste d'abord à *ne pas travailler dessus*. Pourtant, l'objet reste là car on ne le met pas de côté, ce qui est ainsi radicalement différent d'un abandon ou d'un déni[105]. Cependant, on ne tente plus d'agir directement sur ce handicap, comme on l'a déjà essayé sur les objets dans la troisième dimension.

L'espace ouvert

On laisse le handicap être présent dans le champ de conscience. L'objet est là, mais ce qui nous intéresse, c'est le reste ! C'est l'espace à côté de l'objet, l'espace blanc, l'espace libre, l'espace ouvert.

C'est comme si le handicap restait dans la vision, mais plus dans la vision centrale : il devient périphérique. Au lieu de s'occuper des objets présents à la conscience et à la perception, comme en deuxième ou en troisième dimension, on va travailler sur un espace, dans un champ ouvert où les objets n'existent pas encore. C'est la deuxième composante de cette dimension. L'attention est posée à côté de l'objet.

---

105. Même si l'abandon et le déni ont, par ailleurs, tout à fait leur place dans les moyens qu'utilise un individu pour gérer ses maladies.

Cette association d'un objet fermé (le handicap) laissé présent (versus dénié) et d'un champ ouvert laissé possible devient le terrain d'une création. Il y a là un décalage important : ce qui devient possible, c'est autre chose que le handicap : ailleurs, autour, en arrière, en avant...

P : – *La maladie pourrait bloquer mon corps. Elle m'oblige à faire mon corps. Car la vie est un mouvement.*

I : – On remplace la maladie qui est une excroissance par une croissance. Le corps peut croître, peut être vivant, peut participer. Alors qu'une excroissance est une croissance à la mort.

Il devient donc essentiel de laisser exister un espace où peuvent se passer d'autres choses, un espace de création. Il ne s'agit plus d'une interrogation de la maladie, mais de l'interpellation d'un espace.

P : – *Récemment, plutôt que de continuer à faire comme je fais, j'ai eu l'idée de tenir compte de mes limites et de tout faire en fonction de cela. Je pourrais créer, imaginer quelque chose de différent, pour moi, à partir de mes désirs, et tenter ensuite de voir comment je peux réaliser ce que j'ai imaginé.*

Ces jours-ci, le froid accentue ma douleur. J'ai fait une imagerie où je pars avec mon sac à dos dans le sable au soleil. Mais je me dis que je devrais traîner mes bagages sur un petit chariot comme les hôtesses de l'air.

I : – Vous pouvez essayer de laisser une place à tous ces éléments : la prudence, la vitalité, le goût du voyage... Vous pouvez observer l'effet qu'ils produisent dans votre corps.

P : – *Dans l'épaule, je voyais l'articulation rouge. Mais j'ai eu aussi deux autres images.*

J'étais en contact avec ma respiration. J'étais étendue sur la plage. Une méduse respirait non loin. La mer était comme le ventre de la terre, et respirait aussi.

Il y avait une porte tendue de rideaux rouges. Un roi couronné écarte les rideaux et me fait avancer avec ses bras. Ensuite je prends un pamplemousse dans un bol de fruits.

C'est rassurant de voir que, lorsque je prends contact avec mon corps, ça peut être aussi agréable.

On ouvre donc un champ de création qui concerne le handicap, mais tout à fait indirectement. Toutes les interactions qui vont suivre se feront en présence de ce handicap, mais ne s'adresseront pas à lui. On ouvre ainsi un champ de création à son sujet[106]. C'est la troisième composante de cette dimension.

En fait, cette situation nécessite deux positions contradictoires et simultanées : laisser présent quelque chose sans être présent à cela, s'orienter sur le tout en veillant sur une partie. C'est une création particulière parce qu'elle concerne le handicap, mais surtout parce qu'elle se trouve dans son ombrage. Il ne s'agit plus d'un dialogue avec un seul objet, mais d'une rencontre à trois.

Les apprêts

L'apprivoisement des espaces

Pour l'entraînement, on utilise parfois des véhicules de création. Il s'agit par exemple d'imaginer un livre d'images que l'on parcourt en visualisant les dessins.

> I : – Vous ouvrez le livre à la première page : elle est blanche. Vous y laissez apparaître un motif. Dès qu'il est clair, vous tournez la page et vous regardez la suivante : elle est blanche. Vous y faites apparaître un nouveau motif, et ainsi de suite.
>
> Vous pouvez vous donner la consigne contraignante de rejeter les répétitions. En cas de blocage, vous attendez devant la page blanche, en laissant le temps qu'il faut pour qu'un dessin y apparaisse.

On peut utiliser ainsi une poubelle remplie d'objets. On l'ouvre, et on découvre ce qu'il y a dedans. En fait, les moyens peuvent varier à l'infini ; le principal est d'engendrer un mouvement continuel de fabrication d'objets intérieurs. Avec deux particularités majeures : pas d'obligation, donc une possibilité de ne plus produire ; pas d'interprétation sur les productions.

> P : – *J'ai été surprise. Dans mon cours à l'université, on faisait des exercices d'association d'idées, et à un moment donné on manquait de pensées, d'images et on nommait cela résistance. Or ici, nous ne rencontrions pas ces résistances. Peut-être est-ce moins menaçant ?*

---

106. Certaines techniques de dessin utilisent même de façon concrète cette vision périphérique plutôt que centrale. EDWARDS, Betty, *Drawing on the Right Side of the Brain : a Course Enhancing Creativity and Artistic Confidence*, Los Angeles, J.P. Tarcher, 1979.

I : – Une différence est peut-être que ce sont des images au lieu de mots.

Une autre serait que l'association est souvent comprise implicitement comme amenant à une interprétation avec risque de jugement, alors qu'ici, c'était gratuit. On ne cherchait pas ce qui est caché, les significations.

C'est plus un jeu libre qu'une association libre.

À partir de ces consignes qui aident à baliser un chemin, on invente sa propre méthode :

P : – *Quand je tournais les pages seulement dans ma tête, cela ne me donnait pas des images très satisfaisantes. Alors j'ai fait le mouvement de tourner la page, et ceci a permis que les images deviennent plus prégnantes.*

Mon corps était donc participant, il avait la permission de bouger. Ainsi je pouvais être dans la page.

Voici un autre exemple, à partir d'un médium différent : le mouvement :

I : – Nous utiliserons les mouvements comme nous l'avons fait avec les images. Quand vous serez dans un état relativement fluide, souple, vous allez vous donner un mot, un personnage, une couleur. Et vous allez la mimer. Par exemple, avec la couleur jaune. Ça peut ne pas être logique, c'est-à-dire qu'il n'est pas nécessaire de passer par une représentation du soleil, comme dans certains jeux de société pour faire deviner les choses.

Il n'est donc pas nécessaire d'être compris, d'être esthétique, d'être artiste. De même vous pouvez jouer avec des éléments aussi curieux que « père », ce qui rappelle les tableaux familiaux de certaines techniques de gestalt, ou « sagesse », « aigu »...

Alors vous identifiez cet élément volontairement, et vous laissez venir un mouvement interne d'intelligence. Vous pouvez laisser le corps exprimer quelque chose : votre état actuel, l'atmosphère de la pièce, ce qui s'est passé dans votre journée.

Pour l'instant, vous ne le ferez pas à partir d'un handicap ; c'est simplement pour s'habituer à créer du nouveau.

Le travail ressemble à certaines techniques utilisées dans des apprentissages artistiques, par exemple en peinture[107] ou dans certaines méthodes d'art-thérapie[108].

---

107. Sur le frère Jérome : ROBERT, Guy, *Un frère jazzé*, Éd. du Songe, 1969.

108. LUTHÉ, Wolfgang, *Creative Mobilization Technique*, Grune & Stratton, 1976.

Le dégagement des objets

Nous proposons de créer dans un espace, à partir de différents objets qui se présentent, sans pour autant interagir avec eux. Ceci induit un dégagement des objets. Les consignes donnent des indications pour que la personne se sente libre de ses mouvements intérieurs :

> I : – Vous pouvez laisser présent, quelque part, le handicap. Vous pouvez être présente à l'espace qui est autour, à côté, à travers. Le handicap peut être plus gros ou plus petit, et l'espace plus large ou plus mince.

> Si vous vous apercevez que vous avez perdu la chose, vous pouvez la ramener présente à la lisière. Et si vous remarquez que vous êtes uniquement présente à cette chose, vous pouvez la remettre en périphérie.

Les objets qui sont présents servent donc essentiellement de tremplins pour travailler sur l'espace qui les entoure et les traverse. On ne recherche donc ni une interaction avec eux, ni la recherche de leur signification. Un objet est présent, et nous inventons quelque chose à son sujet. Ce n'est pas une action directe pour le transformer ; c'est une évocation à côté de lui :

> I : – Vous avez un mal de tête. Vous allez laisser survenir quelque chose au sujet de ce mal de tête. Par exemple une chose à faire, une conversation à avoir avec quelqu'un, un aliment à prendre. On laisse se créer quelque chose à partir du mal de tête, à son propos.

> Au sujet d'une diarrhée, on pourra tout aussi bien laisser venir, créer, inventer des choses. C'est un espace ouvert : n'importe quoi peut arriver. Et s'il s'agit de peindre, ce ne sera pas pour peindre la diarrhée ou nous-mêmes malades, mais n'importe quoi « d'autre, de nouveau et d'à côté ».

Voici un exemple de travail, non plus à partir d'une situation inventée comme avec les véhicules d'apprentissage de tout à l'heure, mais à partir de symptômes existants ; à côté de symptômes devrait-on plutôt dire :

> P : – *J'ai une lourdeur dans le mollet.*

> I : – Quel caractère pourriez-vous donner à votre lourdeur : forme, couleur ?

> P : – *Une éponge, vue avec une forme imprécise.*

> I : – Vous la voyez ?

> P : – *Je la vois comme une cellule spongieuse.*

I : (En montrant une chose située dans une feuille blanche) – Si cela est l'éponge (la chose), ceci (la feuille blanche) serait quoi ?

P : – *Un espace disponible, vacant.*

I : – Que peut-il y avoir dans cet espace ? « Ouvrez la poubelle ».

P : – *Il n'y a rien ; et la perception d'éponge s'éloigne.*

I : – Pour autant que vous voyez encore l'éponge, on continue à travailler avec. Si vous ne la voyez plus, on prendra autre chose, puisqu'il ne faut pas faire d'effort vis-à-vis des représentations.

Et si cette lourdeur avait pris un autre caractère, par exemple une couleur, j'aurais travaillé de la même manière. À une réponse : « C'est vert », j'aurais répliqué : « Et l'espace, le reste, l'ailleurs, quelle est sa couleur ? »

Si le symptôme est la voyelle « a », quelle est la voyelle du reste ? Et ainsi de suite.

Des propositions peuvent donc se faire à l'adresse de cet espace, propositions qui s'appuient sur n'importe quelle caractéristique du handicap pour une création originale, c'est-à-dire qui en porte l'origine. Ce peut être, surtout au début de l'apprentissage, une qualité simple telle qu'une couleur, une brillance... Les créations deviendront plus ingénieuses par la suite.

Des invitations pourront alors être lancées très ouvertement. Elles consistent à envoyer une demande de précision au sujet de quelque chose à faire ; et ce peut être très pratique. Donc, une proposition d'action. Ainsi, au sujet d'une chose posée comme un handicap, on s'interrogera sur l'importance d'une alimentation, la quantité d'un repos, la durée d'un voyage.

D'une part, on remarquera à nouveau que l'adresse en est l'espace de création qui déborde l'objet et non l'objet lui-même. D'autre part, toute invitation est valable quel que soit son aspect singulier : pourquoi pas la vitesse de marche à pied au retour, la couleur du prochain costume, le choix de la musique suivante ? Ensuite, si les domaines d'actions proposés peuvent être très fantaisistes, les actions qui seront choisies le seront en fonction de leur réalisation possible : une action formidable impossible est moins utile qu'un geste humble qu'on peut exécuter. Enfin, et surtout, dans l'esprit connu de la méthode, toute cette tactique d'actions n'a pas valeur de vérité, encore moins de prescription :

c'est la mise en action qui est le processus important dans ces « transactions » ; elle les sous-tend et s'y renforce.

Les esquisses

Détaillons maintenant trois ingrédients inhérents à la quatrième dimension : le détachement, l'invention et l'implication[109]. Ils en caractérisent aussi les difficultés.

Le détachement

Il s'agit du détachement de l'objet. Tant qu'on est attaché à un objet, on ne peut créer d'autres objets ; on y est pris, ce qui constitue le danger de mort subjective dans les grandes maladies. On serait comme un peintre qui ne peut plus se détacher de la toile qu'il vient de produire. La regardant pour toujours, il ne peut plus en faire d'autres : ce sera sa dernière. En fixant toute son attention sur le handicap, on crée une tension qui va à l'encontre du travail d'écho.

Ceci n'est pas simple, pour deux raisons : dans notre travail, il ne s'agit pas d'abandonner tout à fait l'objet mais de le déplacer, et l'objet qui est présent porte et entraîne avec lui des liens d'attachement, quelle que soit la cruauté de cet objet.

D'abord ce déplacement sans abandon pose des problèmes, car l'œil semble toujours être attiré davantage par ce qui s'impose, par ce qui est déjà là. Regarder ailleurs, sans pour autant se détourner totalement de l'objet, n'est pas simple. Et se détacher des maladies sans les ignorer, pas plus.

P : – *N'est-ce pas du déni ? Je ne m'en occupe pas, et je continue à vivre !*

I : – Ce n'est pas une négation, car on ne rejette pas la maladie ; ce n'est pas une sublimation, car on n'essaie pas de la remplacer. Cependant, dans ce mouvement qu'ont les gens de dire « je vais continuer à vivre », il y a de cette intelligence.

---

109. On retrouve dans les témoignages et les descriptions de démarches libératrices des phases qui se rapprochent des ingrédients que nous décrivons ici. Par exemple, les personnes qui ont pu se dégager d'un épuisement professionnel décrivent des étapes de « distanciation des sources de stress », de « restauration des capacités », « d'exploration des possibles », de « ruptures comme occasion de transformation ». BERNIER, Diane, *La crise du Burnout*, Montréal, Éd. Stanké, 1993.

« Ah, par exemple, ce cancer-là va mourir avant moi, certain ! » : cette personne a déterminé un objet, l'a mis à côté d'elle, à part, et continue à vivre avec lui.

Ensuite, plus simplement, c'est l'attachement à l'objet lui-même qui pose problème. Toute la question du deuil y est présente. L'habitude, la peur de perdre un certain équilibre, la crainte de quitter un réseau... Le détachement peut s'accompagner de sentiments d'abandon à la maladie et de détresse de la personne. Car continuer à vouloir agir sur la maladie, c'est continuer à garder un espoir forcené vis-à-vis de la disparition de celle-ci.

Le contraire se démontre quand des personnes, jusque-là prises en orbite autour de leur symptôme, arrivent tout à coup à s'en dégager :

P : – *La situer comme un handicap m'a permis de tempérer ce qui se passait dans la bouche. Ainsi, j'ai pu rester en contact avec le reste du corps.*

Avant, au contraire, j'étais aspirée par ce qui se passait dans ma bouche. D'une part ça prenait tout l'espace et, d'autre part, ça m'engouffrait dangereusement.

Remarquons qu'un travail qui serait orienté spécifiquement sur ces handicaps, pour les soulever et pour les comprendre, correspondrait tout à fait à un paradigme thérapeutique ou psychanalytique. C'est une voie différente qui est proposée dans Echo, pour ceux et celles qui préfèrent cheminer autrement, temporairement ou résolument.

Nous pensons que cette attitude a eu un impact sur les personnes lorsque nous avons décidé de changer la composition des groupes d'apprentissage. Nous avions pris l'habitude d'y rassembler des personnes ayant les mêmes maladies. Nous nous sommes soudain rendu compte que cela n'était pas cohérent par rapport à notre conception de la guérison, puisque celle-ci n'est pas centrée sur la maladie, et que les outils enseignés ne sont pas particuliers à telle ou telle maladie. Nous avons donc décidé de réunir les gens en deçà de toute dénomination médicale, d'autant que, au-delà aussi, chaque personne vit sa maladie de façon différente même si la dénomination qui lui est appliquée est la même pour tous.

Tout cela était très sage, mais l'évolution ne s'est pas faite sans difficultés. Certaines personnes n'ont pu supporter, avec raison, c'est-à-dire avec leurs raisons, ce changement d'orientation qui les amenait à se retrouver dans des groupes avec des personnes ayant des maladies différentes. Chacun vivait des sentiments de distance vis-à-vis d'autres qui avaient des maladies « plus graves » dont ils avaient peur, ou « moins graves » qu'ils considéraient comme mineures. Essentiellement, les participants ressentaient une perte de reconnaissance à leur égard. Ne pas les rassembler sous le titre d'une maladie, c'était, pour eux, ne pas tenir compte de leur souffrance, de leur particularité, de leur connivence ; c'était les rendre seuls, uniformes, anonymes.

On voit là le revers de ce qui a été décrit plus haut : la maladie comme point de repère et lieu de repaire. Cette façon de faire, pour nous répéter, est tout à fait compréhensible ; mais elle porte en elle le signe d'un attachement à la maladie, antinomique par rapport aux processus de guérison. La honte ou la fierté d'avoir une maladie entre en conflit avec le travail de guérison. Il n'empêche qu'il est important de répondre à ces demandes de reconnaissance collective par des cliniques spécialisées orientées, elles, sur les maladies, et par des groupes de soutien destinés à épauler les personnes quant aux conséquences contraignantes de leurs maladies et aux adaptations difficiles à celles-ci.

L'invention

Le deuxième ingrédient, c'est l'invention d'autres objets. En corollaire de la phrase « tant qu'on est attaché à un objet, on ne peut créer d'autres objets », apparaît cette autre phrase : « Tant qu'on ne crée pas d'autres objets, on ne peut se détacher des précédents. » Et la maladie, si elle est création, ne peut être abandonnée que si d'autres créations deviennent possibles.

Ainsi, lorsqu'on perd quelqu'un de cher, le deuil consiste non seulement à s'en détacher, comme on dit, mais aussi à inventer du nouveau. L'un des mouvements ne peut aller sans l'autre pour qu'un deuil soit réussi. Ce nouvel investissement n'est pas considéré comme une distraction ou un remplacement ; il n'est pas fait pour ne pas penser à la personne disparue, non plus pour la remplacer au sens du similaire, comme faire un enfant portant le même nom. Il ne s'agit pas d'un déni ou d'une oblitération. L'objet de deuil reste présent, mais pas unique. La maladie est là, mais n'est plus le seul objet d'attachement ; d'autres objets surviennent, sans la remplacer pour autant ; et le sujet s'y avance en s'y transformant.

P : – *Comme si tu jouais l'indépendant alors ! Est-ce que ce qui se passe dans ce champ est attiré par le handicap ?*

I : – Je ne sais si ce qui y survient, on peut dire que ça a été attiré par le handicap, si c'est pour le combler, si c'était caché sous lui, si c'est une réparation...

Je donne une méthode, mais ça n'indique pas les raisons de cette création.

Tuer la maladie ne suffit pas. Tuer la maladie est insuffisant dans le travail de guérison. La maladie étant une création du dehors, il est important d'ouvrir d'autres créations du dedans. Car si la maladie disparaît, on se retrouve seul dans le vide. Faire d'autres créations, qui ne sont plus des excroissances mais des croissances.

Il importe donc de ne pas se limiter au travail de représentation des maladies, tel qu'énoncé dans beaucoup de techniques de visualisation et d'imagerie mentale, mais de faire aussi du travail de création. Sinon le médium de travail sur la maladie devient un nouveau piège, un enfermement de l'imaginaire : on visualise de façon répétitive et on risque de reproduire le même système où la maladie devient l'essentiel de l'existence.

Parfois la maladie est la seule chose intense qui arrive à quelqu'un dans sa vie. Cela mobilise beaucoup d'énergie et cela donne un sens.

Créer implique de se mettre en présence d'un champ vide – ce qui fait peur. Car il n'y a rien, c'est la page blanche. Comme on a souvent peur, on revient vers le handicap et on continue à travailler sur lui, même s'il n'y a aucun résultat significatif. On a au moins l'impression d'avoir affaire à quelque chose, de travailler sur quelque chose. De ce point de vue, l'interaction avec la maladie conserve l'aspect d'un échange à deux, alors que la création ouvre à un espace sans objet préconçu ou prévu. On retrouve dans ce mouvement de création intérieure, les affres de toute création extérieure, si familières aux artistes.

I : – Lorsqu'on travaille avec un objet en troisième dimension, on utilise les outils dont on a parlé : on le représente, on pose des intentions, on apprécie l'effet, on change la représentation ou l'intention s'il ne se produit rien et si on continue à désirer une transformation, et ainsi de suite.

P : – *Éventuellement je vais échouer dans mes tentatives et je décide de considérer, au moins momentanément, cet objet comme un handicap. Je le garde présent, mais je ne travaille pas dessus directement. À ce moment-là, je ne sais plus quoi faire !*

En effet, je trouve qu'en troisième dimension, l'intention était un outil clair et facile, tel qu'il a été décrit : consciemment, on peut poser une multitude d'intentions. En quatrième dimension, que fait-on ? On fait juste attendre ce qui survient ?

I : – Non, ce n'est pas une attente, en tout cas pas au sens passif du terme, c'est d'abord un déploiement, un évasement, un élargissement qui sera le lieu d'une évocation éventuelle.

La difficulté, nous l'avons vu, est que cela ne s'adresse pas à un objet représenté comme dans l'intention de transformation, mais à un champ sans représentations. C'est là que peut survenir la panique de la page blanche.

La création intérieure est particulière en regard d'autres créations. Il n'y a pas de public, sinon la personne elle-même, ouverte, étonnée, participante. Il n'y a pas de critique, c'est-à-dire d'opinion. Tout produit est valable, puisque personnel.

L'implication

Surtout, et c'est là le point majeur, cette création oblige un mouvement d'implication de la personne. Elle nécessite un engagement, comme si le produit devenait le véhicule. Prenons l'exemple de la poule et de l'œuf : la poule donne un œuf, pas trop compliqué d'y retrouver tout produit d'une création. Mais l'œuf donne aussi une poule : l'œuvre crée un artiste, mais dans la mesure où celui-ci enfourche son œuvre ; plus compliqué à envisager si l'on reste dans le concret de l'exemple.

Cet engagement marquant porte en lui le germe d'un troisième obstacle décelable en cette quatrième dimension. En effet, il n'est plus question d'agir sur quelque chose, mais de « s'agir soi-même », de se projeter sur l'écran de projection. Cet engagement constitue la conclusion naturelle du travail dans cette dimension, quelle que soit la diversité des techniques qui y sont employées.

Ainsi, une douleur dans une épaule ou une difficulté de respiration fera éclore dans l'espace, à côté, un désir d'être à la campagne ; c'est le fruit du détachement et de l'invention. Ce désir, il ne s'agit pas de le transformer, mais d'une part de le produire et, d'autre part, de s'y joindre, de s'y engager. C'est une réalisation et un transport, la réalisation d'un objet et le transport d'un sujet. Là encore, la réalisation et le transport sont posés comme des intentions qui peuvent provoquer des applications littérales de ce qui est proposé, quand c'est possible, ou, dans le cas contraire, l'apparition d'autres inventions plus réalisables, jusqu'à ce que ce soit possible.

Dans l'exemple suivant, on remarque que la personne n'est pas seulement témoin, mais qu'elle se laisse véhiculer par ce qui survient ; elle « embarque ». Il y a là une implication, pas seulement une observation. Il s'agit de la personne qui, plus tôt, avait perçu la lourdeur comme une éponge :

> P : – *Ma tristesse s'est atténuée pendant les exercices pour faire place à autre chose. En dehors de ma maladie, dans la poubelle, j'ai découvert des choses qui ont augmenté la tristesse.*
>
> *J'ai alors pris la tristesse comme un objet. J'ai suivi l'expérience de l'éponge. J'ai vu comment était ma tristesse, puis je me suis intéressée à ce qu'il y avait à côté. Puis je n'étais plus là, partie, en ressentant l'énergie comme jamais dans ma vie, très bien.*
>
> *Ma poubelle est revenue et j'y ai trouvé quelque chose. La tristesse a encore diminué, mais je ne comprends pas. Je comprends le processus mais j'ai de la misère à faire les liens.*
>
> I : – Votre dernière remarque est typique de la quatrième dimension. Quand on est avec un objet, on sait ce qu'on fait : il est rouge, on le transforme en vert... Dans la création, on est en terrain inconnu, et ce qui va arriver ne va pas être traité de la même manière. Ce qui arrive, on ne le comprend pas, on ne le prévoit pas.
>
> Et l'un des trucs est d'apprendre à ne pas le prévoir. C'est justement cette création qui va nous mener autre part : on ouvre un ailleurs, et dans l'ailleurs quelque chose se crée, et ce qui se crée va nous mener autre part.
>
> Au bout de cette création qu'on a faite, il y a encore un autre espace d'ouvert. Ça s'arrête si on commence à se poser des questions.
>
> P : – *En étant dans un espace de création, on va avoir des réponses, par des rêves par exemple.*
>
> I : – C'est plus que des réponses à un objet précis. Ce sont des mouvements personnels, on y est embarqué : c'est un transport qui amène toujours ailleurs.

L'objectif est d'en arriver à des réalisations qui peuvent servir de transports, si petites et si petits soient-ils.

Quels que soient les obstacles dans les éléments qu'on vient de décrire – le détachement de la maladie, l'invention d'autres objets et l'implication de la personne –, il n'est pas question de s'engouffrer dans un arrachement forcé ni dans une production effrénée.

L'attachement à la maladie, la difficulté de création, l'hésitation à l'engagement sont reconnus sans aucune obligation personnelle. Donc, de la même manière que dans toute la méthode, on n'interdit aucunement que la personne puisse rester attachée à la maladie, par exemple par le travail avec de multiples représentations successives de celle-ci.

Il n'est pas question de pousser à la fabrication d'éléments nouveaux ; au contraire, le « rien » y est admis comme pertinent. Il n'est pas plus question de lancer l'individu dans le vide par une profession de foi visant à « son » bien-être. Il est plutôt question qu'il se perçoive comme ayant plus d'importance par lui-même que par son engagement.

Le déroulement des réalisations et des transports, modéré dans sa facture, peut alors s'appliquer de façon autonome, ce qui est pertinent par rapport à l'esprit de la méthode. Déroulement plus difficile qu'une adhésion à des programmes ou à des croyances, puisqu'on soutient alors en même temps deux rôles : celui qui est transporté et celui qui transporte.

* * *

Nous voici arrivés au bout du périple, et cet aboutissement amorce un début.

La maladie est lourde de mythes, de mystères et de mort. Venue de nulle part, elle attire ; entraînant vers le nulle part, elle effraie. Attirée vers le passé, effrayée de l'avenir, la personne n'est plus là. Écartée, écartelée, elle ne vit plus. Se posant de multiples questions sur les étiologies, envisageant les différentes éventualités des pronostics, elle ne pense plus à rien d'autre. Rivée à sa maladie, elle en meurt, démolie.

Rouvrir un espace présent, le faire vivre de présent, voilà qui est tout aussi important dans un travail de guérison que de se pencher sur le mal. C'est ainsi que la quatrième dimension ne se penche pas sur le mal mais qu'elle s'intéresse à l'ailleurs de la maladie. L'examen des causes, la recherche de sens, l'étude des évolutions sont, on le sait, fort pertinents. Mais ils comportent un danger : que la maladie prenne toute la place de la vie.

Mais tout cela comporte un danger ! Rouvrir un espace présent, c'est rouvrir un espace de présences, de constructions, d'inventions, de créations. D'autres présences, autres que celle de la maladie, du symptôme ou du mal. En ce sens, les personnes qui décident de faire autre chose de leur existence, soit parce qu'elles ne veulent pas entendre parler de leur maladie tout le temps, soit parce qu'elles se proposent de faire ce qu'elles n'avaient jamais osé réaliser auparavant, suivent exactement cette démarche.

Alors il y a le risque. Rester tout proche de la maladie, bénévolement, adéquatement, raisonnablement, continûment, même si c'est en se battant contre elle, c'est mettre toutes les chances de son côté, au prix d'y être entreposé. Partir loin d'elle, aveuglément, oublier complètement, c'est prendre tous les risques, au prix d'y être perdu.

Est-il possible de prendre tous les risques, tout en prenant toutes les chances ? Que la maladie soit présente, sans qu'elle soit centrale ? Que le mal soit connu, sans qu'il soit total ?

Ce n'est pas simple, d'autant que le réseau et l'institution valorisent davantage les chances que les risques, c'est-à-dire qu'il valorise davantage le fait d'assurer des chances que celui d'assumer des risques. Le réseau plaide en général pour la conformité, et l'institution pour la sécurité. Ce qui fait que, lorsque nous prenons des risques, on risque fort bien de se retrouver seul, ce qui est tout à fait destructif. Dans ce cas, comme on l'a vu en d'autres temps, prendre des risques peut bien aboutir à perdre ses chances. Là encore les processus de guérison concernent le collectif.

La création, c'est le risque, et le risque, c'est la création. L'issue : l'œuvre. Que l'œuvre soit extérieure ou intérieure – en guérison, il s'agit plutôt d'œuvre intérieure. L'œuvre qui signe la création, qui ponctue le présent. L'œuvre qui échappe aussitôt et laisse sa place à un nouveau risque.

* * *

Nous voici arrivés au bout du périple, et cet aboutissement amorce un début.

L'ÉCHO
DES HISTOIRES

« *Le vieux monde est palpable, solide, nous le vivons et luttons avec lui à chaque instant, il existe. Le monde de l'avenir n'est pas encore né, il est insaisissable, fluide, fait de la lumière dont sont tissés les rêves.[1]* »

---

1. KAZANTZAKIS, Níkos, *Alexis Zorba*, Plon, Presses Pocket, 1977, p. 75.

L'ÉCHO
DES HISTOIRES

Le spectacle se termine, les acteurs se sont éclipsés, la scène tombe dans l'ombre, le rideau se referme. Les gens se lèvent et s'acheminent vers la sortie. Encore groupés, déambulant dans les couloirs étroits, certains commencent à parler ; d'autres, silencieux, regardent au loin, vaguement. Peu à peu ils se rapprochent des portes, ralentissent un peu au seuil, puis se retrouvent soudain au dehors, dispersés.

Les murs sont disparus et la rue s'impose, avec ses circulations et son grouillement. Le plafond s'est élevé d'un coup, et il est devenu ciel étoilé. Le sol lui-même a changé : pas de tapis, pas de marbre, pas de bois ; une surface plus incertaine. La vraie vie, quoi !

Les gens se rappellent qu'il y a quelques heures, ils entraient dans ce même lieu. Encore affairés de leur quotidien, couverts de leur manteau de règles, ils étaient venus, attirés par un signe : le titre du spectacle, le commentaire d'un critique, le conseil d'un ami.

Se dégageant de leurs routines, ils ont ouvert leur pensée, leur esprit et leur cœur : une curiosité, une espérance, une confiance. Et le fil de la vie s'est renoué.

Chacun ne marche plus de la même manière. Assuré comme le héros du premier acte, légère comme l'héroïne du deuxième, entreprenants comme ces protagonistes du troisième, délicieusement fou comme ce personnage de la fin. Touchés par ce qu'il ont vu, bouleversés par ce qu'ils ont entendu, transportés par ce qu'il ont vécu, ils se sentent nouveaux, pleins, dynamiques, ardents.

Le spectacle est maintenant à l'intérieur, avec tous ses acteurs, avec soi comme acteur principal. Et il y restera. Les histoires reviennent, se modifient, se complètent, se mêlent. Elles s'insinuent dans le pas, dans l'attitude, dans le regard, dans la vie.

L'évocation de la soirée, la souvenance du spectacle, le retour au monde et avec du monde, font l'objet de cette quatrième partie. Ce qui persiste en soi, ce qui y résonne encore : l'écho des histoires.

L'accès

Entrée des artistes, entrée des spectateurs, entrée des marchandises, ce sera tout cela à la fois. Dans ce théâtre intérieur, on représente tous les ingrédients : les spectateurs, les décors et les participants. Il a fallu prendre peu à peu toutes ces positions et devenir présence, reconnaissance, implication. Nous présentons maintenant les voies d'accès, c'est-à-dire comment les gens entrent en écho.

LA RENCONTRE

On rencontre d'abord les personnes avec deux objectifs principaux : qu'elles précisent leurs demandes et que l'on présente l'approche.

La demande

Les raisons

Les personnes viennent pour des motifs divers. Certaines savent exactement pourquoi, d'autres pas.

Ainsi, il y a des gens qui arrivent déjà informés. Ils ont lu, se sont renseignés, ont entendu parler de notre travail. Ceux-là, quand ils arrivent, ne sont guère étonnés par nos propos qui leur semblent familiers, et embarquent aussitôt dans le processus :

P : – *Beaucoup d'individus connaissent cela d'instinct.*

I : – Oui ; parfois cela a été disqualifié, interdit, oublié. Et il suffit de redonner une ouverture à ce champ de travail intérieur pour que ces personnes le réactualisent progressivement.

D'autres se présentent pour des raisons fort vagues : « au cas où », parce que « ça ne peut pas faire de mal », sur le conseil de quelqu'un d'autre. Les espaces intérieurs potentiels sont donc très différents.

Voici, par exemple, certaines raisons données par des membres d'un groupe au début d'une démarche :

> – *Je suis venu sans attente irréaliste, par curiosité. Je me suis dit que je n'apprendrais peut-être pas grand chose, mais que je n'avais rien à perdre. Je dis cela, car si l'on s'attend à trop, on risque d'être fort déçu. Donc sans idéal, mais avec pas mal de confiance !*

> – *Moi, c'est par prévention.*

> – *Moi, parce que j'ai foi en la visualisation. Je n'ai pas d'attente spécifique mais j'ai confiance que ce sera un outil précieux.*

> – *Je peux m'embarquer dans cette aventure sans trop savoir dans quoi. Je viens pour moi et pour me permettre une meilleure approche aux mourants.*

> – *Je voudrais mieux gérer mes propres douleurs physiques. Je voudrais pouvoir la pratiquer dans un milieu conventionnel, comme mon hôpital dans ma profession d'infirmière.*
>
> *Il est intéressant d'avoir pu installer dans un hôpital super-spécialisé et hyper-universitaire une approche qui pourrait paraître assez loufoque. Comment on a pu le faire, comment ça a été reçu, comment on a fait passer les messages pour que cela puisse être reçu.*

> – *Je suis ici après avoir beaucoup « magasiné ». J'attends toujours la magie, le miracle. Je ne suis plus capable d'utiliser les techniques de visualisation, d'affirmation qui marchaient auparavant. Il faut que je réapprenne à les utiliser pour m'aider.*
>
> *Il me faut aussi accepter le deuil de ce que la maladie peut faire, accepter la condition qu'on a. Il faut que j'apprenne, moi, à travailler sans attendre de miracle des autres.*

> – *Je viens pour apprendre, mais je ne sais pas quoi.*

L'imaginaire

Les personnes travaillant avec les échos disent être intéressées par l'accession à un lieu corporel diversifié, mouvant, animé et intriguant. Nous dirions qu'elles prennent plaisir à un *jeu de corps.* Cela représente pour elles une différence majeure de ce qu'elles ont pu vivre en psychothérapie ou de ce qu'elles en pensent. Elles conçoivent la thérapie comme une recherche de significations et une transformation de personnalité. C'est cette distinction qui oriente leur choix.

Certaines personnes, comme on l'a dit, désirent que la relation et l'enseignement ne soient pas imbibés d'une action thérapeutique. Elles attendent de l'intervenant qu'il soit un guide. Elles attendent de l'approche qu'elle soit instructive. Elles attendent de la méthode qu'elle soit organisée.

Plus tard, éventuellement, elles choisissent de poursuivre leur recherche dans le cadre d'une démarche thérapeutique. Alors tout le jeu subjectif et corporel dont elles ont acquis une certaine maîtrise leur sert dans l'exploration de leur histoire inscrite et oubliée. L'apprentissage des échos a aussi pour effets indirects une habileté dans le maniement de divers états de conscience et un apprivoisement de la modification de perceptions corporelles. Ceci facilite ensuite la capacité d'évocation des désirs personnels et des marquages étrangers, propres à la démarche thérapeutique.

Une remarque corollaire s'impose : certaines thérapies deviennent impossibles ou très lentes parce que les personnes n'arrivent pas à se situer sur le plan imaginaire. Quelles que soient les raisons de la difficulté, la solution est d'ouvrir ce niveau plutôt que de pousser vers une transformation et de forcer des résistances.

Par contre, de nombreuses personnes désirant chercher des significations dans un cadre thérapeutique ne viennent pas nous rencontrer parce que la méthode ne leur dit rien. Elles se sentent à l'aise dans le travail avec des objets imaginaires, et elles peuvent aborder directement l'exploration de sens, avec la liberté intérieure nécessaire.

D'autres veulent travailler sur des phénomènes se prêtant facilement à une exploration symbolique – tels des rêves ou des conflits relationnels –, à la recherche de sens cachés sous diverses formes. De nombreux livres populaires abordent la vie psychique de cette manière[2]. On peut parfois critiquer leur aspect « recette », mais le matériel de sens variés qu'ils dispensent per-

---

2. HALL, Calvin, VERNON, Nordhy, *The Individual and his Dreams*, Signet, 1972. HARRIS, Thomas A., *I'm OK - You're OK*, New York, Avon, 1973.

met aux gens de saisir la valeur significative de tels phénomènes et de les représenter en pensées.

Les personnes qui nous rencontrent sont plutôt celles qui ressentent des inhibitions sur le plan imaginaire, inhibitions qui ont plusieurs origines : anciennes, comme des carences, ou récentes, liées à des circonstances traumatiques, comme des actes criminels. Ces inhibitions peuvent aussi provenir de phénomènes qui les dépassent, et les maladies en représentent un exemple.

Ces personnes ne se sentent pas prêtes à aborder l'ordre du symbolique avant de s'être familiarisées au champ de l'imaginaire.

La proposition

Nous présentons aux gens certaines modalités d'Echo. On précise ainsi la forme du travail en groupe ou individuel, la longueur et la fréquence des rencontres, la durée de l'enseignement.

Mais surtout, en réponse aux demandes fort diverses, on inscrit Echo dès le départ en articulation avec d'autres interventions, pour l'y associer et pour l'en différencier.

Une complicité

Lorsqu'une personne s'inscrit à cette démarche, on lui décrit la spécificité du travail et sa complémentarité par rapport aux autres interventions : elle a donc évidemment à garder ou à trouver, si besoin est, son médecin, son thérapeute ou un groupe de soutien.

D'entrée, on demande que la personne soit référée par un médecin, ce qui peut sembler ne reprendre qu'une pratique habituelle entre soignants. Pourtant, avec cet intervenant, nous n'avons jamais de contact direct, ce qui est tout à fait inhabituel par rapport aux coutumes. On a déjà abordé ailleurs les raisons conjointes de cette obligation de référence faite au client et de la restriction de communication entre intervenants ; nous y reviendrons maintenant en la complétant.

Par là, on veut concrétiser dès le début que la démarche désirée n'est pas entreprise aux dépens ou en contradiction avec la médecine. Il ne s'agit pas d'une précaution légale, encore que la légalité rejoigne ici le bon sens. Le but est de montrer, sinon

de démontrer, que la guérison n'est pas un domaine de remplacement de la médecine, et que leur complémentarité est, au moins
potentiellement, nécessaire. Il se peut que la personne n'ait
jamais recours au médecin ; il se peut au contraire qu'elle y
revienne si les processus de guérison ne sont pas assez satisfai-
sants. Le lien est là, même si ces domaines sont éloignés, même
si des parcours singuliers les mettent à distance : ils voisinent
parfois et convergent toujours.

De cette façon, le médecin peut participer à la reconnaissance d'une maladie, si elle peut être diagnostiquée, et à l'acceptation de soins associés, d'un « suivi » comme on dit. On a souligné l'importance dans la guérison d'une atmosphère de bienveillance où les différents protagonistes sont en accord.

Il est possible que le patient, s'envisageant comme personne, pose des questions, veuille comprendre les traitements,
désire voir les résultats des examens. Il importe donc qu'il trouve
un praticien qui accorde suffisamment d'attention à ses
demandes. « Suffisamment », car il est question d'un accord
optimum entre praticien et patient, plus que de la recherche d'un
praticien idéal.

Il est aussi possible que les informations données par le
médecin, spontanément ou en réponse aux questions du client,
soient modulées par ce dernier lors de sa démarche. Il voudra
apporter ses opinions, ses besoins, ses désirs. Il voudra proposer
ses propres diagnostics et ses propres plans de traitement. Un
dialogue devient nécessaire pour que les pratiques médicales jus-
tifiées soient à la fois contrôlées par le praticien et maîtrisées par
le client.

Il se peut que les découvertes que la personne peut faire
dans sa démarche en écho soulèvent un certain nombre d'hypothèses sur lesquelles elle voudra connaître la position du savoir
médical actuel. Ainsi, sa recherche personnelle ne sera pas étrangère à la culture scientifique ambiante.

Par contre, les intervenants en Echo n'établissent pas de
lien privilégié avec le praticien. On voit là une différence notable
avec la pratique usuelle où les relations entre confrères se font
par l'intermédiaire des consultations pour s'enquérir de l'état des
patients. Pour cerner une maladie, pour élaborer un traitement,

cette dernière façon de faire est extrêmement utile. Mais, dans notre domaine spécifique, elle n'a plus de sens.

Il ne s'agit pas en guérison de la détermination d'un objet, mais de la démarche d'un sujet. Celui-ci doit rester au centre du cheminement. S'il est des rapports qui se construisent entre le médecin et les intervenants d'Echo, c'est donc par l'intermédiaire des clients eux-mêmes. Ceux-ci peuvent décider d'établir ou non des communications entre médecine et guérison. La personne est centrale.

Une contiguïté

Il est important de situer Echo par rapport à d'autres interventions, pour l'en distinguer, de manière explicite et implicite. Explicitement par la présentation des différences avec d'autres méthodes ; implicitement, en décrivant certains aspects principaux de la méthode.

La différence avec l'approche médicale est souvent familière pour les gens qui viennent nous consulter de leur propre chef. Ils comprennent qu'il ne s'agit pas d'un traitement, et encore moins d'un traitement de substitution. Il n'est pas question d'évaluations, de diagnostics, de tests ou de vérifications objectives.

Par contre, certaines personnes sont envoyées par des praticiens pour une intervention symptomatique, là où des traitements médicaux n'ont donné aucun résultat. Elles se retrouvent davantage dans un rôle de patient, cherchant une intervention où elles n'auraient qu'à rester très « patientes ». Des éclaircissements sont alors nécessaires, mais, nous le verrons, sans obligation de dissuasion ou d'interdiction.

La différence avec d'autres interventions paraît moins évidente aux yeux de plusieurs. Il en est ainsi de l'abord thérapeutique ou des groupes de soutien.

L'approche d'écho n'est pas une psychothérapie qui consiste en un rapport « dynamique » avec un intervenant. Autrement dit, la psychothérapie suppose une relation interpersonnelle active entre deux personnes, l'une en position de client, l'autre en position de thérapeute, et cette relation dynamique est explicitée ou, à tout le moins, utilisée comme outil de connaissance. Ce n'est pas le cas en Echo, puisque l'intervenant ne s'engage pas de façon interrelationnelle.

Les rencontres n'ont pas non plus pour fonction primordiale le soutien, au sens de soutien de réseau, de soutien communautaire. De ce fait, les groupes de travail sont constitués, on l'a vu, de personnes pouvant avoir des maladies différentes, et leur durée est limitée, alors que les groupes de soutien cherchent plutôt à réunir des patients souffrant de la même pathologie pour qu'ils puissent se donner des conseils, s'échanger des informations, se soutenir à long terme.

Ce qui distingue aussi l'Echo par rapport à d'autres approches, implicitement alors, ce sont certaines de ses caractéristiques.

D'abord il s'agit d'une méthode qui nécessite un apprentissage. Prenons l'exemple encore une fois des cours de conduite : l'élève se met au volant d'une voiture et un moniteur s'assied à côté de lui. Ce dernier lui indique la fonction des différents boutons et leviers, mais c'est l'élève qui devient l'acteur principal de son apprentissage.

Ensuite, l'Echo consiste en un travail intérieur, comme on l'a précisé à plusieurs reprises. N'utilisant aucune machinerie, aucun traitement externe, c'est un *travail d'attitude*. Ce travail intérieur vise une ouverture aux perceptions corporelles, aux impressions subjectives et une mise en relation avec celles-ci. Les outils utilisés sont des expérientiels, impliquant la participation immédiate de soi de façon pratique.

Enfin, le travail d'Echo est fondamentalement personnel, dans le sens de particulier et d'unique. Unique et autonome, d'où l'importance de le faire pour soi plus que pour un autre. Unique et respectable, d'où le besoin de pratiquer avec prévenance et bienveillance envers soi-même.

Voilà donc en place, dans un même temps, plusieurs éléments du cadre.

L'AMORCE

La compréhension

L'un des atouts de la méthode, c'est qu'on peut l'utiliser de plusieurs façons, et que différentes personnes peuvent ainsi en tirer bénéfice pour des motifs divers. Notamment, il est intéressant de pouvoir s'y engager sans devoir pour autant en comprendre tous les tenants et les aboutissants.

Ainsi, si les gens n'ont n'a pas le goût de conceptualiser, s'ils n'ont n'a pas le temps de le faire, il est possible d'aborder la méthode Echo directement. Ce qui ne signifie pas sans intelligence, puisque les points de repère de la démarche sont phénoménologiques.

Certaines personnes sont d'ailleurs plus concrètes dans leurs manières de vivre en raison de leur personnalité, de situations traumatiques, d'une histoire dramatique ou d'une privation culturelle. Il est important qu'elles puissent saisir la méthode comme un exercice pratique.

Nous avons noté cependant que d'autres désirent connaître les « raisons » de la méthode, de ses consignes, de ses objectifs. Des explications leur sont alors fournies, autant qu'elles en ont besoin, et pour autant qu'elles soient proposées comme des approximations.

Ces personnes sont mises au courant de certaines caractéristiques de la méthode. Cependant on ne le fait pas de façon systématique. À celles qui posent des questions, on répond. À celles qui posent beaucoup de questions, on répond beaucoup. À celles qui n'en posent pas plus, on n'en dit pas plus. Qu'il s'agisse de « poser des questions » ou de signifier des demandes, il est bien entendu que cela peut se faire de manière silencieuse.

L'approche débute donc simplement, et cette simplicité peut paraître étrange ou déroutante. Elle peut se suffire à elle-même, sans explications.

Il faut noter que, dans tout cet échange, il n'est pas obligatoirement question de maladie. Dès le début, aucun accent n'est mis sur le symptôme. En général, les gens en parlent, parfois ils le nomment ; rarement ils le détaillent comme s'ils étaient à un rendez-vous médical. Et l'intervenant ne demande aucune précision à ce sujet.

Si bien qu'il arrive que la personne ne pense même pas à préciser la nature de son mal. Ou bien elle y fait allusion, sans plus. Elle ne s'en plaint pas vraiment, contrairement à la façon dont cela peut se produire dans certaines entrevues de prise en charge de malades. Elle sait déjà, ou elle le saura, que ce n'est pas la gravité de la maladie qui sera utilisée comme échelle de valeur. La maladie est, dès le début, saisie comme périphérique.

L'accord

L'unique condition de départ pour les participants est de penser qu'ils peuvent faire quelque chose avec eux-mêmes, que ce soit *contre* leur maladie, ce qui est classique, ou *vis-à-vis* de tout autre objectif. Il importe peu qu'ils sachent comment ils peuvent l'atteindre. Car de toute façon, même s'ils en ont une idée, ils n'y parviendront pas de la manière prévue ! À ce moment initial, on n'entre donc pas nécessairement dans des considérations subtiles, des questions d'actions indirecte ou non directe, des mondes implicite et explicite...

Même si les gens considèrent l'Echo comme un autre traitement, comme un moyen d'éradication de la maladie, on ne les contredit pas, à condition cependant qu'ils ne la tiennent pas pour une approche exclusive, c'est-à-dire qui obligerait à un remplacement ou à une exclusion des autres interventions de traitement et de thérapie. Ainsi, sans perdre de vue la complémentarité indispensable avec d'autres approches, ce qui nous semble une condition de base dans la guérison, nous permettons toutes les équivoques possibles au sujet de la méthode Echo.

On ne refuse donc aucune personne qui veut travailler intérieurement, quels que soient les malentendus inclus dans les demandes. On a vu plus haut que les gens ont parfois des attentes grandioses vis-à-vis des pouvoirs d'autrui. Bien sûr, on n'utilise ni la grandiosité, ni les pouvoirs d'autrui, mais on ne rejette pas pour autant les personnes qui les espèrent. On a vu aussi que ces demandes sont la manifestation de besoins très vifs ; il importe donc que ceux-ci aient droit de cité. L'esprit de la démarche veut qu'on n'exclue aucune réalité intérieure, y compris les prétentions à la guérison – sans les contredire, sans en supporter les allégations, mais en les recevant.

Cette attitude peut sembler curieuse, sinon hypocrite, au regard de nos affirmations de principe sur les limites de la guérison et l'importance de la maîtrise. Voici comment on s'en explique sur un plan dynamique et comment on soulève les questions qui se posent sur le plan éthique.

Si les personnes demandent des explications, on les donne, ce qui peut éclaircir une partie des malentendus. Si les malentendus ne sont pas clarifiés, on va de l'avant. C'est que nous considérons qu'un malentendu mis en question par la personne est prêt à être levé, et qu'un malentendu gardé silencieux est nécessaire à un équilibre actuel. Dès lors, rien ne sert de tout mettre à jour, de tout discuter : c'est le processus lui-même qui deviendra le lieu de découverte et de soutien. Une exégèse ou un débat seraient futiles à ce stade de la rencontre.

On peut aussi s'interroger sur l'éthique d'une telle position. En effet, dans des actes professionnels appartenant à d'autres champs, une telle attitude n'aurait aucun sens. On ne soignerait pas un mal pour un autre, on ne vendrait pas une maison à la place d'une voiture, on refuserait de formuler un contrat qu'on ne peut respecter. Encore que l'on rencontre bien des mensonges dans ces affaires ! Mais il s'agit là de domaines qui concernent des objets qui passent de main en main, ou dont on cherche à se débarrasser.

La guérison concerne un domaine tout différent. À l'instar d'autres approches humanistes, elle s'adresse à un sujet. L'éthique ne peut y être semblable. C'est la démarche qu'il faut ici respecter, pas le but. Car le but, dans ce domaine, est de toute façon une illusion, une hypothèse de départ, un prétexte. C'est le chemin qui prime, et le parcours de ce chemin transforme le but. On a donc une *éthique de la démarche*. Et l'un des éléments de celle-ci est la perception constante d'un certain bien-être procuré par l'intervention. On dit bien « constante », c'est-à-dire, idéalement, à chaque instant. Il n'y est donc jamais question de se plier à des moyens douloureux pour aboutir à un résultat meilleur ; il n'est pas question de soumettre le présent au futur.

Souvent, les gens ne nous voient pas comme des médecins et se surprennent à dire des choses « qu'ils ne diraient pas à un docteur » ! Ils parlent notamment de toutes les approches illégales ou ésotériques qu'ils ont entreprises à l'insu de la médecine officielle. Ils peuvent alors trouver un lieu où elles ne sont pas exclues, même si elles n'y sont pas prescrites, un lieu où l'on peut alors travailler les rapports des personnes avec ces méthodes – rapports parfois bénéfiques et parfois tout à fait aliénants. Ce que l'on remarque, partage et travaille avec eux, c'est leur maîtrise, leur assurance, leurs affrontements vis-à-vis de leurs maux et des traitements qu'ils suivent.

Le début

Voici, comme illustration, l'amorce d'une démarche commentée par la personne qui l'a entreprise[3]. Elle y fait part de ses impressions à la suite des toutes premières propositions d'Echo. Cet exemple est à la fois significatif et inexact ; significatif quant à la dynamique de l'échange, inexact quant à sa généralisation possible, car tout début, comme tout parcours, reste singulier.

Les paradoxes

Lorsque nous travaillons, nous ne présentons pas nécessairement plusieurs concepts au départ : d'emblée, nous ne donnons pas un cours aux clients. Nous préférerons plutôt commencer avec ce qui est présent, avec ce qui se présente, et induire peu à peu une position témoin, une perception d'espace, un état fluide, des mouvements intérieurs que nous appuierons à mesure de leur survenue. À moins que les participants n'aient des idées précises dès le début, on part simplement de ce qu'ils sentent, de leur relation à la maladie et à leurs traitements, comment ils s'en sortent. Et quand ils n'ont pas d'expectative particulière, on part de presque rien :

I : – Il n'y a pas d'objectif, pas d'attentes nécessaires.

C (en elle-même) : (– *Quel soulagement ! Le contraste parfait avec la vie quotidienne au travail et partout !*)

---

3. Dans ce sous-chapitre et dans un autre (« La manière », p. 400), nous utiliserons, avec son accord, des extraits du témoignage d'une personne ayant réalisé la formation en ECHO ; elle sera identifiée alors par « C ». PAQUETTE, Claire, *L'apprentissage individualisé du processus de healing*, manuscrit non publié, décembre 1990.

I : – Il peut se trouver que vous respiriez superficiellement, c'est correct... Il se peut que votre respiration se modifie, c'est correct aussi... Vous êtes simplement là.

C : (– *D'ordinaire, on me dit comment je dois respirer !*)

I : – Il n'y a aucune exigence particulière, il n'y a pas de but.

C : (– *Je me sens déboussolée, habituée que je suis de me faire donner des buts, des objectifs, d'en rédiger pour chacun de mes cours, d'être évaluée en fonction de mes buts et objectifs.*)

En fait, on adopte deux attitudes complémentaires : on propose un cadre extérieur précis, mais on n'exige aucune performance spécifique.

Le cadre est une réalité que nous établissons, avec ses consignes paradoxales, avec ses règles de travail intérieur[4]. Peu à peu et par la suite, le client peut établir le sien. C'est une mise en place contrôlable et contrôlée. Tandis que la réalité intérieure n'est pas, ou ne doit pas être, dans la méthode, dirigée. On débute comme on continue : avec ce qui est là.

La double réalité, extérieure du cadre et intérieure du contenu, et leurs règles fort différentes sinon opposées, organise donc une double réponse aux demandes des personnes. On retrouve toujours ces deux aspects qui s'intègrent l'un dans l'autre.

I : – Il se peut que votre cœur batte rapidement, c'est correct.

C : (– *Il a dû observer ma carotide. Je suis consciente que mon rythme cardiaque est plutôt rapide !*)

I : – Il se peut que votre cœur batte moins vite, c'est correct aussi.

C : (– *Le simple fait d'observer mon rythme cardiaque, ce dernier se calme.*)

I : – Si vous voyez dans votre esprit des objectifs, des choses à faire, ce n'est pas essentiel. Vous pouvez les laisser passer. Vous êtes simplement là.

C : (– *C'est un vrai sorcier ! Justement une farandole de choses à faire tournoyaient dans mon esprit : voir une collègue avant la réunion, faire parvenir une lettre de références, décider si j'accepte*

---

4. Description de celles-ci dans la section « Les règles intérieures » p. 111.

ou non de donner une conférence, et bien d'autres choses encore. Je regarde passer tout cela comme un carrousel, en me disant qu'au fond, rien de tout cela n'est vraiment essentiel. Et de me laisser tout relativiser ainsi, fait que j'ai l'impression de m'enfoncer dans le divan.)

La parole

On dit souvent que la parole est un outil central dans les thérapies. Encore faut-il qu'elle y occupe des fonctions très diverses, selon les techniques, et nous comparerons en guise d'exemple trois d'entre elles. Dans une thérapie cognitive, la parole permettra d'expliquer à l'intervenant, et en réponse à ses questions, la façon dont on perçoit la réalité. Dans une thérapie transactionnelle, la parole est utilisée pour faire naître et démontrer des interactions entre les gens et avec les choses[5]. Dans une psychothérapie psychanalytique, il est demandé, a priori, de « dire tout » ce qui vient à la pensée, sans raison et sans objectif[6].

Dans le premier cas, cette parole sert à donner des informations qu'on reconnaîtra d'abord pour les modifier ensuite ; dans le deuxième cas, elle sert à construire une communication pour changer des relations ; dans le troisième cas, c'est son expression même qui est considérée comme primordiale dans la démarche. Du premier au dernier de ces trois exemples, le contenu des messages porté par le langage devient moins l'objet de travail tandis que l'action même de langage le devient davantage.

En Echo, la parole ne sera pas utilisée comme canal d'information pour transmettre à l'intervenant ce dont on est conscient. Pas davantage comme outil d'interaction pour modifier une dynamique interpersonnelle subconsciente. Non plus comme lieu d'émergence d'un inconscient.

---

5. J'inclus ici toutes les thérapies basées sur une exploration des relations interpersonnelles vécues objectivement ou subjectivement : analyse transactionnelle, gestalt.

6. Paradoxalement, en psychanalyse pure, cette proposition prend moins d'importance, car l'attitude du psychanalyste parlera d'elle-même, si l'on peut dire. Sa propre façon de dire des paroles, d'être en silence et de vivre la relation procédera de l'association libre. Alors aucune « ordonnance » n'est donc vraiment indispensable, peut-être seulement des explications si cela étonne.

Dans les psychothérapies psychanalytiques, le face à face, l'implication limitée de l'intervenant, sa formation parfois, nécessitent que le client parte seul dans sa croisière intérieure, même si le thérapeute l'y accompagne avec bienveillance.

Elle sera considérée comme un agencement d'objets verbaux, qui font partie d'ensembles d'autres objets. Ils seront permis, mais pas privilégiés. Ils seront proposés, mais pas imposés. Ils ne seront pas plus « à comprendre », « à analyser », « à dramatiser », « à exclure » que les autres.

La parole en écho est une composition d'objets à formes et à agencements variables. En compagnie d'autres objets imaginaires et perceptuels, et « en bonne compagnie », les mots émergent, bougent, disparaissent, fluctuent et s'entrechoquent. Une sorte de « mouvement perpétuel ».

Ainsi, les personnes parlent si elles le désirent, avant, pendant, au fur et à mesure, après... Leurs paroles peuvent être compréhensibles ou inaudibles, logiques ou analogiques, continues ou parcellaires.

I : – Si, en cours de route, vous avez des impressions que vous voulez partager tout haut, c'est correct. Si vous voulez simplement en prendre note, sans en parler, c'est correct aussi. Vous êtes simplement là.

C : (– *Je choisis avec délectation de me taire. C'est tellement reposant, surtout quand on est une enseignante.*)

Valables en tant que telles, les paroles seront accueillies comme partie du processus, dès l'instant où elles n'en bloqueront pas le cours.

I : – Vous pouvez être témoin de différents événements. Si des paroles sont présentes, c'est correct aussi. Vous n'êtes jamais obligé de parler, et ce n'est jamais interdit.

Vous pouvez dire ce qui se passe si vous y pensez, si vous le voulez, si c'est possible. Si cela facilite le processus, c'est très bien. Si cela l'empêche, vous pouvez rester en silence.

Il se peut que l'intervenant, lors d'un long silence, désire savoir où la personne en est. Il le fait alors par besoin de se situer lui-même plus que dans l'intérêt direct et immédiat du client. Dans la mesure où ce dernier point est clair, des demandes d'informations peuvent être utiles.

I : – Il se peut que je vous demande ce qui se passe pour comprendre davantage où vous en êtes.

Je le fais pour moi, et non pas pour vous. Vous n'êtes donc pas obligé d'y répondre si vous sentez que le faire pourrait dissiper ce qui est présent.

L'alliance

Le processus débute de la manière la plus personnelle possible : très large pour certains ou très étroit pour d'autres. Si les personnes veulent entrer en écho pour soigner leur cancer, c'est tout à fait valable comme demande, en tant qu'espoir. Si d'autres arrivent pour guérir leur vague à l'âme, c'est encore une fois tout à fait respectable comme demande, en tant que souhait. Il est extrêmement important de partir de cette option personnelle, de cette hypothèse particulière.

C : (– ... *Il y a des bruits dans le corridor, des gens qui se parlent, une porte qui claque.*

Je serais portée à me laisser distraire. Mais, très vite, je me dis que rien de tout cela n'est essentiel. Que, pour moi, la seule chose essentielle est d'être ici, comme je suis, naturellement, sans forcer.

Spontanément mon corps prend une respiration très profonde, et j'éprouve une sensation de détente générale.)

I : – Il est possible que des choses émergent : des sensations, des perceptions, des images, par exemple au sujet de votre respiration, de votre circulation. Si quelque chose, peu importe quoi, devenait intolérable, nous pourrons en parler.

Vous pouvez garder les yeux clos, c'est correct. Vous pouvez les ouvrir, c'est correct aussi.

C : (– *Je choisis de les laisser clos.*)

I : – Si vous avez des pensées, vous pouvez les regarder passer. C'est correct, dans la mesure où c'est tolérable.

C : (– *Au lieu de lutter contre des pensées insistantes, cela me détend beaucoup de les regarder simplement passer.*)

I : – Il n'est pas nécessaire de comprendre. Si vous comprenez quelque chose, vous pouvez en prendre note et nous pourrons en reparler. Si vous ne comprenez pas, c'est correct aussi.

C : (– *Je suis ravie de n'être pas obligée de tout comprendre, c'est reposant. En même temps, c'est si inhabituel pour moi. Je me laisse couler dans cela.*)

I : – S'il se passe quelque chose, ce sera correct. Si, d'après vous, il ne se passe rien ou peu de choses, vous pouvez rester sans jugement et simplement observer. Quoi qu'il arrive, ce sera correct.

C : (– *Il y a comme des glouglous dans la région de mon plexus solaire, à gauche. Ils sont audibles pour moi. C'est comme si quelque chose avait bougé dans cette région-là, dans mon abdomen. C'est comme si un trajet de quelque chose s'était mis en place.*

Puis me viennent successivement à l'esprit, mais provenant du ventre, les mots « arc », puis « arbalète ».)

Ce qu'on a dit des quatre dimensions n'est pas suivi au pied de la lettre. En effet, il n'est pas nécessaire de suivre exactement ce qui est énoncé. Le principal est d'en faire l'expérience, une expérience qui doit primer sur le déroulement théorique. C'est pourquoi nous avons nommé *quatre dimensions* plutôt que *quatre étapes*, pour indiquer qu'il ne s'agit pas là d'une démarche linéaire. D'ailleurs, à partir d'un certain moment, chacun suit un parcours tout à fait imprévisible :

C : – ... *J'ai été témoin, dans mon corps, d'une légère douleur au rebord costal gauche. En passant à l'état fluide, elle est devenue pulsative. Ce n'était plus une douleur mais plutôt une zone pulsative qui s'est même réchauffée et qui a trouvé un écho dans le dessus du pied gauche, puis dans le cœur.*

J'interroge en pensée : « – Qu'est-ce qu'elle fait là ! » ; je me sens espiègle. Je m'adresse au rebord costal pulsatif où se trouvait auparavant la douleur.

Il me vient l'image d'une très grosse épingle en plastique qui me transperce le rebord costal gauche. Elle est fermée ; ça ne me fait pas mal. Puis émerge, venant du ventre, pas de la tête, le mot « harpon ».

Je me dis « harpon ? ». Et me vient à l'esprit la mélodie d'une chansonnette de mes jeunes années : « Java, qu'est-ce que tu fais là... entre les deux bras... d'un accordéoniste... ».

Et les quatre dimensions s'appliquent, s'expérimentent à partir de n'importe quel objet, de n'importe quel objectif. C'est pourquoi on a préféré désigner Echo sous le terme méthode plutôt que technique.

LE PARCOURS

Les personnes ont donc entrepris le processus. Certaines le suivront jusqu'au bout, d'autres non. Au fur et à mesure qu'elles avancent dans l'apprentissage, elles reconnaissent les malentendus, remarquent des limites, mettent à jour des obstacles. La mise à découvert de ces difficultés se fait inévitablement à la faveur de la démarche, car elles ne pouvaient être clarifiées au commencement. De séance en séance, elles seront peu à peu assimilées, et une transformation se développe.

Cependant, certains préfèrent mettre fin prématurément à leur démarche. Par « prématurément », on entend qu'ils le font avant le moment qu'ils avaient eux-mêmes prévu – et non pas par rapport à une durée qui serait exigée par l'intervenant. Non seulement on permet ces départs, mais on les reconnaît comme des décisions tout à fait acceptables, et tout à fait concevables. De même qu'il importe que chacun ait la maîtrise de l'ensemble de la démarche dans le cadre de la méthode, il importe tout autant qu'il puisse décider du moment de sa terminaison. Celle-ci n'a pas à être déterminée de l'extérieur par une règle ou un intervenant.

Précisons ce point, car somme toute, l'intervention a aussi une durée limitée et l'intervenant donne, au début, des limites à son intervention. Mais, à l'intérieur du cadre décidé au départ, le processus doit guider le temps intérieur au cadre et permettre la possibilité d'une fin prématurée. Continuer une intervention dont on ne sent pas le bénéfice entre en contradiction avec une démarche de guérison.

La fonction de l'intervenant

Autant la méthode vise à être « autoportable », autant l'entraînement demande une présence subtile de la part de l'intervenant. Il doit être là pour permettre, favoriser, donner des indications. Il doit faciliter l'accès sans s'imposer. On l'a vu, c'est un esprit qu'il faut mettre en place plutôt que des techniques précises à enseigner. Les quelques outils sont là comme des points de repère, qui peuvent être modifiés selon le bon vouloir du client ou de l'intervenant. La méthode est constamment modifiable.

L'intervenant est donc à la fois actif et discret.

Actif, car il met en place, entre le client et lui, une relation de dialogue. C'est le versant manifeste et présent d'un dialogue intérieur qui s'institue chez le client, entre celui-ci et ses perceptions, dialogue particulier dont on sait qu'il inclut les silences et qu'il peut être étrange.

Discret, car il n'intervient pas dans le contenu de ce qui est perçu, ni pour en interpréter le sens, ni pour en quantifier la pertinence. Il n'intervient pas plus sur le processus, il ne le dirigera pas. Tout au plus, il le soutient, et aide à en maintenir ouvertes toutes les opportunités.

Cette activité semble difficile à concevoir pour les intervenants qui utilisent habituellement des méthodes valorisant l'écoute et le silence du thérapeute. La discrétion est tout aussi difficile à établir si l'intervenant se perçoit comme devant obligatoirement apporter du sens au discours du client.

Un élément important que les intervenants doivent acquérir dans leur formation est de faire clairement la distinction entre un travail thérapeutique et un travail d'écho. Le signe caractéristique le plus manifeste est constitué par la présence ou l'absence des interprétations ; le facteur le plus subtil, c'est la différence entre la participation subjective ou la présence réservée de l'intervenant[7].

En position de thérapeute, l'intervenant travaille sur la relation avec l'autre et ce qu'elle évoque en lui, ce qui est déjà certainement difficile. Mais il est encore plus difficile dans certaines situations, et lorsque le client n'en a pas fait la demande, *de savoir ne pas agir comme thérapeute.* Alors les intervenants, parce qu'ils ont une formation de thérapeute, trouvent encombrant leur outil familier. Alors les intervenants, même s'ils ont une formation de thérapeute, ne devraient pas exercer cette fonction.

Quelques personnes cependant demandent une intervention à la fois sur le plan imaginaire des échos et sur le plan symbolique des interprétations. Ceci nécessite des actions complexes et des formations diverses de la part des intervenants. Ce sont des trajets souvent laborieux.

Le trajet de l'intervenant

Voyons maintenant comment se déroule une partie d'un tel travail, en mettant en jeu des interventions de différents plans et en soulevant des réflexions malaisées tout au long du processus. Nous les décrirons surtout à partir des perceptions de l'inter-

---

7. La participation subjective de l'intervenant est nécessaire lors de l'exercice de sa fonction thérapeutique.

venant lui-même, de ses décisions, de ses hésitations, de ses doutes, de ses inventions.

La personne dont il s'agit a fait une demande très claire de travail intérieur, dans une circonstance de maladie grave, sans avoir jamais pu s'ouvrir auparavant à quiconque au cours de sa vie personnelle[8]. Parlant peu, souffrant beaucoup, elle force l'intervenant à sortir des cadres classiques et rassurants. Face à son imaginaire réduit, sa lucidité tragique vis-à-vis de son histoire et sa maladie fulgurante, le thérapeute se voit obligé de repérer et de privilégier l'essentiel dans ses interventions – de se simplifier, de s'approfondir lui-même.

L'intervenant parle.

S'avancer dans l'obscurité

J'entreprends, comme à l'accoutumée, une introduction progressive à l'intérieur de ce monde dans lequel nous allons cheminer durant l'apprentissage. La personne, atteinte d'un cancer, a voulu entreprendre une démarche de guérison pour tenter de se sauver de cette affection galopante dont elle n'est pas sûre qu'elle peut venir à bout.

Je pars de peu de choses et de peu de renseignements. Je précise simplement l'importance qu'elle maîtrise le processus qu'elle est en train d'amorcer : ne pas être submergée, poser toutes les questions indispensables à sa compréhension, ne pas se forcer. Elle pourra prendre les positions les plus confortables possible, suivre les consignes seulement si elle s'y trouve à l'aise, et répondre aux questions dans la seule mesure où elle le désire. Durant toute la préparation, mon attention est utilisée à construire le premier ingrédient du lieu de travail intérieur : le cadre.

Mais le contact n'est pas encore établi : je ne sens pas de *personne* devant moi.

Ayant aménagé une première délimitation de l'espace de travail, je lui demande ce qui se passe en elle. Quelques éléments

---

8. Ceci n'est pas tout à fait vrai. Mais préciser davantage nécessiterait de donner davantage de renseignements, ce que nous ne voulons pas faire par souci de discrétion, ce qui inclut la confidentialité. Nous parlons surtout de ce parcours pour mettre à découvert l'intérieur du thérapeute dans son travail avec elle.

surviennent par-ci, par-là – des idées, des perceptions – sur lesquels je ne m'attarderai pas maintenant. Je voudrais plutôt faire
part de ce que je perçois intérieurement. Je m'introduis dans ce
lieu intérieur qu'elle m'ouvre. Comme toujours, il n'y a là pas de
fil, pas de logique, encore moins de compréhension. Mais en
plus, chez elle, ou plutôt en moins, je ne rencontre que peu de
choses, peu d'objets, peu d'événements. Je me déplace double-
ment dans l'obscurité : point de clarté et point de reflets.

Il n'est pourtant pas question de parler ou d'interroger à
tout crin. Cela ne ferait qu'obstruer l'espace intérieur en le laissant muet. Il n'est pas question non plus de rester à tout prix en
silence, ce qui obligerait son attention et sa perplexité à se tourner vers moi, provoquant ainsi des mouvements transférentiels[9]
propres à la psychanalyse et amorcés dès la première rencontre.

Un certain silence s'établit pourtant, bienveillant, pai-
sible, rassurant ; une sorte de repos. Un silence simple, ponctué
de paroles simples. Sans la pression de quelque intervention. Un
silence imparfait certes, des paroles imprécises justement : une
ouverture possible. Ce silence s'établit peu à peu autour d'un
apprivoisement des conditions de l'émergence d'un imaginaire.

En même temps, je cherche un sujet[10], et je ne l'ai pas encore trouvé.

Micheline m'écoute, mais il n'y a pas beaucoup de mouvement individuel ou animé de sa part. Il est possible que cette
absence de sujet soit secondaire à la maladie. Elle disait
d'ailleurs que les choses se passaient différemment avant qu'elle
ne tombe malade. On voit comment une maladie peut gommer la
position de sujet. Il est possible aussi que cette absence de sujet
soit d'origine plus lointaine, dissimulée jusqu'alors dans les événements quotidiens, mise en évidence lorsque ceux-ci furent bouleversés par le drame actuel.

Devant la difficulté, je sens ma tentation de la « mettre au
travail » dans des exercices précis, inaugurant un labeur et

---

9. « Le transfert est le processus par lequel les désirs inconscients s'actualisent
sur certains objets dans le cadre d'un certain type de relation établi avec eux et éminemment dans le cadre de la relation analytique » : LAPLANCHE, J., PONTALIS, J.B.,
Vocabulaire de la psychanalyse, Paris, P.U.F., 1968.

10. Au sens où nous en avons parlé dans « La situation de sujet », p. 219.

« déterminant » la mise en scène d'un individu. En même temps j'arrive heureusement à supporter suffisamment la situation pour rester simplement avec elle, sans recourir à des artifices concrets. L'important, c'est de laisser émerger une relation d'empathie, « d'entrer en contact » comme on dit, avec elle comme sujet.

Le recours à des techniques actives est une façon de repousser le contact avec la souffrance centrale. L'autre façon d'obturer cette descente délicate dans la souffrance ou dans le néant, c'est de passer à tout prix au plan du symbolique : on cherche à faire de l'histoire. Voilà une manière tellement courante qu'elle est habituelle, et même prescrite. L'un des protagonistes pose des questions, l'autre répond, puis une histoire passe de l'un à l'autre. Mais je ne pense pas que le contact soit pour autant établi ; je pense plutôt qu'il est évité. Certes, on met de l'histoire pour retrouver une personne ; mais cette histoire mise de l'avant cache la personne : on vient d'ériger la forêt qui cache l'arbre. Quand cette manière émane du client, on n'a qu'à le remarquer et à suivre le mouvement sans s'y opposer ; de notre place de thérapeute cependant, nous avons à ne pas en être dupe, ne pas « en remettre » par un interrogatoire assidu !

Tout à coup, Micheline s'inquiète de son mari qui, en attendant la fin de l'entrevue, lui a dit qu'il irait faire une course. Elle a peur qu'il ne soit pas présent lorsqu'elle sortira du bureau. L'évocation de cette personne chère introduit un allié dans la rencontre. Elle parle alors de dépendance, d'angoisse... Nous y sommes : le sujet n'existe pas en lui-même, mais à la mesure de la présence d'un autre. Elle dira plus tard que l'attention des autres lui était indispensable pour être bien. Ceci est important, car nous devions d'abord reconnaître cet égarement et y être présent : toute entreprise aveugle sans ce point de référence serait laborieuse et essoufflée. Il est donc indispensable, avant de se lancer dans diverses techniques, d'explorer la présence d'un sujet, car c'est le noyau de la guérison.

Maintenant je suis en contact avec quelqu'un, même si ce quelqu'un se sent « rien » quand il est seul. De là, on pourra travailler. On est dans les prolégomènes de la position de témoin. Je n'ai pu amener cette « technique » dans les circonstances actuelles, avant de poser la présence d'un sujet et d'une relation.

À la fin, nous avons d'ailleurs commencé à parler ensemble et deux expressions se sont organisées : être seul avec soi-même et être en compagnie de soi-même, l'une évoquant l'abandon, l'autre la liaison.

Rejoindre les perceptions

Micheline entreprend la rencontre en disant qu'elle va mieux, et elle parle de la chimiothérapie. Elle se trouve ici dans le champ de la maladie et de la médecine ; c'est souvent ce qui arrive dans les débuts. Cela nous indique qu'elle est en position de patient, même si elle se sent moins malade[11]. Mais on voit aussi qu'elle est observatrice des traitements et de leurs effets, ce qui peut constituer un pas vers la position de témoin. Voilà qui est important, car il est impossible d'être en travail d'écho avec une personne submergée par une maladie.

Peut-être se présente-t-elle comme patiente parce que ses espoirs de sujet ont été sabrés depuis la dernière fois. Sa confiance en la guérison a été mise en échec. Cette guérison est idéalisée puisqu'elle n'a pas actuellement les moyens de la considérer comme réaliste. Cette guérison est fragile lorsqu'elle est confrontée à la réalité coutumière. Une religieuse lui a affirmé que le cancer particulier qui l'atteignait « ne pouvait être guéri par la foi » ; cette déclaration l'a jetée par terre. L'espoir insensé que Micheline porte, non sans en être tout à fait dupe, est à la mesure de sa petitesse, de sa détresse. Sa fonction illusoire peut être connue, mais elle ne doit pas être critiquée. La destruction de l'élan par un réalisme raisonnable la blesse et la rend malade.

J'évalue les dommages causés : peut-elle revivre malgré cette parole fatale, peut-elle penser à nouveau ? Nous trions ce qui appartient à la pensée des autres et à la sienne, entre les faits objectifs et les impressions subjectives. Elle peut alors percevoir à nouveau un léger mouvement de vie intérieure.

Nous en revenons à nouveau au silence, à ce silence particulier, à cet espace de base, à ce lieu d'appui[12]. Nous les rappro-

---

11. Au sens cité plus haut dans « Le mal-être », p. 44.

12. TALEGHANI, Michel, *Le silence : un objet social et ses fonctions sémantiques*, thèse de doctorat, Nanterre, juin 1974, 2 vol., 255 pages et 217 pages.

chons de la notion de réel[13], cette dimension sous-jacente aux réalités représentables et aux flux perceptibles. Difficilement descriptible, on peut le nommer présence, empathie ou facteur non spécifique. Il est comme la branche d'arbre sur laquelle on est assis : on ne peut le concevoir de l'extérieur. Il est le point aveugle du sujet.

Je lui propose simplement de « respirer et de me communiquer les perceptions qui peuvent survenir, s'il y en a, si elle peut mettre des mots dessus, et si elle en a le désir ». Et toujours jusqu'au point où tout cela est supportable : comme les sensations, les mots, les consignes... Le but est qu'elle vive peu à peu la position de témoin, en accédant à une sensation de sujet et sans être envahie par les objets intérieurs qui surviennent. Risquer d'être prise dans les événements qui apparaissent en elle, cela se reproduit chaque fois qu'un nouveau problème survient. Accéder à une position de sujet ne se fait pas de façon linéaire : elle repassera évidemment par des pertes d'espoir dont elle témoigne. Il n'y a toujours pas d'imaginaire.

Elle parle. Elle parle de l'acupuncture pour diminuer les douleurs, de la prise de médicaments et du problème qui s'ensuit de l'endormissement de sa conscience. Je laisse tout cela se dire, car les problèmes de réalité doivent être exprimés avant toute entreprise d'écho, et ce, chaque fois qu'ils se présentent. Elle parle alors de son bien-être. Il faut, dit-elle, qu'elle occupe son temps par différentes activités pour ne pas être envahie. Mais ceci est plus facile quand l'énergie physique revient et qu'elle ne se sent plus malade.

Je parle. Cette parole est celle d'un soutien. Non pour l'encourager. Non pour donner des conseils. Pour qu'elle s'en appuie. Et pour supporter le réel, car il faut éviter la submersion dans le vide ou les échappatoires – les recours à la fuite et aux recettes :

I : – Vous sentez-vous à peu près bien assise ?

M : – *Je sens que ça circule !*

---

13. Deux points clés du lecton lacanien permettent de situer ce qu'est le réel : « le réel, c'est l'impossible », et « ce qui est rejeté du symbolique réapparaît dans le réel » : NASIO, Juan David, *L'inconscient à venir*, Paris, Christian Bourgois Éditeur, 1980, p. 190.

Tout à coup, elle vient de passer à un nouveau registre. Le travail amène la première image : un couteau dans le dos. Une intention de changer la représentation fait survenir un mouvement de rotation pour se mettre face au couteau, mais l'image disparaît. Nous enseignons une possibilité d'utiliser le même scénario si l'image revient.

Au retour, Micheline nous annonce que durant l'intervalle entre les deux rencontres, elle a pu percevoir différents événements intérieurs. Nous commençons donc directement par l'enseignement de la position de témoin vis-à-vis des objets qui semblent intérieurs, et aussi de ceux qui semblent extérieurs. L'état est bien compris maintenant. Un retour sur l'expérience sera néanmoins fait à la fin de la rencontre pour vérifier si la démarche d'écho et les silences sont supportables, ce qui sera confirmé.

Une question surgit soudainement *du profond* d'elle-même :

> M : – *Pourquoi ai-je le cancer ? On dit que cela est lié au psychologique.*

Je lui apprends à poser la question et à être présente à son effet. Rien ne survient tout de suite. Puis le couteau de la dernière séance réapparaît ; elle tente de le repousser. Il disparaît de lui-même, ce qui l'empêche d'aller plus loin. Je lui précise de n'en point forcer le retour.

Elle raconte alors les problèmes qu'elle rencontre dans la réalité quotidienne : sa difficulté à trouver des habits plus grands qui lui conviennent, l'acupuncture qui ne donne pas les effets aussi rapidement que l'intervenant l'avait prévu et qu'elle l'avait souhaité, le rendez-vous éprouvant avec une amie à qui elle a dû annoncer son cancer. Chacun de ces événements la touche narcissiquement, risque de la rendre « malade » et remet en question son espoir. Je suis présent.

Elle se remet pourtant au travail intérieur, constate qu'elle est bloquée, ce qui se manifeste par une absence d'émotions. Nous insistons sur la valeur d'une telle constatation et sur l'importance de ne rien forcer a priori dans une certaine direction. Au-delà de cette perception de couteau avec lequel elle compose, il n'y aucune autre perception corporelle. On a même l'impression qu'elle n'existe pas beaucoup en tant que sujet. D'ailleurs elle répète que c'est l'image que les autres peuvent avoir d'elle qui est son point de repère.

Le couteau revient et, cette fois-ci, elle le fait tomber. Son attitude intérieure vient de changer.

Engager le corps

Lors de cette séance, elle a dû revenir à l'hôpital. Tout d'abord la souffrance est omniprésente, envahissante. Nous précisons ensemble l'efficacité du contrôle de la douleur par les médications, et son degré de satisfaction vis-à-vis de leur effet. Tenir compte de cette réalité. Ce qui me frappe maintenant, contrastant avec ce mal immense, c'est son manque d'existence. J'ai l'impression que la maladie est comme un train qui va trop vite : elle n'arrive pas, avec ses capacités, à l'attraper ; toutes ses pauvres énergies sont utilisées à survivre et l'espace psychique n'a pas le temps de s'ouvrir.

La douleur ressentie gêne le travail intérieur, et nous trouvons une autre position moins douloureuse. Ceci est aussi une manière de respecter ses besoins en deçà de la technique, à la recherche d'un sujet. La douleur devenant un peu plus supportable, je lui demande ce qu'elle sent dans son corps *en dehors* de celle-ci. En effet, pas moyen de travailler sur la douleur s'il n'y a que cela qui existe. Elle ne ressent rien, même pas du vide.

Au regard de cette absence, je recherche donc un lieu de paix :

I : – Pouvez-vous sentir un lieu de calme en vous ?

M : – *Non. Il m'arrive de sentir de l'optimisme.*

On a là une sensation vague, quasiment abstraite. Je tente d'incarner l'idée :

I : – Comment sentez-vous les manifestations de cet optimisme en vous ?

M : – *Alors je souris.*

Les points de repère sont extérieurs : pas de monde intérieur. J'invente donc un lieu de paix, en lui fournissant des images diverses : de chaleur, d'air, de calme... et des lieux possibles dans le corps – toutes les idées qui me viennent à l'esprit. Ce qui survient en moi surtout, c'est l'importance de créer un lieu de sérénité, une sorte de base temporaire. Cette manière de faire rappelle l'utilisation du « lieu de rêve », souvent décriée comme artificielle quand elle est systématique, mais qui se révèle indispensable à ce moment. Elle dénote la limite de l'intervenant à suivre la personne dans son parcours abyssal ; c'est exactement ce qui se produit chez moi ici. Tenter de mettre un sol, alors qu'on n'a guère la capacité de descendre dans l'abîme.

Tout à coup, elle ressent un lieu de calme dans le ventre :

M : – *Je le sens là, où il n'y a pas de douleur.*

On a enfin deux lieux, un douloureux et un autre. Nous nous attachons au deuxième :

I : – Si vous le sentez toujours, respirez dedans pour le renforcer.

Elle commence à le sentir de façon plus permanente. Il s'agit maintenant de l'ancrer :

I : – Au moment où vous le percevrez assez nettement, laissez venir un mot ou une image, qu'il n'est même pas nécessaire de me communiquer. Ce sera votre signe pour rappeler cet état.

C'est un mot qu'elle choisit pour servir de voie à ce lieu sans douleur, ce qu'elle n'avait pas pu faire auparavant :

I : – De ce lieu calme, vous pourrez infiltrer la douleur pour la diminuer.

Nous la revoyons admise aux soins palliatifs. Il a été convenu d'arrêter les soins curatifs et de trouver là un lieu d'accompagnement vers la mort. Nous sommes au-delà des moyens extérieurs connus pour conjurer cette maladie. Je la retrouve étendue sur son lit, « entourée » de son mari. Je dis bien : entourée de son mari ; car il est là, présent affectivement, calme et chaleureux, pour elle. Il lui tient la main tendrement.

Les deux s'écartent pour m'inviter avec eux. Je m'installe peu à peu à l'intérieur de ce lieu, de cette relation. Micheline n'est pas affaissée, mais elle est faible ; il n'y a plus assez de force pour un quelconque travail intérieur. Je commence donc une présence simple, avec quelques mots de temps à autre. D'abord pour lui dire que je n'attends pas obligatoirement qu'elle parle ; nous savons qu'elle ne peut le faire, mais il est important de le lui confirmer. Il se peut, lui dis-je, qu'elle ait des pensées, des images ou des émotions, et son regard démontre aussitôt leur existence. Dire cela simplement pour qu'il y ait de la vie, et non pas seulement une stupeur.

Je m'enfonce encore plus dans le contact réel : point de mots ; son conjoint est proche et attentif. Et puis survient le contact de mes doigts dans sa main : de telle manière que ma main ne la serre pas, ce qui m'empêcherait de sentir ses propres mouvements ; pour que ma main ne l'entoure pas, différemment de ce que faisait son mari quand je suis entré ; et deux doigts, pour que sa propre main puisse se refermer, assurer elle-même ce contact. J'insiste sur ce lien de corps, car il sera la base du reste, et indiquera que la parole peut être secondaire.

C'est dans ce contact que me viennent des images de lumière qui représenteront un objet important du contenu de nos rencontres. Je pense en même temps à la mort dont je n'arrive pas à parler. La lumière est comme hors de la division entre la mort et la vie ; elle est comme un lieu de passage entre ces deux états, là où les solides se transforment en particules, lieu plus propice aux changements, au passage. On est à la limite du personnel et du transpersonnel[14]. La lumière devient une préparation rituelle à la mort ; ce que proposent, sous des formes administrées, bien des représentations religieuses ; ce que proposent, dans une intention de rassurer, certains conseils prodigués au sujet de la fin.

La parole qui vient, non prévue d'avance, s'ouvre à la présence, à la lumière, à l'énergie. À Micheline qui voulait faire de l'imagerie mentale sans en avoir le temps, les outils ou le fond, je sens que je parle du réel : de ce qui lie et de ce qu'on ne peut lire. Elle bouge les lèvres, demande à son mari d'approcher son oreille ; il se relève et me transmet son message : « Comment fait-on pour y aller ? » Cette femme sans fond s'amarre ainsi à un niveau de représentation communautaire. Et je continue dans

---

14. Le transpersonnel désigne les lieux, les conceptions et les démarches qui se situent aux limites de la vie individuelle. Dans le temps, et cela inclut les incursions aux confins de l'existence. Dans l'espace, et cela touche aux communications aux confins de l'existant : MOSS, Richard, *Unifier : s'éveiller à des énergies supérieures grâce à l'amour inconditionnel,* Barret-le-bas (France), Le Souffle d'Or, Coll. Chrysalide, 1991.

ce mouvement de rayonnement, de liaison : on est au bord de la dissolution.

Et j'ancre le contact. Mais pour qui, en ce moment ?

Pour elle ? Point de peur, ou d'impuissance, ou de tristesse pourtant : plutôt une sorte d'indication de comment ne pas être seule. Et pour son mari aussi, si près de ce genre d'univers.

Pour moi ? Car il me servira aussi à penser à elle, à rester en lien. Est-ce de la sympathie ? Est-ce de l'empathie ? Je ne sais plus. Mais quand j'écris ces lignes, la tristesse est là ; alors...

Supporter l'intimité

La séance suivante, je la retrouve très abattue, encore une fois bien entourée par son mari. À mon arrivée, il se retire ; je me retrouve seul avec elle. Dans le silence qui existe, le lien devrait être, par les mains, corporel, mais je ne peux le reprendre là où je l'ai laissé. D'une part son bras est replié et je n'ose aller prendre sa main ; d'autre part, et surtout, un malaise survient en moi. L'intimité créée, corporellement, dans l'union avec elle et sans le secours de la parole, rend les frontières entre l'acte thérapeutique et le contact amoureux plus difficiles à préciser[15]. M'en rendant compte, je garde une distance salutaire mais appauvrissante. Et puis, à l'aide de quelques mots, je rappelle la rencontre antérieure, celle à laquelle son mari participait.

Les points de repère commencent à me manquer : pas assez de paroles, un contact corporel dont la profondeur est à la limite de mes habitudes, beaucoup de croisements de regards ou d'absence de regards, et une présence unique. Cependant, je maintiens le contact, car je le différencie suffisamment de celui de son mari : il lui prend la main, je mets la mienne dans la sienne pour la sentir plutôt que de la soutenir ou la contenir ; il y met toute sa main, je n'y mets que deux doigts... Mais il y a quand même confusion entre proximité et intimité, comme si je m'infiltrais entre eux deux.

Deux jours après, allant vers sa chambre, j'aperçois son mari qui lit dans le salon. Me rappelant mon trouble, je sens la

---

15. De M'UZAN, M., « Le travail de trépas » in *De l'art à la mort*, chap. IV, Paris, Gallimard, coll. Connaissance de l'inconscient, 1977.

nécessité de lui parler, de prendre davantage contact avec lui aussi, de vérifier son accord vis-à-vis de mes interventions, et surtout de m'assurer de l'intensité de leur relation affective. De vérifier si mon empathie n'est pas prise pour de la sympathie ou de l'amour. Il me parle d'elle avec facilité, ce qui m'indique d'emblée que je ne suis pas un intrus dans leur relation.

Il me fait part d'une préoccupation qu'il a à son sujet : elle a des illusions. Elle a perçu à plusieurs reprises un groupe de personnes devant elle. Il est partagé entre les comprendre comme des visualisations ou comme des hallucinations. Il a travaillé avec elle cet imaginaire, reprenant un scénario que j'avais déjà utilisé au sujet du couteau, et qu'elle lui avait enseigné par la suite afin qu'il puisse lui-même l'aider à travailler. Or, après en avoir parlé au médecin, il a été décidé de lui donner un médicament pour dissiper ces phénomènes, leur conférant donc un statut de symptôme.

Nous convenons alors d'un autre point de repère, plus subjectif, pour justifier l'emploi de médicaments : l'anxiété, c'est-à-dire le submergement, ce qui est différent d'évaluer ces visions en fonction de leur caractère saugrenu. Il se révèle qu'elle est anxieuse la nuit, mais pas le jour. Durant la journée, il vaut donc mieux qu'elle ait toutes les possibilités de jouer avec ces créations, ce qui sera fait.

Cet épisode l'amène à dire que tout le monde ne la voit seulement que comme quelqu'un qui va mourir, et non pas comme quelqu'un qui vit ; d'ailleurs, il n'aime guère les termes de mourante, de terminale qu'on utilise à son sujet. Au contraire, il remarque qu'elle vit actuellement plus qu'elle ne l'a jamais fait. Souriante et parlant, peu mais profondément, alors qu'elle ne le faisait pas auparavant. Nous notions que les vivants ne pensent pas à la mort pourtant certaine[16] ; nous notons que les mourants sont toujours vivants, jusqu'à preuve du contraire. Les vivants ne se voient pas mourants puis ne voient plus que des mourants.

---

16. Voir « La vie éternelle », p. 338.

***

Nous avons entrepris une démarche d'écho, tel que le souhaitait cette personne. Ce qui est remarquable, c'est le peu de matériel avec lequel nous avons pu travailler. Nous l'avons d'abord imputé à la gravité de la maladie, à sa rapidité, traumatique comme un raz de marée, tout en nous demandant s'il ne s'agissait pas là d'un désert ancien. Très peu d'imaginaire, une sensation de rien, de vide, d'inexistence. Seule sa volonté de faire quelque chose était forte : elle voulait enrayer son mal. En nos termes : point de sujet, qu'il soit personnel ou transpersonnel ; pas d'existence à soi, pas de lien avec un réseau. Elle disait qu'elle n'a jamais parlé beaucoup, qu'elle a toujours fait les choses qui pouvaient plaire aux autres.

L'histoire était omniprésente ; Micheline était sous la dent de l'histoire, traversée par son histoire. Je n'ai pu que lui permettre de mourir un peu plus vivante, en l'humanisant dans un réseau relationnel. Son dernier contact patent avec moi fut son expression intense par l'intermédiaire de sa main quand je lui parlais de sa place non reconnue dans son histoire et parmi les membres de sa famille, lui en reconnaissant du même coup une maintenant. Elle le reconnaissait elle aussi : un serrement de mains.

L'échappée

Le spectateur, l'acteur, le machiniste sont sortis du théâtre. Ils sont là, dans la rue. Ils entament la marche qui les ramène à leurs domiciles respectifs. Déjà au dehors, encore au dedans, les temps se télescopent à l'intérieur d'eux-mêmes.

Les personnages déambulent à côté des passants qui vaquent à leurs propres occupations. Les répliques s'intercalent entre les bruits des voitures qui roulent vers leurs destinations. Les émotions se mêlent : de ce tableau qui resurgit, de cet enfant qui passe, de ce récit qui revient, de cette conversation que l'on attrape au vol. Les attitudes aussi se mélangent : un geste que l'on se surprend d'avoir fait durant le spectacle – était-ce celui d'un des rôles ? –, un mouvement qui nous fait tourner au bon endroit pour revenir chez nous.

La scène est loin au dehors, avec ses coulisses ; la pièce est proche au dedans, avec ses impressions.

Ce que nous voudrions aborder maintenant, c'est le retour au quotidien. Non seulement le fait de la terminaison des sessions, mais plus petitement, le fait de la fin de chaque rencontre, et plus largement le fait de l'arrêt de la méthode : les différents éloignements, avec les problèmes et les questions qui s'y posent.

C'est aussi la fin du livre, et de son utilisation.

LA FIN

Chaque entraînement d'Echo prend fin un jour. La personne s'en va et réintègre son univers habituel. Le passage des sessions à la vie quotidienne n'est cependant pas une simple formalité ; il exige certaines conditions pour se réaliser harmonieusement. Cette attention s'applique autant à la fin de chaque rencontre – le retour – qu'à celle de l'ensemble des sessions – le rappel.

Le retour

Une rencontre de travail en écho peut durer de trente minutes à deux heures, suivant les circonstances : la situation en groupe ou en individuel, la disponibilité de l'intervenant, le désir du client. À un moment donné, la plupart du temps déterminé d'avance, elle s'achève donc.

La manière

Les terminaisons doivent s'accomplir le plus possible dans le style du processus : progressivement et personnellement. « Personnellement », c'est-à-dire selon le rythme jugé le plus approprié par la personne : il peut être lent pour certains, rapide pour d'autres. Les consignes données valorisent cette façon d'achever chaque expérientiel :

I : – Quand vous déciderez que vous préférez vous asseoir à nouveau, vous pourrez le faire. Si vous préférez rester allongée un peu plus longtemps, je vous avertirai quand le moment sera venu de vous relever.

C : (– *Je reste allongée un petit moment, sachant que l'intervenant est le « gardien du temps ». Nous avons convenu clairement au préalable des sessions de formation d'une durée d'une heure, et je n'ai pas à me préoccuper du temps.*

Je continue à me dire, face « aux choses à faire » dans ma vie et à l'extérieur, que, dans le moment, ce n'est pas essentiel. Je veux simplement être ici.)

La cessation de l'expérientiel doit inclure la possibilité d'une réintégration de la parole, notamment si celle-ci n'a pas été présente manifestement durant le travail. Et l'intervenant qui a lui-même suivi le processus prend le temps nécessaire pour en revenir :

C : – ... *Je ressens un peu de chaleur au genou droit. L'impression que j'avais avant la session d'avoir le plexus solaire béant du côté gauche, est beaucoup moins « impérieuse ».*

I : – Le temps est venu de vous rasseoir, si vous désirez discuter du processus.

C : (– *Je m'étire et me frotte les yeux. L'intervenant a encore les yeux fermés. Il me paraît attentif, mais comme dans un état méditatif.*
Je regagne la chaise que j'occupais au début de la session. L'intervenant ouvre les yeux et fait rouler sa chaise vers l'endroit où elle se trouvait en début d'entretien.)

Les écarts de conscience

Les difficultés rencontrées lors des retours peuvent tenir d'abord au passage lui-même d'un état de réalité à un autre. La progressivité proposée a d'abord pour fonction de faciliter ce passage, aux fins d'un apprivoisement.

Le travail intérieur et corporel se fait dans un état de conscience où les événements quotidiens, les objets familiers, les points de repère habituels se sont estompés. Les différences coutumières entre corps et esprit, entre lumière et son, entre choses et personnes, entre manifeste et discret, entre perceptible et ineffable sont amoindries. Or le retour à la vie commune oblige à reprendre pied dans un univers stable, organisé, catégorisé, dirigé. Cela ne peut se faire instantanément, ni même rapidement, au moins au début de l'apprentissage.

Le retour progressif vise aussi une autre fonction, celle d'un élargissement de la conscience.

Généralement, les états de conscience vécus par les personnes sont délimités. On passe d'un état à un autre, et vice versa, dans une sorte de permutation définie : ou l'un, ou l'autre. Ainsi, on est soit dans le sommeil, soit dans l'éveil : on ne se souvient pas des rêves à l'état éveillé, on doit passer dans l'inconscience pour obtenir un état d'hypnose. Ces exclusions réciproques d'états de conscience, bien que tout à fait utiles pour faciliter certaines activités et protéger certaines identités, représentent également des freins pour des évolutions globales.

En d'autres termes, il serait délicat, sinon dangereux, de se mettre à rêver dans des activités nécessitant des préhensions de choses concrètes et des gestes précis de manipulation. Se mettre à associer librement dans une réunion d'affaires risquerait d'être mal perçu peut-être ou, plus banalement, de bouleverser l'ordre du jour. Mais lorsqu'on désire réaliser un changement global ou personnel, les états de conscience élargis deviennent fort utiles. Le problème qui se pose alors est celui de leur intégration dans la conscience habituelle, sans détruire la réalité extérieure, tout en supportant la réalité intérieure.

D'où le grand intérêt accordé aux rêves dans certaines approches de psychothérapie, ce qui nous semble important non seulement sur le plan de leur contenu à analyser – c'est l'aspect le plus souvent considéré dans ces approches –, mais aussi par le fait même du rapprochement réalisé de deux états de conscience que sont l'éveil un peu rêveur favorisé par l'attitude psychanalytique, et le sommeil un peu éveillé de la situation de rêve. Dans d'autres techniques, d'autres rapprochements sont valorisés : ainsi, entre des états d'éveil et d'hypnose pour la sophrologie[17], entre l'expérience d'impressions corporelles et leur description verbale pour une analyse subséquente de l'enregistrement[18]. Par ailleurs, cette utilisation d'outils de conscience élargie ne s'adresse pas seulement au développement humain mais aussi à la découverte de matériaux divers. Il existe des procédés de création dans le domaine de l'art et des techniques de résolution de problèmes dans l'industrie[19] qui font appel à ces modifications momentanées de la conscience.

Notre intention, en laissant la personne au centre de son retour, est de favoriser *l'exploration de la frontière entre les deux états de conscience de l'expérientiel et de la quotidienneté.* Éventuellement aussi de lui permettre d'y avoir peu à peu accès, rapidement ou simultanément.

Les différences de lieux

Les personnes trouvent difficile le retour à la vie habituelle, et particulièrement le passage entre ces différents états de conscience. L'apprentissage fait aussi partie de l'ensemble et se manifeste de façon très concrète.

---

17. Il s'agit de la sophronisation. RAGER, G.R., *Hypnose, Sophrologie et Médecine*, Paris, Fayard, 1973, p. 188-200.

18. Ces descriptions étaient introduites dans l'adaptation par Luthé du training autogène de Schultz : il demandait à ses clients de mettre par écrit les événements qui étaient survenus au cours de la séance de relaxation ; ces propos étaient ensuite analysés par l'intervenant.

19. Une méthode de résolution de problèmes qui a pour nom la synectique. Voir aussi KOBERG, Don, BAGNALL, Jim, *The Universal Traveller : a Soft-Systems Guide to Creativity, Problem-Solving and the Process of Reaching Goals*, William Kaufman, 1974.

Certaines personnes voudraient refaire les exercices chez eux, les autres jours de la semaine, mais n'y arrivent pas. Elles remarquent qu'elles n'y retrouvent pas l'ambiance extérieure du bureau de la rencontre et du son de la voix de l'intervenant. Le problème, c'est que si elles ne retrouvent pas cette ambiance, c'est bien parce qu'elles la recherchent ! En d'autres termes, elles veulent, et c'est tout à fait compréhensible, reproduire la situation connue de l'entrevue, où leur expérience a pu se produire.

Mais ce n'est justement pas la même situation. Il faut donc laisser émerger d'autres cadres de travail, d'autres aménagements. Ceux-ci doivent à la fois être compatibles avec les circonstances quotidiennes de la vie et comprendre certaines conditions fondamentales du travail intérieur. Cela exige donc des adaptations aux conditions extérieures : celles de la maison, de la profession. Les durées ne peuvent plus s'appuyer sur le minutage des rencontres ; l'abri concrétisé par l'intervenant et son bureau sont absents ; la position couchée ou les mouvements libres deviennent parfois impossibles hors contexte. Il faut donc inventer des temps variables, des protections limitées, des attitudes simples :

> P : – *Quand on est seul chez soi, c'est plus difficile de prendre la décision d'arrêter et de travailler. Car ici, on est dans une atmosphère, on a un guide.*
>
> *Il faudrait enregistrer notre propre voix, sinon on se laisse distraire, notre tête n'en finit pas de penser. Cela demande plus de volonté !*

> I : – Cela demande d'exercer de la volonté pour se mettre dans des conditions de lieu et de temps adéquats, pour ensuite permettre la non-volonté.
>
> Mais ne pensez pas retrouver ailleurs le même cadre qu'ici ; vous aurez à donner à ce travail des formes particulières selon les circonstances externes. En d'autres termes, vous ne pourrez faire ces expérientiels de la même façon ailleurs qu'ici : attitudes, positions, méthodes, durées...

La période qui suit une session constitue un espace d'autonomie. C'est pourquoi les interruptions obligées semblent aussi importantes. Dans cet espace, les personnes continuent à trouver les moyens appropriés et particuliers d'intégration dans leur vie courante.

Certains en profiteront pour entreprendre un journal de bord. Un lieu de parole, un lieu de confidences, un journal intime, cela est connu, mais aussi un lieu de travail pour noter ce qui a été perçu, pour ouvrir des questions, pour projeter des dessins, des couleurs. Ce journal, même s'il est rapporté dans les sessions, reste propriété de la personne. Elle ne nous en livre que ce qui lui sied et l'utilise de son plein gré.

Le rappel

Les reprises

À la fin de l'entraînement, ou parce qu'elles ne sont pas allées jusqu'au bout, certaines personnes se retrouvent parfois sans la maîtrise désirée du processus. Alors elles demandent de reprendre une autre série de rencontres, ce qui est toujours possible et souhaitable. L'enseignement, de par sa nature, est redonné de la même manière, puisqu'il s'agit moins d'apprendre quelque chose de nouveau que d'approfondir la démarche, à l'image d'une spirale, qui repasse autour du même endroit mais un peu plus largement à chaque tour.

Nous rencontrons alors à nouveau ces personnes qui ressentent le besoin de recommencer une autre phase de leur démarche, nous faisons le point sur les étapes antérieures et sur les nouvelles demandes. Une autre boucle de la spirale est amorcée. Dans le jargon du milieu, les personnes ont appelé cela « redoubler », comme à l'école ! Douce ironie sur la facture pédagogique de la méthode. Il y en donc qui redoublent, d'autres qui triplent...

Pour les groupes, la reprise ne se fait pas obligatoirement avec les mêmes intervenants, ni avec les mêmes membres. Parce que rien ne peut jamais être semblable. Parce que l'évolution de chacun est différente. Parce que l'important, c'est d'être présent à soi, dans des contextes divers. Les participants peuvent y retrouver des gens qui redoublent eux aussi, d'autres qui n'ont pu terminer une session précédente, d'autres qui commencent.

Là encore, il s'agit d'un processus dont le développement n'est pas linéaire. Tout le monde part d'une position différente et se retrouve par-ci, par-là, côte à côte. Par comparaison, on peut reprendre une nouvelle fois l'image de la spirale : des points fort éloignés le long d'une ligne peuvent se retrouver très proches en regard de l'espace qui les sépare. Alors commencer, reculer, être en avance ne sont pas des termes très appropriés à ce domaine.

On peut alors se demander pourquoi il ne serait pas plus simple de faire des sessions plus longues, ou des groupes ouverts, ou des fins non déterminées d'avance. On préfère garder ce rythme séquentiel. Les apprentissages restent des aventures limitées dans le temps, et certains apprécient cette délimitation. Comme des respirations, elles ne sont jamais définitives et toujours renouvelables.

Les bilans

Chaque fin de session devient un lieu charnière d'appréciation et de relance éventuelles. Lorsqu'un groupe ou un travail individuel se termine, on organise une réunion entre les participants, les intervenants et une personne tierce qui n'a pas assisté à l'entraînement. Un bilan y est réalisé, ensemble.

Notons qu'il ne s'agit pas d'une évaluation du client, ce qui serait entrer dans un schéma non pertinent par rapport au travail personnel de guérison. Notons aussi que c'est l'ensemble du processus qui est apprécié par l'ensemble des protagonistes, dans une proposition systémique. On revient ainsi sur l'évolution des idées de départ, sur le déroulement du processus, l'implication de l'intervenant, l'application dans la vie courante, les difficultés de la méthode, les confusions de l'apprentissage, les inventions réalisées, les améliorations à apporter. Ces bilans nous servent de points de repère et influent d'une manière ou d'une autre sur les aménagements ultérieurs.

LA BORDURE

Sortis des entrevues et des groupes, ayant terminé la ou les sessions, nous voici au terme de l'apprentissage d'Echo. Les principes en sont maintenant clairs, ou ils ne le sont pas mais un impact s'est fait sentir. Il y a eu un changement dans la maladie, ou il n'y en a pas eu mais la personne s'en est sentie libérée. L'écho s'éloigne.

Sans prétention

La pratique des échos peut se continuer de façon régulière ou selon les inspirations quotidiennes. Mais il est important de la garder comme une méthode, donc bornée dans le temps et l'espace, pour qu'elle n'envahisse pas l'ensemble de l'existence. Certes les règles rigides peuvent être intéressantes pour des apprentissages orientés vers la réalisation d'un but ou l'obtention d'une capacité, ou de façon temporaire. Cependant, une méthode d'ouverture intérieure devrait rester un outil et non pas prendre le statut de règle.

On ne prétend en aucun cas que ce système constitue un modèle de vie. Peut-être que les valeurs qu'il véhicule sont d'une sagesse profonde, peut-être que non. Il n'est pas question d'en faire une méthode nécessaire à l'existence, surtout pas. Nous pensons que la vie est bien trop complexe et riche pour être systématisée, qu'elle vaut beaucoup mieux que cela. Pour paraphraser une formule célèbre[20] : *la vie est une affaire trop importante pour l'attacher aux chaînes des techniques de croissance.*

Ce n'est donc qu'un outil pratique, nous dirions même un truc ; il ne faut pas qu'il devienne le but de la quête. Cette façon de le présenter se différencie de tous les messages messianiques, cosmiques ou herméneutiques qui, sans les disqualifier en tant que tel, sont parfois utilisés comme des véhicules d'embrigadement. Nous voulons différencier chaque méthode de l'aura à laquelle elle est quelquefois associée.

D'autre part, la méthode Echo ne vaut que pour l'autoguérison, et non pour d'autres activités personnelles extérieures, comme construire une maison, ou même pour d'autres activités intérieures, comme l'apprentissage d'une langue. Voilà une évidence, mais l'énoncer à nouveau, c'est en dissoudre la prétention éventuelle, ce qui ne la rend pas banale pour autant. C'est une technique de travail qui favorise l'existence d'un espace corporel intérieur et dynamique.

Utiliser ces outils pour une activité extérieure et concrète serait dangereux pour la vie. Par contre, ne pas utiliser ces instru-

---

20. Clémenceau : « La guerre est une affaire trop importante pour la laisser aux mains des militaires. »

ments dans le cadre de la réalité intérieure est tout aussi pathogène, même si c'est moins patent. Lorsqu'on se fait constamment déséquilibrer par des événements externes sans points de repère intérieurs, c'est désastreux pour les processus de guérison. Les moments d'impasse et de doute dont nous avons parlé n'existent pas seulement de façon spectaculaire et chez autrui ; il faut pouvoir les repérer microscopiquement chez soi.

Sans solution

À la sortie d'Echo, il est difficile de ne pouvoir s'appuyer sur aucune certitude absolue. Au moment de cette sortie, il peut être souhaitable de remarquer qu'il en fut ainsi dès le début.

Et, à l'occasion du dégagement des échos, on pourrait reprendre deux analogies dont il a été question pour parler de la relation de la méthode avec d'autres champs de connaissance. L'une de ces analogies est celle du sablier où la masse d'un temps s'écoule d'un espace dans un autre espace. L'autre est celle d'une rivière resserrée dans une gorge, où la masse d'eau se précipite, le temps d'une accélération, d'un espace à un autre : la masse d'un espace traverse le temps d'une accélération.

Ces moments frontières, ces régions frontières représentent des lieux instables, et pourtant des zones denses. Ce qui vaut pour une relation dans le temps ou dans l'espace vis-à-vis de ces autres domaines, vaut pour la relation entre champs différents de matière, perçus dans le travail des échos. Un travail au niveau d'une jonction et un travail de jonction.

Être à la frontière, c'est se trouver en relation avec différents mondes.

En Echo, on travaille au col du sablier, au resserrement de la gorge, à la jonction de mondes distincts. Ces mondes peuvent être décrits différemment, mais c'est le travail à la jonction même qui est spécifique. Il juxtapose un peu – dans l'*espace* –, il unit un peu – dans le *courant* –, il traduit un peu – dans l'*harmonie* –, il conçoit un peu – dans l'*œuvre*. C'est un travail de frontière et, de ce fait, comme un écho, il ne peut appartenir à aucune certitude. Si la frontière se déplace, l'écho se déplace et varie lui aussi.

Les mondes peuvent être divers. Par exemple, on peut les envisager comme celui de l'existence, que l'on nomme psychologique, et celui de l'essence, que l'on nomme spirituel. On pourrait alors concevoir le travail à cette jonction, comme une certaine incarnation, à l'endroit de l'accouchement d'un sujet. Bien sûr, on ne parle pas de spiritualité, mais on en est proche. Dès que nous travaillons dans la première dimension, on aborde la possibilité d'existence, le principe de vie. Dans la deuxième dimension, on travaille avec des énergies pouvant être perçues comme cosmiques, mystiques, subtiles, hors du temps et de l'espace. Dès que nous abordons les représentations, on rejoint les représentations inconscientes collectives, les mythes partagés, les structures langagières du cosmos. Quant à la création, son mystère dépasse de loin les quelques œuvres que l'on peut produire. Au col du sablier, le personnel frôle le transpersonnel :

> P : – *Vous vous promenez avec un sablier, mais vous en cachez la moitié. Et vous avez l'air de vous promener avec une éprouvette !*

> I : – Il y a un petit trou au fond de l'éprouvette !

Être à la bordure de deux mondes, c'est aussi n'être dans aucun entièrement. Afin de n'être pris dans aucun. Ainsi de ne pas être trop absorbé dans l'existence, ou aspiré dans le spirituel.

Si bien que nous ne présentons pas ces mondes, par exemple de la spiritualité ou de la science, comme une solution ou une explication, parce qu'on ne veut pas leur donner la fonction de chapeauter l'individu. On sait comment cette supériorité de l'esprit ou de la matière sur la personne peut facilement devenir une mise en tutelle. On en voit très souvent les exemples dans la subordination des gens à des mouvements ou à des traitements qui leur promettent des réponses à leur mal.

En ce sens, Echo est encore une fois plus humaniste que spiritualiste ou scientifique. Nous avons rencontré des gens farcis de spiritualité ou farcis de scientificité, « farcis » comme des volailles, et qui ramenaient tous les événements, dont les maladies, à des niveaux spirituels et transpersonnels, ou dans le biologique et le matériel. Ils y ramenaient aussi les gens. Un éloignement illusoire de la zone d'ombre, d'incertitude et de perplexité[21].

---

21. Nous pouvons parler d'*effet gourou*.

Nous laissons la science aux hommes de science et la foi aux hommes de foi. Et nous nous plaçons, dans la méthode, à l'endroit du sujet, là où il a pu être soumis, là où il peut être instruit par ces différents mondes.

Être en position de bordure permet de pratiquer dans des milieux différents.

Il faut pouvoir y entendre la diversité des langages et des conceptions. Il faut pouvoir y supporter l'ambiguïté des propos. Et puis cela crée l'obligation de construire des ponts, afin que les mondes ne s'expulsent pas les uns les autres.

Ainsi se posent la guérison au contact de la médecine et les approches humanistes dans des hôpitaux universitaires ultra-spécialisés. Un langage commun est introuvable et une unification irréalisable, mais une traduction est possible pour que les différences se côtoient. C'est ce qui a permis de dire des choses dans un langage acceptable dans notre milieu de travail scientifique et médical. Les provocations épistémologiques n'auraient amené que des altercations vaines et un appauvrissement conceptuel.

C'est une autre façon d'échapper à l'emprise d'un domaine sur son voisin, qui ferait dire que « *Hors de Cela, point de Salut !* ».

Sans profession

Toute séparation d'une technique, d'une aventure, d'une exploration est difficile. On se demande qui on va devenir, on se demande si on ne va pas revenir comme avant. On se retrouve seul. L'intervenant n'y est plus, le groupe de travail non plus. Peut-être même que les points de repère théoriques s'estompent. On les sent bien un peu à l'intérieur, mais on ne les perçoit déjà plus à l'extérieur.

On peut alors chercher à se récupérer. On peut vouloir se donner un titre, du genre « écho-thérapeute », ou entrer dans une confrérie, du genre « société des écho-analystes ». Une nomination et un réseau. Et certaines approches nous y convient. Elles formulent des règles d'admission, d'inscription, des titres réservés ou exclusifs. La construction d'une institution. Et l'institution nécessite une structure organisationnelle, puis une gestion fonctionnelle.

On ne peut y échapper tout à fait, mais nous avons décidé de faire d'Echo une institution locale, un phénomène focal. Ses règles sont liées à des considérations terre à terre et au fonctionnement d'une équipe dans un univers particulier. Une équipe professionnelle dans un cadre hospitalier, une équipe de personnes qui se retrouvent en cet endroit, alors qu'elles travaillent surtout ailleurs. Elles utilisent l'approche en l'adaptant selon les gens et les milieux, c'est donc plus le rayonnement d'un esprit que l'application d'une méthode.

À ceux d'entre vous qui l'utiliseront, nous aurions tendance à tenir le discours suivant. Nous sommes certainement intéressés à savoir comment vous avez pu l'employer, l'appliquer, la transformer, l'adapter, donc comment vous avez pu vous en servir. Mais nous sommes encore plus intéressés à savoir *comment vous avez pu ne plus vous en servir*, comment vous avez pu en sortir, comment vous avez pu l'oublier, comment vous avez pu y échapper.

Car le problème de toute technique est d'en rester prisonnier. Ceci nous ramène au début de ce livre, à certaines personnes qui viennent en Echo, possédées par des techniques, par ailleurs tout aussi brillantes les unes que les autres[22]. Malgré toutes les précautions énoncées au début et dans le parcours, on pourrait bien les retrouver immanquablement à la fin de l'apprentissage. Pour bien faire, pour être tout à fait fidèle à l'esprit de la chose, il faudrait ajouter à la publicité d'ECHO : « à jeter après usage ». Ou, paradoxalement : « ne jamais utiliser selon un mode d'emploi ».

Pouvoir se débarrasser d'une technique est la meilleure éventualité qui puisse arriver, et arriver à ECHO. Bien sûr, son influence a créé des changements, ses effets persistent en nous. Mais dans la vie réelle, commune, on n'y pense plus, on n'obéit plus à ses règles, on en est libéré.

Et il est peut-être moins important d'y accéder que d'en échapper.

---

22. Voir « La grandiloquence miraculeuse », p. 40.

***

Nous avons donné dans ce livre tous les aspects qui nous venaient à l'esprit au sujet de cette approche. D'une part, les élaborations conceptuelles, non pas pour faire œuvre de vérité, mais pour faire comprendre notre schème de référence. D'autre part, notre évolution historique, non par souci d'explication, mais pour faire sentir notre terreau de germination. Ensuite, les évocations expérientielles, non comme des preuves, mais pour tenter de faire saisir les paradoxes multiples de cette approche, qui tient plus à la manière qu'au contenu. Enfin, les considérations techniques pour permettre son utilisation personnelle par le lecteur.

Nous n'avons, à notre connaissance, caché aucun aspect qui en empêcherait l'usage. Notre but n'était pas d'attirer des gens dans un lieu sacré, mais de dispenser et de disperser une façon d'apprendre, celle-ci parmi d'autres façons adaptées à d'autres domaines.

L'apprivoisement à un « E »space, la descente dans un « C »ourant, le jeu dans des « H »armonies et le transport dans des « O »euvres : un E.C.H.O. qui constitue le dernier tiroir de ce sigle.

Afin que des échos retentissent, résonnent, se répercutent et se transforment doucement pour ne rester qu'un souvenir et laisser la place à la voix de chacun. De nouveaux sons qui se sentent en chaque intérieur, qui s'estompent les uns les autres, qui se renouvellent, qui s'entrecroisent et s'inventent.

Adieu.

Bibliographie

ARTICLES

ADER, R.; COHEN, N., « CNS-Immune System Interactions: Conditioning Phenomena », *The Behavioral and Brain Sciences*, Vol. 8, 1985.

AGRAS, W.S., « The behavioral treatment of somatic disorders », in W.D. Gentry (Ed.), *Handbook of behavioral medicine,* New York, Guilford Press.

ANZIEU, D., Le Moi-Peau, *Nouvelle Revue de Psychanalyse, No* 9, Paris, Gallimard, Printemps 1974.

BAKER, G.H.B., « Psychological Factors and Immunity », Jou*rnal of Psychosomatics,* Vol. 31, 1, 1987.

BARRAULT, J.-L., « Le corps magnétique », Ca*hiers Renaud-Barrault,* vol. 99, Gallimard, 1979.

BARTHES, R., « Éléments de Sémiologie », In « Revue Communications », 4, *Recherches Sémiologiques,* Paris, Le Seuil, 1964.

BÉGOUIN, J., « Tuberculose pulmonaire », *Encyl. méd.-chir., Psychiatrie,* t. II, 37440 C, Paris, Éditions Techniques, 10-1966.

BENIER, J.; SIRY, D.; et TALÉGHANI, M., « D'une pratique théoriste à une théorie à mettre en pratique », in *Le Service Social et ses fondements théoriques*; 27e Congrès de l'ANAS, Toulouse (France), Paris, Éditions ESF, 1973.

BENSON, H., « The Relaxation Response: Its Subjective and Objective Historical Precedents and Physiology », *Trends Neurosci.,* vol. 6, 1983.

BESANÇON,G., « Théories en psychosomatique », *Encycl. Méd. Chir,* 37400 C10, Paris, Éditions Techniques, 1992.

BIBEAU, G., « Préalables à une épidémiologie anthropologique de la dépression », *Psychopathologie Africaine,* XVII, 1/2/3, 1981.

–   L'activation des mécanismes endogènes d'auto-guérison dans les traitements rituels des Angbandi, *Culture,* III, 1, 1983.

BIBEAU, G.; MURBACH, R., « Déconstruire l'univers du sida », *Anthropologie et Sociétés,* vol. 15, no 2-3, 1991.

BIBRING, E., « The conception of the repetition compulsion », *Psychoanalytic Quartely,* XII, 1943.

BOILARD, J., « Les aproches complémentaires en médecine » in *Traité d'Anthropologie médicale,* DUFRESNE, J.; DUMONT, F.; MARTIN, Y., Québec, Presses de l'Université du Québec, 1985.

BONFILS, S., « Emotionen und experimentelle Ulkusentstehung » in *Funktionsablaüfe unter emotionellen Belastungen,* Bâle, Ed. K. Kellinger, New York, Karger, 1964.

BONNAFÉ, L., « Le château en Espagne » in « Programmation, Architecture et Psychiatrie », *Recherches,* Paris, Juin 1967.

BREHM, N., « A study of ego strength and field dependance with implications for healing using visualization », *Dissertation Abstracts International,* 43 (9-B), 1982.

BROMBERG, P. M., « Sullivan's Concept of Consensual Validation and the Therapeutic Action of Psychoanalaysis », *Contemporary Psychoanalysis*, Vol. 16, No. 2, 1980.

BURLOUX, G., « Traumatophilie, Destin et Primary Care », *Revue de Médecine Psychosomatique*, 2, 1985.

CANNON, W.B., « Vodoo Death », *American Anthropologist*, 44, 1942.

CAPRARA, A., « Les interprétations de la contagion: représentations et pratiques chez les Alladian de la Côte d'Ivoire », in « L'univers du Sida », *Anthropologie et Sociétés*, Volume 15, Numéros 2-3, 1991.

CAROLL, D.; BAKER, J.; PRENSTON, M., « Individual differences in visual imagining and the volontary control of heart rate », *British journal of psychology*, 70, 1979.

CASTELNUOVO-TEDESCO, P., « Psychoanalytic Considerations of cardiac Transplantation »,New-York, *Annual Meeting of Amer. Psychiat. Ass.*, Dec. 1969.

COHEN, S.; TYRRELL, D.A.J.; SMITH, A.P., « Psychological Stress and Suceptibility to the Common Cold », *The New England Journal of Medicine*, Aug. 29, 1991.

CONSOLI, S.M., « Psycho-immunologie », *Encycl. Méd. Chir, Psychiatrie*, 37402 E10, Paris, Éditions Techniques, 11-1988.

CORIN, E., « La santé: nouvelles conceptions, nouvelles images » in *Traité d'Anthropologie médicale*, DUFRESNE, J.; DUMONT, F.; MARTIN, Y., Québec, Presses de l'Université du Québec, 1985.

CROMBEZ, J.-C., « L'issue de l'insu », Transition, mars 1988.

– Psychosomatique ou psycho-somatique: cherchez l'aire-heure » in *Le corps en Psychanalyse* sous la direction de J. Beaudry, R, Pelletier, H. Van Gijseghem, Montréal, Éd. Méridien, Psychologie, 1992.

– Table ronde sur « Le corps modifié: exérèses, transplantation et réparation », *Psychologie Médicale*, 6, 6, 1974.

– « La rencontre: créditable ou discréditée? », *Can. Psychiatry Ass. J.*, Vol. 25, no 5, Août 1980.

– « Le rappel du corps », Lyon, *Actualité psychiatrique*, no 9, 1986.

– *Rapport du voyage d'études dans divers centres d'hémodialyse en France (Lille, Paris, Lyon, Montpellier)*, Montréal, Bibliothèque, Hôpital Notre-Dame, Octobre 1974.

– « L'issue de l'insu: le déjà-su », *Transition*, A.S.E.P.S.I., mars 1988.

– « La maladie, côté pile et côté face » - « Disease: Heads and Tails », Québec, *S.E.P.*, Volume 12, No 50, Novembre 1989.

– « Un enseignement du savoir-être en psychothérapie », *Santé mentale au Québec*, vol 7, no 1, juin 1981.

– « Psychothérapies expérientielles » in *Psychiatrie clinique, Approche bio-psycho-sociale*, LALONDE P.; GRÜNBERG F., Éd. Eska S.A.R.L., Chap. 43, 2e édition, 1988.

– « Le Qi-Gong au Canada: de l'étrange au familier, y a-t'il un chemin? », *Santé, Culture, Health*, Printemps 1994.

– « Le corps de personne », *Psychologie médicale*, 12, 2, 1980.

– « Voyage au pays des selfs », *Revue Québécoise de Psychologie*, vol. 11, no 1-2, 1990.

– « Changement des contrôles et contrôle d'échange », *Cahiers de Santé Mentale du Québec*, Vol. 3 no 2, Nov. 1978.

– « La supervision de psychothérapie:la supervision d'une rencontre et la rencontre dans une supervision », *InfoPsy*, Vol. 9, No 2, Univ. de Montréal, Déc. 1993.

CROMBEZ, J.C.; DUBREUCQ, J.L., « Can One Die Healed? », *Journal of Palliative Care*, 7, 2, 1991.

CROMBEZ, J.-C.; GASCON, L.; LEGAULT, L.; PILIC, I.; PLANTE, G.; FONTAINE, J.-G., « Le burn-out ou syndrome d'épuisement professionnel », *Union médicale du Canada*, Tome 114, Mars 1985.

CROMBEZ, J.C.; LEFEBVRE, P., « The behavioural responses of those concerned in renal transplantation as seen through their fantasy life », *Can. Psychiatr. Assoc. J.*, Special Supplement II, 1972.

– La fantasmatique des greffés rénaux », *Rev. Fr. Psychanalyse*, vol. 37, 1-2, 1973.

DANTCHEV N., « Stratégie de « coping« et « pattern A« coronarogène », *Rev. Méd. Psychosom.*, 1989.

De M'UZAN, M., « Thérapeutique psychosomatique de l'ulcus gastroduodénal », *La Clinique*, vol. 547, 1969.

De M'UZAN, M.; MARTY, P., « La pensée opératoire », *Rev. Fr. Psych.*, 27, 1963.

DEJOURS, C.; MARTY, P.; HERZBERG-POLONIECKA, R., « Les questions théoriques en psychosomatique« », *Encycl. Méd. Chir.*, 37400 C10, Paris, Éditions Techniques, 7-1980.

DIMOND, E.G.; FINKLE, C.F.; CROCKETT, J.E., « Comparison of Internal Mammary Artery Ligation and Sham Operation for Angina Pectoris », *American Journal of Cardiology*, 5, 1960.

DOHERTY, J., « Hot Feat: Firewalkers of the World », *Science Digest*, Août 1982.

DORIAN, B.; GARFINKEL, P.; BROWN, G. *et al*, « Aberrations un lymphocyte subpopulations and function during psychological stress », *Clin. Exp. Immunol.*, 50, 1982.

DORVIL, H., « Types de sociétés et de représentations du normal et du patholigique: la maladie physique, la maladie mentale » in *Traité d'Anthropologie médicale*, DUFRESNE, J.; DUMONT, F.; MARTIN, Y., Québec, Presses de l'Université du Québec, 1985.

DUGUAY, R., « Maladies mentales d'origine organique » in *Précis pratique de Psychiatrie*, deuxième édition, R. Duguay, H.F. Ellenberger et coll., Montréal, Édisem, 1984.

EISENBERG, L., « Disease and Illness », *Culture, Medicine and Psychiatry*, 1, 1977.

EISENDRATH, R.M., « The Role of Grief and Fear in the Death of Kidney Transplant Patients », *Amer. J. Psychiat.*, 126, Sept. 1969.

ELLENBERGER, H. F., « La guérison et ses artisans » in *Traité d'Anthropologie médicale,* DUFRESNE, J.; DUMONT, F.; MARTIN, Y., Québec, Presses de l'Université du Québec, 1985.

ENGEL, G.L.; SCHMALE, .H.Jr., « Psychoanalytic Theory of Somatic Disorder », *J. Amer. Psychoanal. Assoc.*, 15: 2, April 1967.

ENGEL, G.L., « The Need for a New Medical Model: A Challenge for Biomedicine », *Science*, vol. 196.

– « Studies of ulcerative colitis. III. The nature of the psychological processes », *Amer. J. Med.*, 19: 231, 1955.

FINEBERG, E.J., « Psychological Methods of Self-Healing: Relaxation and Relaxation plus Imagery in the Treatment of Essential Hypertension », *Dissertation Abstracts International,* 40, 1979.

FREUD, S., « On the grounds for detaching a particular syndrome from neurasthenia under the description « anxiety neuroses », 1895. *S.E.*, Vol 3.

GALIBERT, J., « Narco-analyse et subnarcose amphétaminique; intérêt diagnostique et thérapeutique », *Encyclopédie Médico-Chirurgicale, Psychiatrie*, 37820 B 90, Paris, Éditions Techniques, 11-1979.

GASTON, L.; CROMBEZ, J.C.; DUPUIS, G., « A Meditative and Imagery Technique as Treatment of Psoriasis: A Clinical Case Study in a A-B-A. Design », *J. Ment. Imagery*, 13, 1989.

GASTON, L.; CROMBEZ, J.C.; JOLY, J.; HODGINS, S.; DUMONT, M., « Efficacity of Imagery and Meditation techniques in treating Psoriasis », *Imagination, Cognition and Personality*, Vol 8(1), 1988-89.

GASTON, L.; CROMBEZ, J.C.; LASSONDE, M.; BERNIER-BUZZANGA, J.; HODGINS, S., « Psychological Stress and Psoriasis: Experimental and Correlational Studies », Stockholm, *Acta Derm. Venereol*, Supp. 156, 1991.

GASTON, L.; LASSONDE, M.; BERNIER-BUZZANGA, J.; HODGINS, S.; CROMBEZ, J.C., « Stress and Psoriasis: A Prospective Study », *J. Amer. Academy of Dermatology*, 17, 1987.

GASTON, L.; MARMOR, C. R., « Quantitative and qualitative analysis for psychotherapy research: integration through time-series designs », *Psychotherapy*, Vol. 26, No. 2, Summer 1989.

GERGEN, K. J., « The Social Constructionist Movement in Modern Psychology », *American Psychologist*, Vol. 4, no 3, Mars 1985.

GLASER R.; KIECOLT-GLASER, J. K.; SPEICHER, C. E.; HOLLIDAY, J. E. « Stress, loneliness, and changes in herpes virus latency », *J. Behav. Med.*, 8, 1985.

GUEX, P., « Douleur chronique et relation médecin-malade: la fonction du symptôme-douleur », *Rev. médicale de la Suisse romande*, 106, 1986.

GUYOTAT, J., « Traumatisme psychique et événement », *Psychologie médicale*, 8, 1984.

HAMANN, A., « L'abandon corporel », *Santé mentale au Québec*, Vol. 3, no 1, 1978.

HAYNAL, A.; ROSATTI, P., « Psychologie de la douleur », in « Douleur et Cancer », *Méd. et Hygiène*, 1982.

HOLMES, T.; RAHÉ, R. H., « The Social Readjustment Rating Scale », *Journal Psychosom. Res.*, vol. 2.

JANDROT-LOUKA, F.; LOUKA, J.-M., « Vol au-dessus d'un nid de gourous » in « A corps et à cri! », *Autrement*, no 43, octobre 1982.

JEMMOT, J. B.; BORYSENKO, M.; BORYSENKO, J. Z. *et al.* « Academic stress, power motivation, and decrease in salivation rate of salivary secretory IgA », *Lancet*, 1, 1983.

KAPLAN, H. I., « History of Psychosomatic Medicine », in *Comprehensive Book of Psychiatry*, FREEDMAN A.M.; KAPLAN H.I. chap. 29, 1967.

KELLER S. E.; WEISS J. M.; SCHLEIFER S. J.; MILLER, N. E.; STEIN, M. « Suppression of immunity by stress. Effects of a graded series of stressors on lymphocyte stimulation in the rat », *Science*, 213, 1981.

KELLER, S. E.; ACKERMAN, S. H.; SCHLEIFER, S. J. *et al.*, « Efffect of premature weaning on lymphocyte stimulation in the rat », *Psychosom. Med.*, 45, 1983.

KELLNER, R. « Somatization, The most costly comorbidity? » in Comorbidity of mood and anxiety disorder, J.D. Maser, C.R. Cloninger, *American Psychiatric Press*, Washington, 1990.

KEMPH, J. P., « Renal Failure, Artificial Kidney and Kidney Transplant », *Amer. J. Psychiat.*, 122, 1966.

KUZENDORF, R. G., « Individual differences in imagery and autonomic control », *J. Ment. Imagery*, 5(2), 1981.

LAUDENSLAGER, M.; CAPITIANO, J.P.; REITE, M., « Possible effects of early separation experiences on subsequent immune function in adult macaque monkeys, *Am. J. Psychiatry*, 142, 1985.

LAUDENSLAGER, M. L.; RYAN S. M.; DRUGAN R. C.; HYSON R. L.; MAIER, S.F., « Coping and immunosuppression: inescapable but not escapable shock suppresses lymphocyte proliferation », *Science*, 221, 1983.

LEBLANC, C., « From Cosmology to Ontology through Resonance: A Chinese Interpretation of Reality », in BIBEAU, G.; CORIN, E., *Beyond Textuality: Asceticism and Violence in Anthropological Interpretation*, Mouton de Gruyter, Berlin, sous presse.

LEFEBVRE, P.; CROMBEZ, J.C.; LEBEUF, J., « Psychological dimension and psychopathological potential of acquiring a kidney », *Can. Psychiatr. Assoc. J.*, Vol. 18, 1973.

LEFEBVRE, P.; CROMBEZ, J.C. « The one-day-at-a-time syndrome in posttransplant evolution: the regressive-megalomanic model versus the progressive hypomanic-model », *Can. Psychiatry Ass. J.*, Juin 1980.

–   « Étude de la fantasmatique de patients soumis à la greffe rénale », *Can. Psychiatric Ass. Journal*, Vol. 17, 11-15, Fév. 1972.

LEFEBVRE, P., « Psychanalyse d'une patiente atteinte d'une rectocolite hémorragique », *Revue française de psychanalyse*, 54, 1990.

LEFEBVRE, P.; LEROUX, R.; CROMBEZ, J.-C., « Object-relations in the dermatologic patient: contribution to the Psychoanalytic theory of psychosomatic disorder », *Can. Psychiatric Ass. J.*, Vol 5, no 1, Mars 1980.

LEFEBVRE, P.; NOBERT, A.; CROMBEZ, J.-C., « Psychological and Psychopathological Reactions in relation to Chronic Hemodialysis », *Can. Psych. Ass. J.*, vol. 17, 1972.

LEX, B.W., « Vodoo Death: New Thoughts on an Old Explanation », *American Anthropologist*, 76, 1974.

LIPOWSKI, Z.J., « Physical Illness, the Individual and the Coping Process », *Psychiatry in Medicine*, Vol. 1, No 2, Greenwood Periodicals, 1970.

– « Consultation-Liaison Psychiatry: an overview », *Am. J. Psychiatry*, 131, 6, June 1974.

– « Psychosomatic medicine in the seventies: an overview », *Am. J. Psychiatry*, 134, 1977.

LUTHE, W., « Le training autogène (thérapie autogène) » in *Précis pratique de Psychiatrie*, R. Duguay, H.F. Ellenberger et coll., deuxième édition. Edisem, Québec; Maloine, Paris, 1984. pp. 505-516.

Mac CLELLAND, D.C; FLOOR E.; DAVIDSON, R.J.; SARON, C. « Stressed power motivation, sympathetic activation, immune function, and illness », *J. Human Stress*, 6, 1980.

MARTY, P., « La dépression essentielle », *Rev. Fr. Psych.*, 32, 1968.

– « A major process of somatization: the progressive disorganization », *Intern. J. Psych.*, 49, 1968.

MIERMONT, J.; STERNSCHUSS-ANGEL, S.; NEUBURGER, R.; SEGOND, P., « Thérapies familiales », *Encycl. Méd. Chir., Psychiatrie*, 37819 F10, Paris, Éditions Techniques, 4-1980.

MILLER, W. B., « Psychological reactions to illness » in C. Peter Rosenbaum, John E. Beebe III, *Psychiatric Treatment: Crisis/Clinic/Consultation*, New York, McGraw-Hill Book Company, 1974.

MOERMAN, D., « Anthropology of Symbolic Healing », *Current Anthropology*, 20, 1, 1979.

MONDAY, J., « Le stress ou: quand l'adaptation devient malaise », *Can. Fam. Physician*, vol. 34, 1978.

MONJAN, A.; COLLECTOR M.I. « Stress-induced modulation of the immune response », *Science*, 197, 1977.

MORIN, E., « De la complexité à la boisson », in *De l'Alcoolisme au bien boire*, Tome I, Ouvrage collectif, Paris, L'Harmattan.

MORISETTE, L.; BELTRAMI, E.; LAURENDEAU, D.; CROMBEZ, J-C., « Métacommunication et communication paradoxale », *Interprétation*, Vol. 2, no. 4, oct.-déc. 1968.

MUSLIN, H.L, « On acquiring a Kidney », *Am. J. Psychiatry.*, 127: 9, 1971.

OURY, J., Notes et variations sur la psychothérapie institutionnelle, Paris, *Recherches*, no 2, 1966.

PEKELA, R.J.; LEVINE, R.L., « Mapping consciousness: development of an empirical-phenomenological approach », *Imag., cogn., and Pers.*, 1(1), 1981.

PILOWSKY, I., « The Concept of Abnormal Illness Behavior », Psychosomatics, Vol. 31, Number 2, Spring 1990.

PRIBRAM, K.; GOLEMAN, D., « Holographic Memory », *Psy. Today*, 1979.

ROTTER, J.B., « Generalized Expectancies for Internal versus External Control of Reinforcement », *Psychological Monographs,* 80, 609, 1966.

SCHMALE, A. H., « Giving Up Final Common Pathway to Changes in Health », *Adv. Psychosom. Med.*, vol. 8: *Psychosocial Aspects of Physical Illness* (Z.J. LIPOWSKI, édit.), S. Karger, New York, vol. 8, 1972.

SCHWARTZ, M. N., « Stress and the Common Cold », *The New England Journal of Medicine*, Aug. 29, 1991.

SIFNÉOS, P. E., « Reconsideration of psychodynamic mechanisms in psychosomatic symptoms-formation in view of recent clinical observations », *Psychother. Psychosom.*, 24, 1974.

SIFNÉOS, P.E.; APPEL-SAVITZ, R.; FRANKEL, F.H., « The Phenomenon of Alexithymia », *Psychother. Psychosom.*, vol. 28, 1977.

SIGG, B., « Pratique psychanalytique et cadres institutionnels », *Entrevues*, no 4, Lyon, janvier 1983.

SOLOMON, G.F., « Stress and antibody response in rats », *Int. Arch. Allergy Appl. Immunol.*, 35, 1969.

STOLOROW, R. D., « The Unconscious and Unconscious Fantasy: An Intersubjective Developmental Perspective », *Psychoanalytic Inquiry,* 9, 1989.

STONE, D., « Les oncles d'Amérique » in « A corps et à cris », *Autrement*, Paris, . no 43, octobre 1982.

TALEGHANI, M., « Travail Social: Pour une Théorie de l'Aide et des Solidarités », in « Séminaire sur le Droit à la Différence », *Cahier de l'Arbresle*, 9-10-12, Centre Thomas More, Eveu, France, 1978.

– « Quelques règles d'épistémologie en Alcoologie », *La Revue de l'Alcoolisme*, Paris, Masson, no 29, 4, Oct.-Déc. 1983.

THOMSON, P., « On the receptive function of the analyst », *Int. Rev. of Psychoanalysis*, 7, 1980.

TOUSIGNANT, M., « La construction culturelle des émotions » in *Regards anthropologiques en psychiatrie*, Montréal, Éd. du GIRAME, 1987.

VAILLANT, G.E., « Theoretical hierarchy of adaptaive ego mechanisms », *Archives of General Psychiatry*, 24, 1971.

WHITE, P, F., « Use of Patient-Controlled Analgesia for Management of Acute Pain », *J.A.M.A.*, Vol. 259, no 2, Janv. 8 1968

WINICOTT, D.W., « Transitional Objects and Transitional Phenomena », *Int. J. of Psychoanalysis*, Vol. XXIV, 2, 1953

XING-HUANG, L., « Acupuncture and arrival of Qi », *Journal of Traditional Chinese Medicine*, Vol. 27, no 5, May 1986

LIVRES

ALEXANDER, F., *Psychosomatic Medicine; its principles and applications*, Norton, 1950

AMBROSI, J., *L'analyse psycho-énergétique: la thérapie du mouvement essentiel*, Paris, Retz, 1979

ANCELIN SCHÜTZENBERGER, A., *Aïe, mes aïeux*, Paris, EPI et La Méridienne, 1993

ASIMOV, I., *Trous noirs*, Montréal, Éd. L'Étincelle, 1978

ATLAN, H., *Entre le cristal et la fumée*, Paris, Éd. du Seuil, Collection Points, 1979

AUEL, J. M., *Clan of the cave bear,* New York, Crown Publishers, 1980

AULAGNIER, P., *La violence de l'interprétation,* Paris, P.U.F., Collection « Le Fil rouge », 1975

BALINT M, *Le médecin, son malade et la maladie,* Paris, Payot, 1966

BARRAULT, J.-L., *Les années d'hiver 1980/1985,* Paris, C/o Barrault Édit., 1986

BAUDRILLARD, J., *L'échange symbolique et la mort,*Paris, NRF, Gallimard, 1976

BEAUDRY, J.; PELLETIER, R.; VAN GIJSEGHEM, H., *Le Corps en Psychanalyse,* Montréal. Méridien, Coll. Psychologie, 1992

BENJAMIN, W., *Illuminations.* New York, Schoken Books, 1968

BERGERET, J., *La dépression et les états-limites,* Paris, Payot, 1974

BERNIER, D., *La crise du Burnout,* Montréal, Stanké, 1994

BERTHERAT, T., *Le corps a ses raisons,* Paris, Éd. du Seuil, 1976

BOADELLA, D.; REICH, W., *The Evolution of his Work,* Regnery, 1973

BOHM, D., *La danse de l'esprit ou le sens déployé (Unfolding Meaning),* St-Hilaire (Québec), Éd. Séveyrat-La Varenne, 1988

BOLLAS C., *The forces of destiny,* New york, Free Association Books, 1991

BOSS, M., *Introduction à la médecine psychosomatique,* Paris, P.U.F., 1969

BOURBEAU, L., *Écoute ton corps,* Ste-Marguerite (Québec), Éd. Etc, 1987

BOURDIEU P., *Le sens pratique,* Collection Le Sens Commun, Paris, Ed. de Minuit, 1980

BOUVET, M., *Oeuvres psychanalytiques,* Payot, Paris, 2 vol., 1968

CAMPBELL, J., *The Power of Myth with Bil Moyers,* New York, Betty Sue Flowers Ed., Double Day, 1988

CANNON, W.B., *The wisdom of the body,* New York, W.W. Simon, 1939

–   *The Wisdom of the body,* W.W. Norton & Company, New York, 1963

CAPRA, F., *Tao of physics,* Shambala, 1975

–   *The Turning Point: Science, Politics and the Rising Culture,* Toronto, Bantam Books, 1983

CARROLL, L., « De l'autre côté du miroir » in *Œuvres,* Robert Laffont, 1989

CASTORIADIS, C., « La découverte de l'imagination », *Libre,* 78-3, Paris, Payot, Collection Petite Bibliothèque Payot, 340, 1978.

CHANGEUX, J.-P., *L'homme neuronal,* Paris, Fayard, 1983

CHERTOK, L., *L'hypnose,* Paris, Petite Bibliothèque Payot, 1965

CHOPRA, D., *La guérison ou « Quantum Healing »,* Montréal, Stanké, Parcours. 1990

CLAVREUL, J., *L'ordre médical,* Paris, Ed. du Seuil, 1978

COLEMAN, W.; PERRIN, P., *Marylin Ferguson's Book of Pragmagic,* New York, Pocket Books, 1990

DANTZER R. *L'illusion psychosomatique,* Paris, Odile Jacob, 1990

DEBRAY, J.R., *Le malade et son médecin,* Paris, Flammarion, 1965

DEJOURS, C. *Le corps entre biologie et psychanalyse,* Paris, Payot, 1986

DELEUZE, G.; GUATTARI, F, *Capitalisme et schizophrénie: l'Anti-Œdipe*, Paris, Éditions de Minuit, 1972

De M'UZAN, M., « Le travail de trépas » in *De l'art à la mort*, Coll. Connaissance de l'inconscient, Paris, Gallimard, 1977

DEVOS, R., « Ça peut se dire, ça ne peut pas se faire » in *Matière à rire*, Paris, Éd. Olivier Orban, 1991

DIESING, P., *Patterns of discovery in the social sciences*. Aldine-Atherton. 1971

DOOLEY, A., *Every Wall a Door: Exploring Psychic Surgery and Healing*, Dutton, 1974

DUFRESNE, J.; DUMOND, F.; MARTIN, Y., *Traité d'Anthropologie médicale*, Québec, Presses de l'Université du Québec, 1985

DUGUAY, R.; ELLENBERGER H.F. et coll., *Précis pratique de Psychiatrie*, Deuxième édition, Québec, Edisem; Paris, Maloine, 1984

DUNBAR F., *Emotions and Bodily Changes*, 1946

EBERHARDT, I., *The Oblivion Seekers*, London, Peter Owen, 1975

EDWARDS, B., *Drawing on the Right Side of the Brain: a Course Enhancing Creativity and Artistic Confidence*, Los Angeles, J.P. Tarcher, 1979

ELIADE, M., *Myths, Dreams and Mysteries*, Harper & Row, 1967

ESCANDE, J.-P., *Mirages de la médecine*, Paris, Grasset, 1979

FASSIN, D., *Pouvoir et maladie en Afrique: Anthropologie sociale dans la ban-lieue de Dakar*, Paris, P.U.F., 1992

FELDENKRAIS, M., *La conscience du corps*, Paris, Robert Laffont, 1967

FERGUSON, M., *The Aquarian Conspiracy*, Granada, 1982

FREITAG, M., *Dialectique et Société, tome 2: culture, pouvoir, contrôle; les modes formels de reproduction de la société*, Montréal, Éd. Saint-Martin, 1986

FREUD S., *Further remarks on the neuro-psychoses of defense*, 1896. S.E., Vol 3
- « Au delà du principe de plaisir » in *Essais de Psychanalyse*, Paris, Petite Bibliothèque Payot, 1970
- *Cinq psychanalyses*, Paris, PUF, 1954
- *Studies on Hysteria*, 1893. Standard Edition, Vol. 2.
- « Pour introduire le narcissisme » in *La vie sexuelle*, Paris, P.U.F., 1969
- *The neuro-psychoses of defense*, 1894. S.E., Vol 3
- *Psycho-Analysis*, S.E., XX, 1926
- *L'interprétation des rêves*, Paris, P.U.F., 1971
- « Le Moi et le Soi » in *Essais de Psychanalyse*, Paris, Payot, 1951
- *The Psychopathology of Everyday Life*, S.E., vol. VI, 1901
- *La technique psychanalytique*, Paris, P.U.F., 1970

FROMM, E., *La peur de la liberté*, Paris, Buchet/Chastel, 1963

GARMA A., *Peptic Ulcer and Psychoanalysis*, Baltimore, Williams and Wilkins, 1958

GENDLIN, E.T., *Au centre de soi*, Québec, Le Jour, 1982.

GENTIS, R., *Leçons du corps*, Paris, Flammarion, 1980

GERBER, R., *Vibrational Medicine: New Choices for Healing Ourselves*, Santa Fe (New Mexico), Bear and Company, 1988

GOLEMAN, D., *The Varieties of Meditative Experience*, New York, Dutton, 1977

GRODDECK, Georg, *Le Livre du Ça*, Paris, NRF, Gallimard, 1973

GROF, S., *Les nouvelles dimensions de la conscience*, Monaco, Éd. du Rocher, 1989

GRÜNBERGER, B., *Le narcissisme*, Paris, Payot, 1971

GUIR, J., *Psychosomatique et cancer*, Paris, Point Hors Ligne, 1983

GUYOTAT, J.; FÉDIDA, P., *Événements et psychopathologie*, Lyon, Simep,1985

HABERMAS, J., *Theorie des kommunicativen Handelns*, 2 vol., Frankfurt, Suhrkamp, 1981

HALL, C.; VERNON, N., *The Individual and his Dreams*, Signet, 1972

HAMANN, A. et col., *L'abandon corporel*, Montréal, Stanké, 1993

HARRIS, T.A., *I'm OK - You're OK*, New York, Avon, 1973

HERZLICH, C., *Santé et maladie, analyse d'une représentation sociale*, Paris, Mouton, 1969

HUMBERT, N., *La douleur: un cri du corps et de l'âme*, Neuchâtel (Suisse), Éd. Victor Attinger, 1989

JACOBSON, E., *Progressive Relaxation*, University Chicago Press, 1938

JANOV, A., *The Primal Scream*, New York, Delta Book, 1970

McDOUGALL, J., *Théâtres du corps*, Paris, NRF, Ed. Gallimard, 1989

KAZANTZAKI, N., *Alexis Zorba*, Presses Pocket, Plon, 1977

KELLEMAN, S., *Living your Dying*, New York, Random House,1974

KERNBERG, O., *Les troubles limites de la personnalité*, Toulouse, Privat, 1979

KLEIN, M., *La psychanalyse des enfants*, Paris, P.U.F., 1959

–   *Envie et gratitude et autres essais*, 1957

KLEINMAN, A., *The Illness Narratives: Suffering, Healing, and the Human Condition*, Basic Books Pub., 1987

KOBERG, D.; BAGNALL, J., *The Universal Traveller: a Soft-Systems Guide to Creativity Problem-Solving and the Process of Reaching Goals*, William Kaufman, 1974

KOHUT H., *The Analysis of the Self, Intern*, New York, Univ. Press, 1971

KORSCHELT, E., *Regeneration und Transplantation, Bornträger*, 3 vol. 1927 et 1931

KRIPPNER, S.; RUBIN, D., *The Kirlian Aura*, New York, Doubleday, 1974

KÜBLER ROSS, E., *La mort, dernière étape de la croissance*, Montréal, Éd. Québec-Amérique, 1977

–   *Les derniers instants de la vie*, Genève, Éditions Labor; Montréal, Éditions Fides, 1975

KUHN, T.S., *La structure des révolutions scientifiques*, Paris, Flammarion, 1972

LABORIT, H., *L'inhibition de l'action*, Paris, Masson, 1986

–   *L'éloge de la fuite*, Paris, Éd. Robert Lafond, 1976

LACAN, J., *The four fundamental Concepts in Psychoanalysis*, New York, W.W. Norton, 1978

–   *Écrits. Le champ freudien*, Paris, Éd. du Seuil, 1966

– *La psychose paranoïaque dans ses rapports avec la personnalité*, Le François, 1932

LAFORTUNE, M., *Le psychologue pétrifié*, Montréal, Louise Courteau éd., 1989

LAKOFF, G.; JOHNSON, M., *Metaphors We Live By*, Chicago, University Chicago Press, 1980

LAPASSADE, G. *La bio-énergie*, Psychothèque, Paris, Éd. Universitaires, 1974

LAPLANCHE, J.; PONTALIS, J.B., *Vocabulaire de la psychanalyse*, Paris, P.U.F., 1968

LAPLANTINE, F., *Anthropologie de la maladie*, Paris, Payot, 1986

LEVEY, J., *The fine Arts of relaxation, Concentration and Meditation*, London, Wisdom Publications, 1987

LILLY, J., *The Center of the Cyclone*, Bantam Books, 1972

LOUX, F., *Pratiques et savoirs populaires, Le corps dans la société traditionnelle*, Paris, Berger-Levrault, coll. Espace des Hommes, 1979

LOWEN, A., *Pleasure: a creative approach to life*, New York, Lancer Books, 1970

– *The Betrayal of the Body*, Collier Books, 1969

– *La dépression nerveuse et le corps*, Paris, Tchou, 1975

– *La Bio-Énergie*, Paris, Tchou, 1976

– *Bioenergetics*, New York, Coward, McCann and Geoghegan, 1975

LUTHE W.; SCHULTZ J.H., *Autogenicc Training, Medical Aplications*, New York, Grune & Stratton, 1969

LUTHÉ, W., *Creative Mobilization Technique*, New York, Grune & Stratton, 1976

MALSON, L., *Les enfants sauvages*, 10/18, Paris, Union Générale d'Éditions, 1964

MANNTEUFEL, P., *Tales of a Naturalist*, Moscou,Foreign Languages Publishing House

MARCUS, E. H., *Gestalt Therapy and Beyond: An Integrated Mind-Body Approach*, Cupertino (California), META Publications, 1979

MARTY, P., *Les mouvements individuels de vie et de mort*, Paris, Payot, 1976

– *Psychosomatique de l'adulte*, paris, PUF, Collection Que sais-je, 1990

MARTY, P.; De M'UZAN, M., *L'investigation psychosomatique*, Paris, P.U.F., 1963

MASER, J.D.; CLONINGER, C.R., *Comorbidity of mood and anxiety disorder*, Washington, American Psychiatric Press, 1990

MASTERS, R.; HOUSTON, J., *Mind Games: the guide to an inner space*, Delta Book, 1972

MAUSS M., *Les techniques du corps, Sociologie et Anthropologie*, Quadrige, P.U.F.

McDOUGALL, J., « De la douleur psychique et du psycho-soma » in: *Plaidoyer pour une certaine anormalité*, Paris, Gallimard, 1978

MEEHL, P.E., *Clinical versus Statistical Prediction*, Minneapolis, Minnesota University Press, 1954

MING-WU, Z.; XING-YUAN, S., *Chinese Qigong Therapy*, Jinan (China), Shandong Science and Technology Press, 1985

MOLIERE, J.B., *Le médecin malgré lui*, Paris, Livre de poche, 1986

MORRIS & GOSCINNY, *Lucky Luke, L'homme qui tire plus vite que son ombre*, Mulhouse (France), Dargaud Éd., 1968

MOSS, R., *Unifier: s'éveiller à des énergies supérieures grâce à l'amour inconditionnel*, Barret-le-bas (France), Coll. Chrysalide, Le Souffle d'Or, 1991

NASIO, J. D., *L'inconscient à venir*, Paris, Christian Bourgois Éditeur, 1980

NATHAN, T., *Le sperme du diable; Éléments d'ethnopsychothérapie*, Paris, P.U.F., 1988.

NEEDHAM, J., *La science chinoise et l'Occident*, Paris, Ed. du Seuil, Points. 1969

NILLSON, L., *Le corps victorieux*, Chêne, 1986

ORR, L., *L'éveil à la respiration*, Québec, L'entier, 1986

PAGÉ, J.-C., *Les fous crient au secours*, préfacé par le Dr Camille Laurin. Montréal, Les Éditions du Jour, 1961

PANDOLFI, M., *Itinerari delle emozioni: corpo e identità femminile nel Sannio campano*, Milano, Francoangelli, 1991

PASINI, W.; ANDREOLI, A., *Eros et Changement*, Paris, Payot, 1981

PERLS, F.; HEFFERLINE, R.F. *et al.*, *Gestalt Therapy*, New York, Delta Books, 1951

PERLS, F. *Gestalt Therapy Verbatim*, Toronto, Bantam Books, 1969

PIÉRON, H., *Vocabulaire de la Psychologie*, Paris, PUF, 1963

PIERRAKOS, J. C. , *The Energy Field in Man and Nature*, New York, Institute for Bioenergetic Analysis, 1971

PIRANDELLO, L., « Ce soir on improvise » in *Théâtre complet, tome II*, Paris, Bibliothèque de la Pléiade. N.R.F., Gallimard, 1985

–   « Six personnages en quête d'auteur » in *Théâtre complet, tome I*, Paris, Bibliothèque de la Pleiade, N.R.F., Gallimard, 1977

POLSTER, E.; POLSTER, M., *Gestalt Therapy Integrated: Contours of Theory and Practice*, New York, Brunner/Mazel, 1973

POROT, A., *Manuel alphabétique de psychiatrie*, Paris, P.U.F., 1960

POSTLE, D., *Fabrics of the Universe*, Crown, 1976

RAGER, G.R., *Hypnose, sophrologie et médecine*, Paris, Fayard, 1973

REEVES, H., *L'heure de s'énivrer*, Paris, Éd. du Seuil, 1986

REICH, W., *L'analyse caractérielle*, Paris, Payot, 1971

ROBERT, G., *Un frère jazzé*, Éd. du Songe, 1969

ROSENBAUM, C. P.; BEEBE III, J. E. , *Psychiatric Treatment: Crisis/ Clinic/Consultation*, New York, McGraw-Hill Book Company, 1974

RUESCH, J.; BATESON, G., *Communication: the social matrix of psychiatry*, New York, W.W. Norton & Company, 1951

SABBAGH, K., *Le corps vivant*, Carrère, 1985

SACHS, O., *L'homme qui prenait sa femme pour un chapeau*, Seuil, 1988

SAGAN, C., *The Dragons of Eden: Speculations on the Evolution of Human Intelligence*, Random House, 1977

SAPIN, J.-C., *La gymnastique énergétique chinoise*, Québec, Guy Saint-Jean, 1987

SCHAFER, R., *Aspects of Internalisation*, New-York, Int. Univ. Press, 1968

SCHULTZ, J.H.; LUTHE, W., *Autogenic therapy, Methods*, New York, Grune & Stratton, 1969

SCHUR M., *La mort dans la vie de Freud*, Paris, Gallimard, 1975

SELYE, H., *Stress sans détresse*, Montréal, Éd. La Presse, 1974

  –   *The Physiology and Pathology of Exposure to Stress*, Acta, 1950

  –   *Le stress de la vie*, Paris, Gallimard, 1962

SIEGEL, B., *Love, Medicine and Miracles*, New York, Harper and Row, 1986

SIMONTON, C. S.M. *Guérir envers et contre tous*, Paris, E.P.I., 1982

SIMONTON, O. C.; MATTHEWS-SIMONTON, S.; CREIGHTON, J. L., *Getting Well Again*, Toronto, Bantam Books, 1980

SKYNNER A.C. R., *Systems of Family and Marital Therapy*, New York, Brunner Mazel, 1976

SONTAG, S., *La maladie comme métaphore*, Fiction & Cie, Paris, Éd. du Seuil, 1979

SOURIA, J.-C., *Ces maladies qu'on fabrique, La médecine gaspillée*, Paris, Éd. du Seuil, 1977

SPITZ, R., *De la naissance à la parole*, Paris, PUF, 1971

STENGERS, I., *D'une science à l'autre*, Paris, Éd. du Seuil, 1987

SWAMI, VISHNU DEVANANDA, *Complete Illustrated Book of Yoga*, Pocket Books, 1960

SZASZ, T.S., *Douleur et plaisir*, Paris, Payot, 1986

TANSLEY, D. V., *Subtle Body: Essence and Shadow*, Thames and Hudson, 1977

TART, C., *Altered States of Consciousness*, Anchor, 1969

  –   *States of Consciousness*, Dutton, 1975

TAYLOR, C., *Sources of the Self: the Making of Modern Identity*, Harvard University Press, Cambridge, Massachussets, 1989

THOULESS R., *From Anecdote to Experiment in Psychical Research*, Londres, Routledge and Kegan Paul, 1972

TOURNIER, M., *Le Roi des Aulnes*, Paris, Gallimard, 1990

VAN LYSEBETH, A., *Pranayama: la dynamique du souffle*, Paris, Flammarion,1971

WATZLAWICK, P.; WEAKLAND, J.; FISH, R., *Changements: paradoxes et psychothérapie*, Paris, Éd. du Seuil,1975

WEIL, A., *Health and Healing*, Boston, Houghton Mifflin Company, 1985

WINICOTT, D.W.,*The Maturational Processes and the Facilitating Environment*, New York, International University Press, 1965

  –   *Collected Papers. Through Pediatrics to Psychoanalysis*, New York, Basic Books, 1958

- *Jeu et réalité,* Paris, Gallimard, 1975
- *De la pédiatrie à la psychanalyse,* Paris, Payot, 1969

WOLF, S.; WOLFF, H.G., *Human Gastric Fonction,* New York, Oxford University Press, 1943

ZIEGLER, J., *Les vivants et la mort,* collection Points, no 90, Paris, Éd. du Seuil, 1978

AUTRES SOURCES

ACADÉMIE DE MÉDECINE TRADITIONNELLE CHINOISE, *Précis d'Acupuncture chinoise,* Éditions en langue étrangère, Pékin, 1977

ABRANOVITCH, Marina Ulay, *The Lovers: la marche sur la Grande Muraille,* Exposition au Stedelijk Museum, Amsterdam, 1991

BERGMAN, I., *Le septième sceau,* Film, 1956, Suède

CROMBEZ J.C., *Étude de la fantasmatique au sujet de la greffe rénale,* Montréal, Bibliothèque de l'Hôpital Notre-Dame, 1970

GASTON, L., *Efficacité d'une technique méditative et d'imagerie pour traiter le psoriasis,* Montréal, thèse de doctorat présentée à la Faculté des Études supérieures de l'Université de Montréal, Août 1986

« LIVRE DE JOB », 6 et 7: *La Bible de Jérusalem.*

PAQUETTE, Claire, *L'apprentissage individualisé du processus de healing,* manuscrit non publié , Décembre 1990

TALEGHANI, M., *Le silence: un objet social et ses fonctions sémantiques,* Thèse de Doctorat, Nanterre, France, Juin 1974

TALEGHANI, M., Projet de Recherche sur les Maladies-Passions (ou *Maladies de la Volonté et de la Dépendance*), INSERM, Paris, 1992

Index

(Les chiffres précédés par * indiquent un développement plus large du sujet indexé)

Abandon	85
Accorporation	186
Acupuncture	255
Adhésion	178, 200, 278
Admission	202
Affection	37, 42
Agents	47
Aliénation	223
Analogies :	
Alice au pays des merveilles	78
arbre et montagne	74, 346
atomes	156
bas-relief	73
béquilles	241
bouteille jetée à la mer	282
cavalier	108, 110
cicatrice chéloïde	259
coliques néphrétiques	312
corneilles	346
crête de montagne	343
danse	232
dard	258
écran	287
escalade	233
fleuve	285
icebergs	227, 274
leçons de conduite	103
loup	166, 192
lumière	149
miroir	75
plaie par coupure	35
rue	138
sablier	407
sous-marin	69
spirale	404
système solaire	220
tissage	76
trou noir	231, 259
vélo d'enfant	234
voyage	246
Anatomie	135
subjective	181

Apartheid	180
Appel	296
Approches :	
alternatives	63
complémentaires	91, 97
Art-thérapie	353
Articulation	140
Atomistes	251
Attachement	158
Atteinte	42
Autoguérison	93
Autonomie	86, 94, *110, 304, 313, 375, 403
Autonomie – abandon	291
Bien-être	60
Bilans	203, 405
Bioénergétique	132, 270, 284
Blessure	258
Bobine	229
Bordure	409
Cadre	380
Cancer	46, 82
Carence	161
Cauchemars	258
Causalité	47, *51, 136, *149
Chaîne	76
Changement	97, 233, 234, 260, 291
Charlatanisme	71
Charnière	95
Cheminement	119
Client	115
Colère	262
Comment	308
Complémentarité	61, 204, 373
Complexité	72, 96
Compréhension	96
Concrétisation	113, 230
Confusion	239
Conscience :	
altérée	254
élargie	401
Consignes	225
conformité	210
contraignantes	284
liberté	107, 247

Consignes-clefs :
	1.	être assez confortable	226
	2.	ce qui survient est supportable	227
	3.	pas nécessaire de vouloir	227
	4.	pas nécessaire de comprendre	227
	5.	pas nécessaire de juger	226
	6.	il peut ne se passer rien	227
	7.	tout est correct	229
	8.	à 360 degrés	242
	9.	mettre en objets	230
	10.	des vibrations apparaissent	265
	11.	les frontières entre objets disparaissent	265
	12.	transformer des objets en vibrations	272
	13.	toute question est excellente	295
	14.	poser l'intention d'une transformation	301
	15.	porter attention à côté du handicap	354
	16.	inventer à côté du handicap	358

Constituants subjectifs 300
Consultation-liaison 198
Contagion 34
Contrôle 96, 322
Conversion 80
Corps :
    découpé 136
    esseulé 189
    mort 188
    oublié 88
Coupure 76, 166*, 180, 191, 263
Création 334
Croissance 95, 176, 189, 230
Croyances 278, 317
Culpabilité 192, 222, 341

Délaissement, désespoir 43, *163
Demandes 199
Démarche
    de guérison 70
    raisons 369-372, 376
Déni 177
Départs 385
Dépression 164
    essentielle 43
Déprivation sensorielle 254
Désagrégation 77
Désarroi 43, *150, 153

Descriptions   298
Déséquilibre   37
Désespoir   31, 151
    désespérance   40, 153
Désorganisation   43, 45, 55, 58, 163
    temps   44
Détresse   43, 151, 338
Deuil   159, 358
Diagnostic   53, 221, 225
Dialogue   292, 294, 318
Dimensions   384
Diriger   266
Donneur   183
Douleur   259, 261, 274, 298
Dramatiser   299

Échanges   289
Échec   192, 337
ECHO :
    apprentissage   102, 375
    description   98
    enseignement   203
    et autres techniques   95, 216
    outil   406
Écriture   310
Effet placebo   81, 89
Endormissement   239
Énergie   130
    blocage   67, 137
    configurations   197
    déséquilibres   58
    solution de continuité   258
Entropie   166
Épistémologie   *71, 148
Épuisement professionnel   66
Équilibre   *33, 35
Espace :
    création   227, 351
    fluide   260
    intérieur   232
    psychique   89
    transitionnel   228
Espoir   176
État-malade   43, 163, 166, 192, 223, 258
États de conscience altérée   254
Éthique   378
Étonnement   243
Étranger   53, 185, 188

Événements   155
        pathogènes   34, 49
        relations   34
        transformations   34
Évocation   354
Exemples:
        aux aguets   298
        bagages   351
        ballon   296
        bougies   311
        Charlie Chaplin   291
        colère   299
        couteau dans le dos   392
        derrière les yeux   301
        éponge   361
        harpon   384
        lourdeur dans le mollet   354
        masse dans la tête   273
        mouvements dans la bouche   268
        mur et ciel   292
        oeufs de lumière   269
        orage   310
        pieds dans le sol   241
        piétinée par les camions   309, 320, 326
        trou   272
Exercices   238, 313, 376, 403
Existence   101
Expérientiel   195, 216
        définition   104
        véhicule   107
Explications   189, 190, 378

Facilitateurs   268, 311
Fantasia   88
Fatalité   157, 171, 172
Finalité   135
Fluidité   171
        instruments   254
        matière   138
        sensations   206
Formulations :
        a-technique   107
        contrat faustien   187
        corps de personne   167
        corps de famille   179
        corps sauvage   169
        corps de famille   169
        en concert avec la personne   285

en proie à une maladie   31
entrer en écho   100
éthique de la démarche   378
étrangéité   155
être centré   220
être d'écho   100
exécution d'un sujet   132
greffe psychique   184
harmonie palliative   84
idéal démocratique intérieur   231
impasse méta-dynamique   235
jeu de corps   370
l'obstacle est le chemin   80
le chemin est le but   302
lien de corps   395
mine à ciel ouvert   128
mise en art   125
mise en objets   230
niveau psychosomatique   152
no meaning's land   191
processus d'atomisation   274
psyché interdite   171
réalité fluide   253
relation dynamique   292
syndrome de Lazare   177
syndrome de la liberté   276
transactions de corps   172
Fragmentations   297
Frontières   407

Garde-fou   313
Gestalt   141, 260, 313
Gourous   119
Grandiosité   160, 200, 336, 339
Greffon   182
Groupes   277, 357, 404
        de support   82
        effet de groupe   277
Guérison   235
        domaine   68, 69
        influée   119
        nature   68
        position   49
        rêve   84
        travail   67, 69
Guérisseurs   95, 120, 275
Guerre   321

Handicap	349
Harmonie	86
palliative	84
Healing	93, 198, 201
Herméneutique	148
Histoires :	
anosognosie	190
artères mammaires	52
camps de concentration	155
muraille de Chine	343
noix de Grenoble	82
ouvrier immigrant	64
peintre	342, 356
rein arificiel	185
tribu africaine	158
vagabond	57
voyage	333
wagon frigorifique	154
Homéostasie	36
Hôpitaux	409
Hospitalisme	128
Hyperventilation	270
Hypnagogie et hypnopompie	254
Hypnose	81, 244, 276, 401
Hypothèse	301
Iatrogénécité	45, *55
Idéalisation	133, 217, 276
Identité	54, 56, 77, 101, 159, 160, 220
Illusion	40, 155, 294, 336
Imagerie mentale	197, 289, 307
Imaginaire	325, 371
Immobilisation	45, 350
Immuno-neuro-endocrinologie	201
Impasse	80, *153, 226, 231, 232
Imperfection	349
Implication	360
Implicite	*73, 83, 88, 102, 113
Improvisation	126
Incorporation	184, 186
Indétermination	316
Inertie	42
Infection	34
Informations	225, 307, 373
subjectives	297
Inhibition de l'action	43
Instruments d'observation	71

Intensification   290
Intentions   300
        négatives   319
        pseudo-intentions   322
Interactions   290, 310
        préétablies   316
Interdictions   319
Interdits   112, 137, 189, 238
Intériorisation   186
Internalisation   184, 186
Interpersonnel   77
Interprétations   69, 84, 132, 324
Interrogation   293
Intervention
        chirurgicale   176
        sanitaire   51
Introjection   186
Invention   358
Invitations   355

Journal de bord   404
Jugements   112

Kirlian   256

Langage   137-139
        exclusion   140
Latent   74
Libération   341, 410
Liberté   106, 165
Lieu de rêve   240, 394
Limitateurs   268
Limite   181, 240

Maîtrise   97, *108, 225, 231, 241, 276
Mal   57
Malade   221, 225
Maladie   *42, 231, 344
        disparition   56
        effet pathogène   46
        ex-croissance   345
        flexibilité   324
        formation   38
        sociale   64
Maladies :
        bénignes   236
        chroniques   236
        chroniques   46, 50

fonctionnelles	56, 70, 166
graves	46, 190
graves	221, 236
médicales	65
psychologiques	65
psychosomatiques	152
sociales	66
Malaise	42
Malentendus	377
Mal-être	43
Manifestation	286
Médecines :	
alternatives	62, 63
conventionnelles	59, 68
description	32
dynamiques	58, 68
énergétiques	275
héroïques	59
holistiques	58, 60, 68
parallèles	90
technologiques	59, 68
Médecins	222
références	204, 372
Méditation	206
fermés et ouvertes	244
Médiums	236, 267
Mémoire	35, 137, 138
champ informé	49
Mémorial	49, 77
Messager	286
Métaphore	132
Métonymie	125, 132
Miracle	41
Modèles	406
Mort	70, 108, 153, 166, 176, 338, 395
Mouvance-fixité	291
Mouvements	267, 310, 353
déplacements	237
Musique	268, 272, 310
Mystification	200
Mythes	119
Narcissique :	
apport	164
carence	160
relation	159
Narco-analyse	277

Négation	319
Néguentropie	166, 278
Neuro-immuno-endocrinologie	46, 151
Neutralité	69, 195
Névrose traumatique	258
Nirvana	165
Noeuds	76
Normalité	304
Obésité	167
Objectifs	113, 240, 301, 308, 322, 336
Objectivation	78
Objet-maladie	38, 42, 44
Objets :	
concrets	297
de transition	71
subjectifs	114, 290, 297
Observateur impliqué	252
Palingénésie	270
Paradigme :	
de traitement	68
holographique	139
Paradoxes	379
Parole	*381, 391
Passage	349
Pathogénécité	34
Pathologie	49
Patient	42, 68, 79, 104, 115, 157, 374
Peinture	353
Pensée positive	240
Personnalités « A »	160
Personne	94, 101, 219
reconnaissance	104
Peur	80
Phobies	97
Postures	236
Poubelle	352
Pouvoir	61, 96
Prise en charge	204, 348, 377
Processus de guérison	35
caractéristiques	39
processuel	235
Production	303
Promesses	41
Pronostic	224
Protagonistes	299

Protomédecine	52
Psychanalyse	132, 162, 284, 327, 381
Psychiatrie	32
Psychose	255
Psychosomatique	146
bio-psycho-environnementale	147
histoire	144
maladies	152
Psychothérapeute	374
Psychothérapies	32, 104, 370
comportementales	102
définition	32
existentielles	289
psychanalytiques	103, 381
Publicité	337
Qi	255
Qi-gong	247, 255
Questionnement	70, 202, 289
Quête	159, 406
Rage	261
Réappropriation	77, *87
Réassurance	239
Recherche	201
différences individuelles	210
difficultés	209
méthodologie	148, 205, 212
objets	72
subventions	211
Réflexion	78
Régression	258
Relaxation	127, 229, 247
Reliaison	264
Religion	52, 165, 278, 340
Remèdes miracles	40, *336
Rémissions	81, 85
Répétitions	316
Représentation	184, 285
intérieure	127
pseudo-représentations	322
repaire et repère	196, 287
simple	314
Réseau	85, 169, 180, 347
Résistance	57, 233
Résonance	100
Responsabilité	191, 257, 341
Rêves	402

Rien   267, 296, 303, 362
Risque   85, 363
Rites   119, 158, 278
Roman médical   294
Rupture   44, 76, 180

Santé :
        publique   49
        travail   33
Savoir   61
Scénarios   126, 292
        changeants   317
        complexes   314
        préétablis   323
Sémiologie   136
Sens   32, 97, 138, 275, 287, 294
Séparation   45, 338
Sevrage   223, 344
Sida   46
Signification   103, 183, 190
Silence   382, 388
Simplicité   39, 237, 376
Sociale :
        maladie   64
        reconnaissance   44, 54, 66
Soignance   63
Soins :
        associés   373
        palliatifs   308, 394
Somatopsychique   146
Sophrologie   276, 402
Soulagement   53, 263
Soumission   41, 106, 225, 278
Spiritualité   41, 408
Stabilité   232
Stress   230
Soutien   204, 374
Subjectif   102, 113
Submergement   95
Suggestion   89
Suicide   157
Sujet   56, 219
Survie   44, 177
Symbolique   371
Symptôme   53, 70, 79, 325
Systèmes   156
        théorie   37
Tai-chi   247

Taoïsme :	
taoïstes	255
Techniques	106, 216
de croissance	95
dirigées	246
utilisation	109, 223
Technologie	60
Témoin	231
Terminaisons	400
Terrain	47, 74
Thérapeute	120, 202, 386
Thérapies :	
cognitives	381
définition	134
familiales	234
transactionnelles	381
Tiers	53, 68
définition	199
Toucher	34, 131, 237, 395
Trac	344
Traduction	271
des traumatismes	273
Training autogène	94, 127
Traitements	*55, 134, 222, 235, 374
effet pathogène	45
médicaments	262
refus	86
Trame	76
Transfert	132
Transformation	291
intérieure	302
obligée	341
Transpersonnel	77, 395
Transport	361
Traumatismes	76, *256
Travail :	
d'harmonie	304
indirect	325, 334
intérieur	111, 229, 375
Urgence	50
Validité	111, 230
Vécu :	
corporel	137
intérieur	194
Véhicules	223, 269, 352
Vérité	199, 304

Vibrations   271
Vide   342
Violence   256
Visualisation   114, 197, 292
        et hallucination   397
        spontanée   206

Yoga   270

Table des matières

Préface 9

Remerciements 21

Introduction 25

L'ÉCHO DE LA GUÉRISON 29

La santé 33

La structure objective de la santé 33

  La santé est un équilibre 33

    Les forces 33

    L'équilibre 35

  La maladie est la conséquence d'un déséquilibre 37

  Les processus de guérison sont naturels 39

    La simplicité naturelle 39

    La grandiloquence miraculeuse 40

La dynamique subjective de la santé 42

  Malaises, mal-être et maladies 42

    Le malaise 42

    La maladie 42

    Le mal-être 43

    Leur reconnaissance 44

  Mal-être et processus de guérison 45

  Agents et terrain 47

  Santé publique, médecines et approches de guérison 49

Les particularités des médecines 51

  La recherche de causes 51

  Le regroupement de signes 53

  La prescription de traitements 55

    L'iatrogénicité classique 55

    L'iatrogénicité paradoxale 56

  Les différentes médecines 57

  Les confusions de rôles 59

La médecine de la guérison et la guérison de la médecine ...61

  Médecines et guérison :
  contradictoires, complémentaires ou alternatives? 61

**Un aperçu de l'articulation des domaines
de la médecine et de la guérison** *63*
   Les malades compliqués *63*
   Les maladies complexes *65*

La guérison *67*

La guérison comme paradigme *67*
Le domaine et le travail de guérison *67*
   Une adresse particulière *67*
   Un abord particulier *69*
Les questions épistémologiques *71*

La guérison comme implicite *73*
Le terrain de guérison et son lieu implicite *73*
La dynamique de la guérison et sa fonction implicite *75*
La traversée du miroir *77*
   L'approche *78*
   Le passage *79*

La guérison personnelle *81*
Une personne *82*
   Le songe de la guérison *82*
   La réalité de la guérison *85*
Un corps et un esprit *87*
   Une réappropriation *87*
   Une autosuggestion *88*
   Une conjugaison *91*

L'écho *93*

À la recherche d'un nom *93*
Un processus autonome *93*
Une autonomie personnelle *94*
Une personne en pouvoir *96*
Le pouvoir des échos *98*

Les caractères de l'Echo *100*
Un apprentissage *102*
   Les cours de conduite *102*
   Une reconnaissance *104*
Une expérience *104*
   Les expérientiels *104*
   Une liberté *106*
Un outil *108*
   La maîtrise *108*
   Une autonomie *110*
Un travail *111*
   Les règles intérieures *111*
   Une issue concrète *113*

L'HISTOIRE DE L'ECHO *117*
Le mime *123*

Les scènes du corps *123*
  Les représentations sur scène *123*
  Les représentations en scène *125*

Les rencontres du corps *128*
  Le corps partagé. *128*
  Le corps touché *130*
    Les contacts *130*
    Les distances *132*

Les lieux du corps *134*
  La conception d'une approche *134*
  L'approche d'une conception *137*
    Le corps décrit *138*
    Le corps élaboré *139*
    Le corps compris *140*

La coupure *143*

Les diverses psychosomatiques *146*
  À partir des relations psyché-soma *146*
  À travers une rupture épistémologique *148*
    Entre deux méthodes *148*
    Au delà d'une causalité *149*
    Le désarroi *150*
  Vers un niveau psychosomatique *152*

Une psychosomatique personnelle *153*
  L'impasse *153*
    Le saut *156*
    L'attachement *158*
    L'idéal *159*
    La carence *161*
  La désorganisation *163*
    Le délaissement et le désespoir *163*
    La perte d'un passé ou d'un futur *164*
    Un rapport à la liberté *165*
  Le piège *166*
    Le corps abandonné *166*
    Le corps de personne *167*

Le corps sauvage *169*
  Le corps de famille *169*
  Le corps de culture *171*

La greffe *173*

L'aventure *175*

L'annonce *175*
Le chemin *177*
Les rencontres *179*
L'échange *180*
Le sens de l'organe *180*
Le sens du greffon *182*
Le sens de la greffe *184*
L'accorporation *186*
La greffe de sens *188*
La nécessité du sens *188*
L'abus de sens *190*
Le lieu du sens *191*

L'équipe *193*
Une conception *194*
Les ateliers *194*
L'outil *197*
Une gestation *198*
La liaison *198*
Le rayonnement *200*
Une naissance *202*
L'installation *202*
Les retouches *203*
Une recherche *205*
Les protocoles *206*
Les contraintes *209*

LA GUÉRISON EN ECHO *213*
L'espace *219*
La mise en scène *219*
Un sujet *219*
La situation de sujet *219*
Le sujet en médecine *220*
Le sujet en Echo *222*
L'écho du sujet *224*
Un espace *226*
Des objets *229*
Le témoin *231*
La stabilité *232*
Le changement *234*
La méthode *236*

La réalisation *236*
  Les moyens *236*
  L'autonomie et l'abandon *237*
  Les variantes. *238*
  L'effet de sécurité *239*
Les témoignages *241*

Les comparaisons *244*
Les méditations *244*
Les techniques dirigées *246*

Le courant *249*

Les mouvances *249*
La réalité fluide *250*
  Une double réalité physique. *250*
  Une double réalité phénoménologique *251*
Les lieux fluides *253*
  L'état fluide *253*
  Les instruments de fluidité *254*

Les interruptions. *256*
Les traumatismes *256*
  Le traumatisme intérieur. *257*
  La marque du traumatisme. *258*
  Le rappel du traumatisme *259*
Le cercle de souffrance *261*
  Les blessures. *261*
  Les réparations *263*

La plongée. *264*
Le jeu. *264*
  L'amorce *264*
  Les moyens *267*
  Les véhicules. *269*
La traduction *271*
  La traduction d'événements *271*
  La traduction des traumatismes *273*

Les comparaisons. *275*
Les traitements énergétiques *275*
Les états de conscience altérée *276*

L'harmonie *281*

Les acteurs de la représentation. *283*
La recherche des acteurs *283*
  La conscription. *283*
  La délibération *284*
La sélection des candidats *285*
  Repères et repaires *285*

Dislocations et jonctions.................................*287*
La distribution des rôles *289*
Les formes d'échange.................................*289*
L'échange en écho *290*
L'engagement des acteurs *291*

Les personnages en interaction *293*
Les interrogations...*293*
Le processus de l'interrogation...................*293*
L'illusion de la réponse *294*
L'interpellation..*295*
Les fragmentations *297*
Les descriptions objective *298*
Les compositions subjectives........................*299*
Les intentions *300*
La volonté et l'intention..............................*300*
Les avantages de l'intention........................*302*
Le travail d'harmonie *304*
Les qualités harmoniques.............................*305*
Modulations et accords.................................*307*

La réalisation du scénario *309*
Les outils..*309*
Les médiums *309*
Les facilitateurs *311*
Les paliers *314*
Les obstacles *315*
Les hésitations *316*
Les accrochages...*317*
Les intentions négatives *319*

Les comparaisons...*321*
Les techniques d'imagerie mentale *321*
La bataille *321*
Les plans..*323*
Les psychothérapies *324*
Le sens ou le corps..*324*
Le corps et le sens...*327*

L'œuvre...*331*

La grandiosité *333*
Le largage *333*
Un voyage...*333*
L'origine...*334*
Les rêves..*336*
Les remèdes miracles.....................................*336*
Les pouvoirs illimités....................................*337*
La vie éternelle *338*

Le rappel *340*

La création *342*
  L'espace de création *342*
    Un espace vide *342*
    L'occupation des espaces *344*
  Les objets de création *345*
  Le réseau de création *346*

L'atelier *348*
  Le canevas *348*
    Le handicap *349*
    L'espace ouvert *350*
  Les apprêts *352*
    L'apprivoisement des espaces *352*
    Le dégagement des objets *354*
  Les esquisses *356*
    Le détachement *356*
    L'invention *358*
    L'implication *360*

L'ÉCHO DES HISTOIRES *365*
L'accès *369*

La rencontre *369*
  La demande *369*
    Les raisons *369*
    L'imaginaire *370*
  La proposition *372*
    Une complicité *372*
    Une contiguïté *374*

L'amorce *376*
  La compréhension *376*
  L'accord *377*
  Le début *379*
    Les paradoxes *379*
    La parole *381*
    L'alliance *383*

Le parcours *384*
  La fonction de l'intervenant *385*
  Le trajet de l'intervenant *386*
    S'avancer dans l'obscurité *387*
    Rejoindre les perceptions *390*
    Engager le corps *393*
    Supporter l'intimité *396*

L'échappée..*399*

   La fin *399*

      Le retour..*400*
         La manière..*400*
         Les écarts de conscience *401*
         Les différences de lieux *402*
      Le rappel *404*
         Les reprise *404*
         Les bilans..*405*

   La bordure..*405*
      Sans prétention *406*
      Sans solution *407*
      Sans profession *409*

Bibliographie..*413*

Index..*427*